U0123048

父母就是孩子
最好的家庭醫生

兒童經絡實用手冊

蕭言生◎著

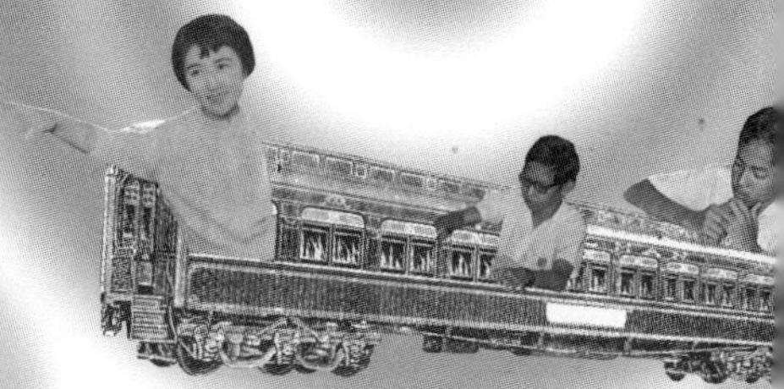

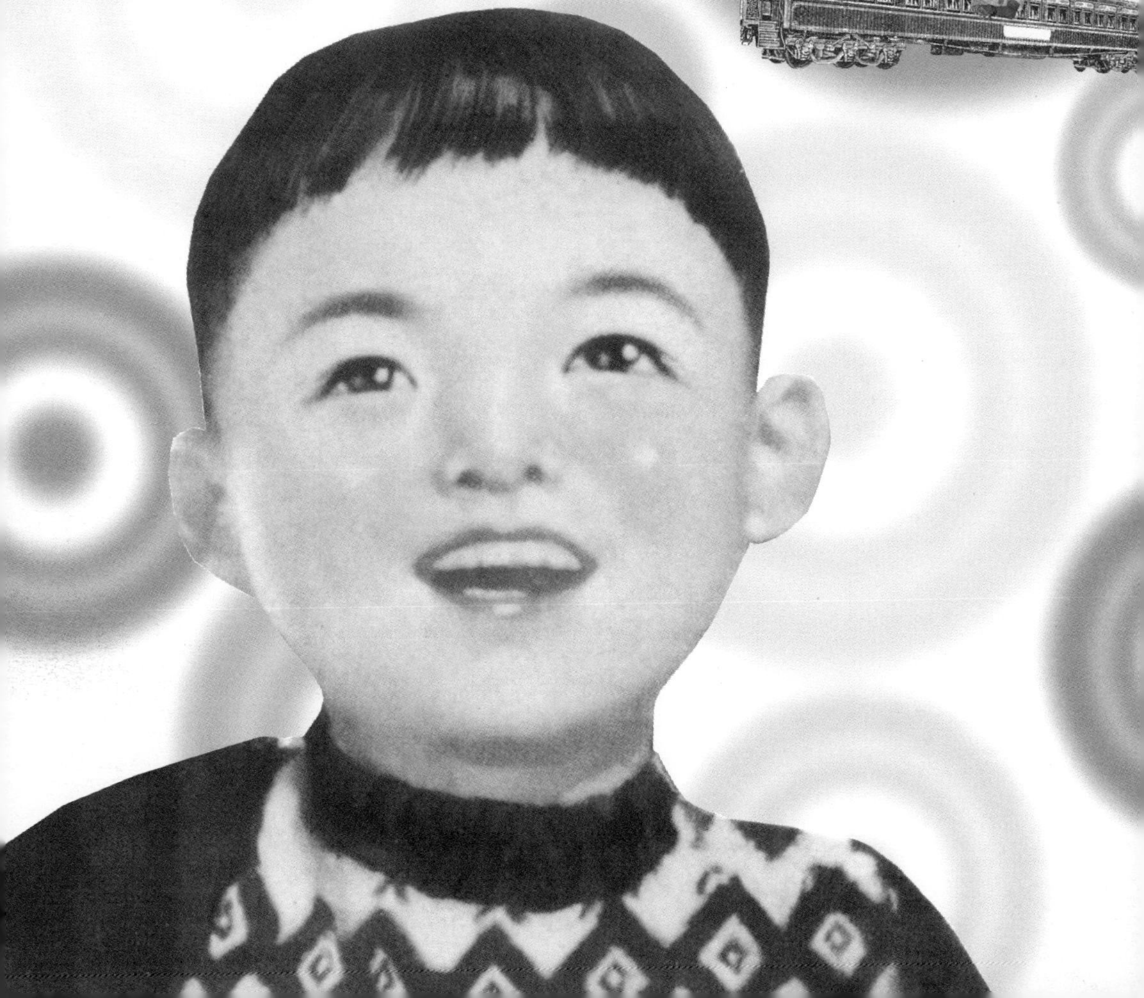

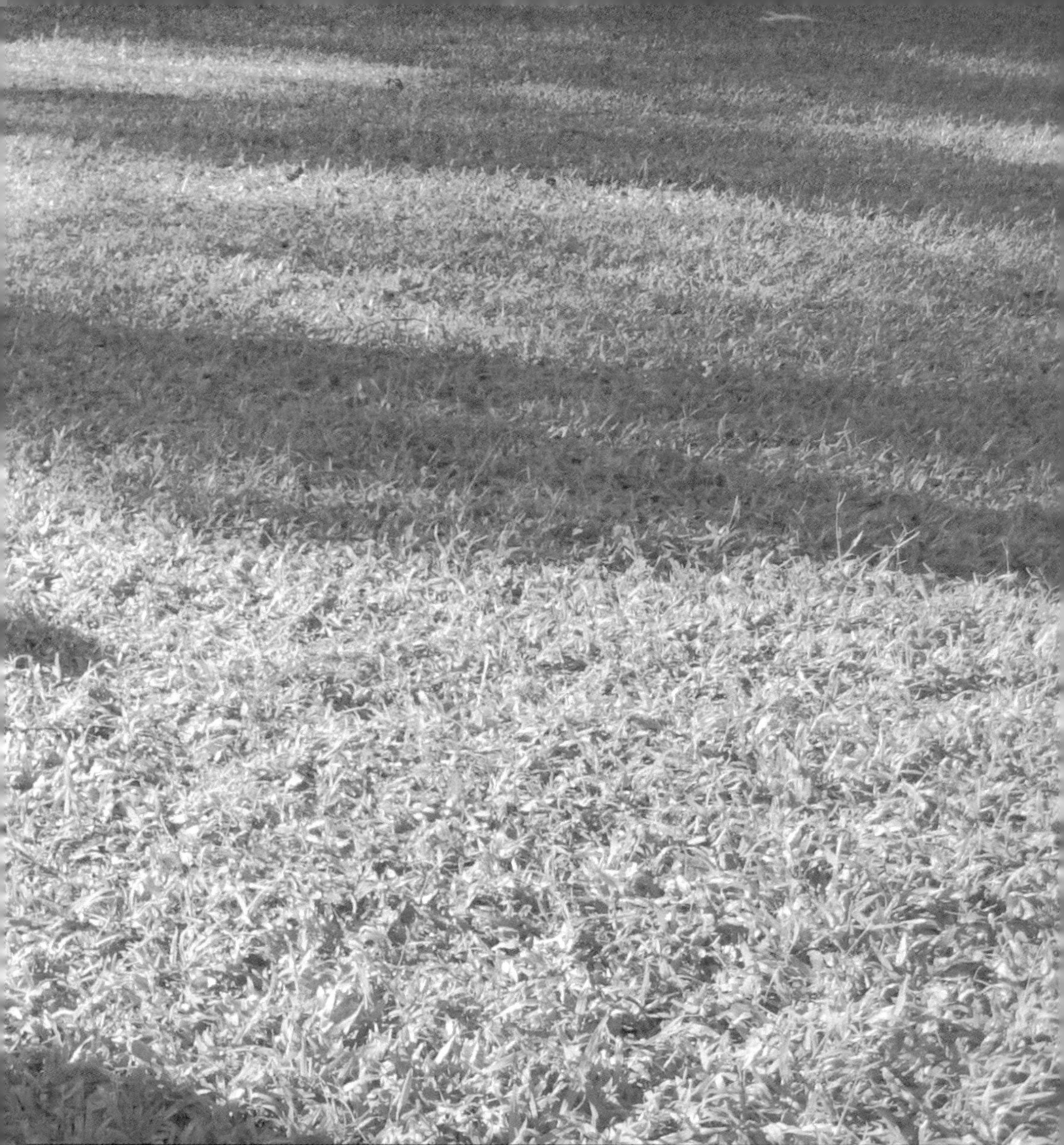

推拿兒童經絡的總操作原則（節錄，見本書第三章，頁68）——

◎ 力度應從輕到重，以孩子皮膚微微發紅為度，柔和、平穩、著實，不宜過度用力。
◎ 小兒推拿的穴位大多集中在孩子的雙手上，極便於操作。
◎ 由於孩子還處於快速地發育過程中，因此很多穴位和成人不同，須清楚區別。混同。
◎ 書中所給定的推拿時間和次數僅適合六個月至八歲的孩子，可根據具體情況酌情增減。
◎ 推拿的操作順序是先頭面，其次上肢，再次胸腹腰背，最後是下肢。

孩子健健康康地成長是父母的最大心願。只要願意走進小兒推拿的世界，就會發現這裡面的無窮神奇。

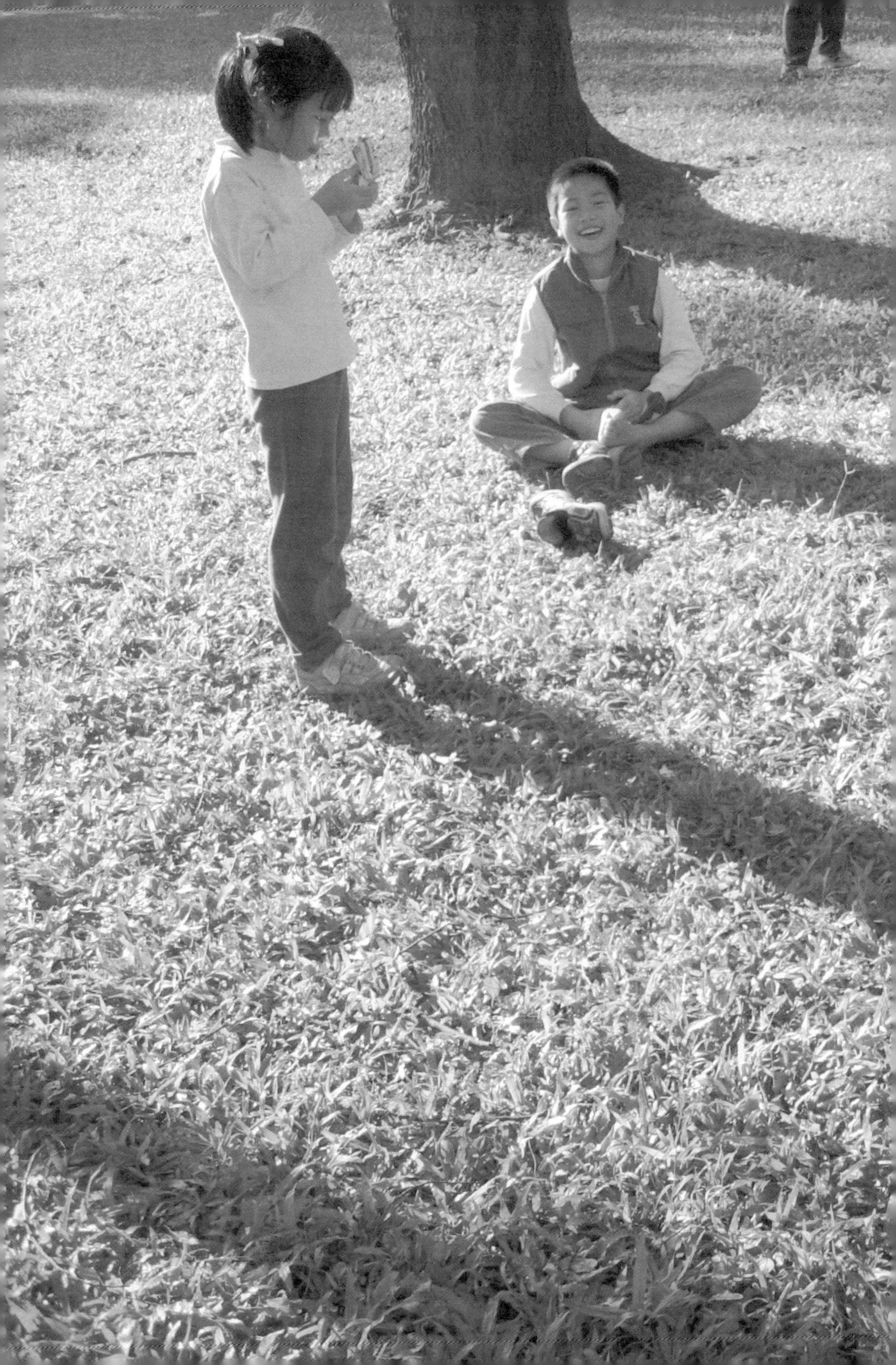

兒童經絡的使用注意事項（節錄，見本書三章，頁71）——

◎ 小兒皮膚柔嫩，推拿時可加清水而推之。注意手法輕柔。

◎ 每組推拿穴位，可選擇幾個用，效果不明顯再加之。

◎ 補與瀉。向上為補，向下為瀉；向裡為補，向外為瀉；以順為補，以逆為瀉；疾者為瀉，緩者為補；輕者為補，重者為瀉。瀉又稱為清。

◎ 嚴禁來回推，以及不按要求推。

只要父母堅持每天為孩子作按摩，持續一段時間，就會驚奇地發現孩子的體質比從前健康了好幾倍，脾胃好，睡覺香。

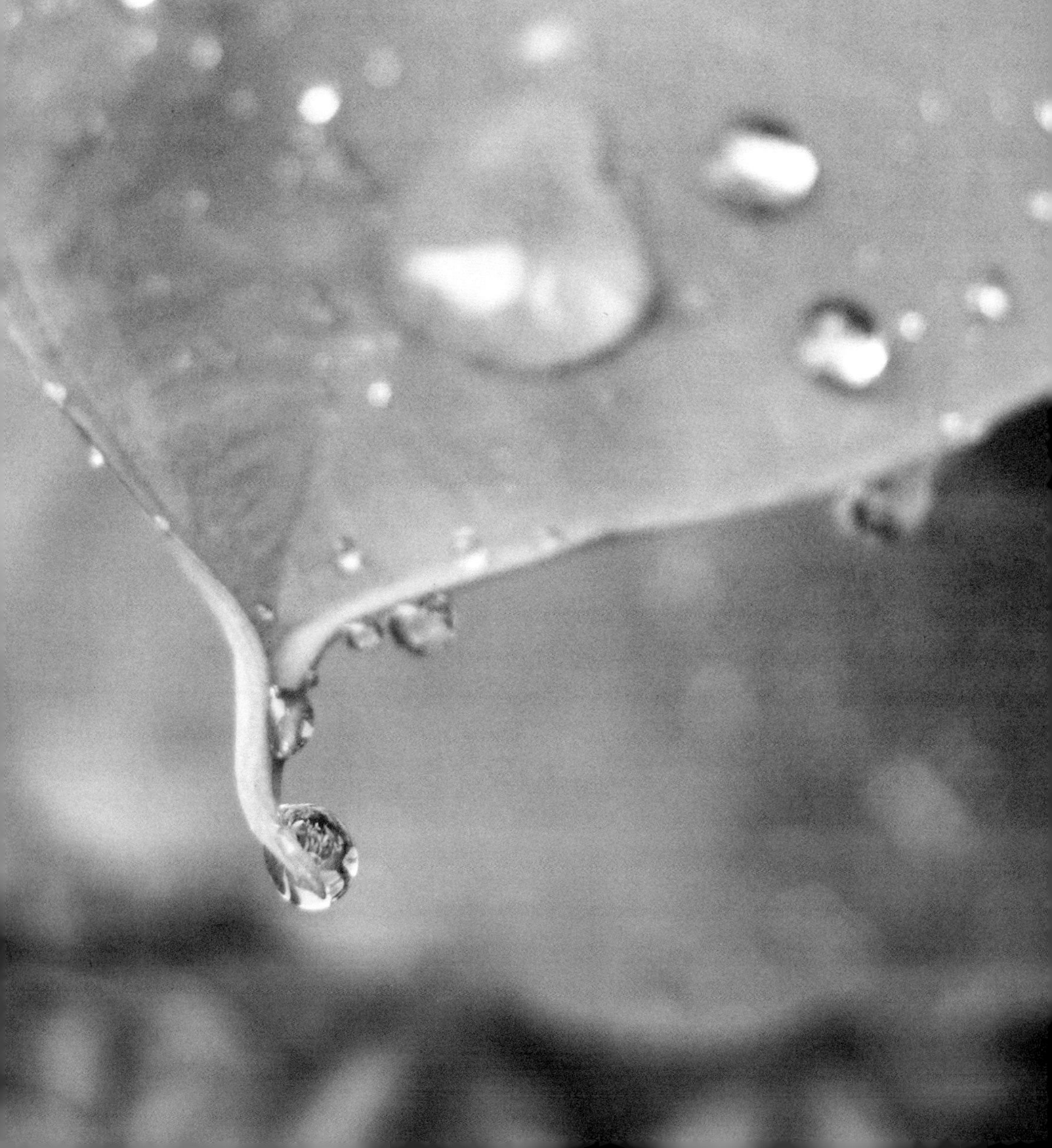

作者序

兒童經絡乃**世界醫學一絕**

如果學會了小兒推拿，年輕的父母們就不用再眼睜睜看著孩子飽受疾病折磨而束手無策，就能夠用自己的雙手來保護自己的孩子。那麼小的孩子，整天打針吃藥有多受罪啊，但小兒推拿卻可以讓父母的心肝寶貝臥在床上，舒舒服服地接受治療，而且沒有任何後遺症。

在我的上一本書《人體經絡實用手冊》裡，詳細介紹了人體經絡的分布狀態和使用方法。但是，兒童經絡的狀況和成人的有著很大區別。我認為，兒童處於不斷地生長發育中，因此他們的經絡是漂移的，位置和功用也都和成人的經絡有所不同，因此，如果按照成人經絡的狀態來進行推拿治療，效果不會太好，有時候甚至會弄巧成拙。

感謝蒼天，我們的老祖宗留下了小兒推拿這個絕活。

我出生於中醫世家，自幼就在祖輩的指導下，在神奇的中醫世界裡肆意遨遊，套用一句老話，可謂是：醫道傳家遠，醫書濟世長。當時，中國經濟落後，很多孩子生病後都無法也得不到及時的醫治。我的祖父便自學了這門為兒童推拿的絕活，他從孩子小小的指掌上便可以看出其癥結所在，然後用蓖麻油或酒精去推拿孩子的不同穴位，孩子很快便會奇蹟般地好起來。這在我幼小的心靈裡留下了深刻的印象。

成年以後，我曾有幸受到北京四大名醫之一的孔伯華之子——孔少華先生的點撥，終身受用不盡。這其中，最讓我感到驚訝的是，先生居然也對兒童經絡有著獨到見解，小兒推拿在他的手裡效果奇好，簡直就是一個用之不盡的大藥庫。

為了能夠更深入地運用兒童經絡來為孩子們造福，我在行醫生涯的間隙，也研究了很多古籍，其中有一本名為《幼科鐵鏡》的書，作者是清朝的名醫夏禹鑄先生。這是一本專講小兒推拿的書，很有臨床價值。

值得注意的是，在這本書中，夏禹鑄還特別撰寫了一篇〈推拿代藥賦〉（參見附錄），將每個穴位與藥方聯繫起來，就是說推拿某個穴位，效果就等同於吃某種藥。譬如脾胃不好、臉色發黃的孩子，可以循他的大拇指外側邊緣向手掌方向直線推動（補脾經），效果等同於吃人蔘、白朮，能起到補脾益氣的作用。

在孩子健康的時候，給小兒做推拿能發揮保健的作用；當孩子病了，心肝脾肺腎的狀況就全都體現在五個手指頭上，哪個臟腑有問題了，就推相應的那個手指頭，舉手之間就能治病。

我把這本古籍的內容與多年臨床經驗結合起來，所產生的效果如同魔術一般神奇：

只要摸摸手指頭，推推手臂，就可以治病，而且效果比吃藥還好。無論令西醫多麼頭疼的兒科病，在我這裡都能手到病除。我的眾多成功病例證實了古代中醫大師們的經驗沒錯，小兒推拿的確是中華民族傳統醫學中的一門絕學！就這樣，我醫治了很多有疑難雜症的孩子，讓那些愁眉苦臉的父母重新露出了笑容。

在小兒推拿的理論和實踐經驗中，蘊涵了幾千年來中國傳統醫術的精髓，但是又十分易懂易學。試想，如果學會了小兒推拿，每一個家庭的父母們就不用再眼睜睜地看著孩子飽受疾病折磨而束手無策，就能夠用自己的雙手來保護自己的孩子。那麼小的孩子，整天打針吃藥有多受罪啊，但小兒推拿卻可以讓父母的心肝寶貝臥在床上，舒舒服服地接受治療，而且，沒有任何後遺症。

很多不了解中醫神妙之處的人都會對經絡學說產生懷疑，區區幾十個常用穴位翻來覆去地按，真的能治病嗎？曾經有一位年輕的父親就是這樣。他慕名來我這裡，想給他九個月大的小兒子治咳嗽。我給那孩子做了一次推拿，馬上就不咳了。可是，當孩子的爸爸看見我給別的患者治療其他的病，用的也是同樣的手法，按的也是同樣的穴位時，馬上就懷疑我在騙人，以後再沒帶孩子來過。後來，聽說那孩子因咳嗽加劇，沒得到及時和有效的醫治，得了支氣管肺炎。我對此覺得特別遺憾。

正所謂，「**小兒百脈，匯於兩掌**」，孩子五指上的經絡通過不同的排列組合，就可以包治百病，再配以最合適的推拿手法和力度，就能發揮出令人驚歎的魔力。這位父親就是只知看表面現象，卻不知道在這看似簡單的重複組合裡，蘊涵著的卻是關於兒童經絡奧祕的偉大真經。

經絡

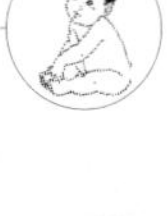

如果把中國傳統醫學寶庫中最彌足珍貴的小兒推拿推廣到千家萬戶，孩子們從生下來起就個個健康強壯，國家的醫療開支也會減輕，「福莫大焉」啊。可惜的是，小兒推拿在當代幾乎從沒有被世人廣泛關注過。中華民族醫學中的瑰寶，如果埋沒在我們這一代人手裡，實在是死不瞑目。

我非常奇怪，在大力提倡中醫學復興的今天，人們對小兒推拿學這一門絕學居然是如此冷漠。父母們寧願讓孩子受苦打點滴、吃有副作用的西藥，甚至留下後遺症也不自知，卻根本沒想到小兒推拿。

每當看到或聽到「孩子因慢性病而導致家庭經濟困難，呼籲全社會伸出援手」之類的新聞的時候，作為一個中醫，我心如刀絞。我沒法再繼續默默地低頭工作了，我要讓父母們懂得小兒推拿的重要性，學會小兒推拿，讓他們用自己的雙手給孩子帶來健康。要知道，父母才是孩子最好的醫生。

因此，我著成此書，希望它能驅散籠罩在患病孩子家庭上空的愁雲慘霧，同時也為小兒推拿這門絕學能夠早日昭於天下而盡一份綿薄之力。

二〇〇七年五月二十日於百草園

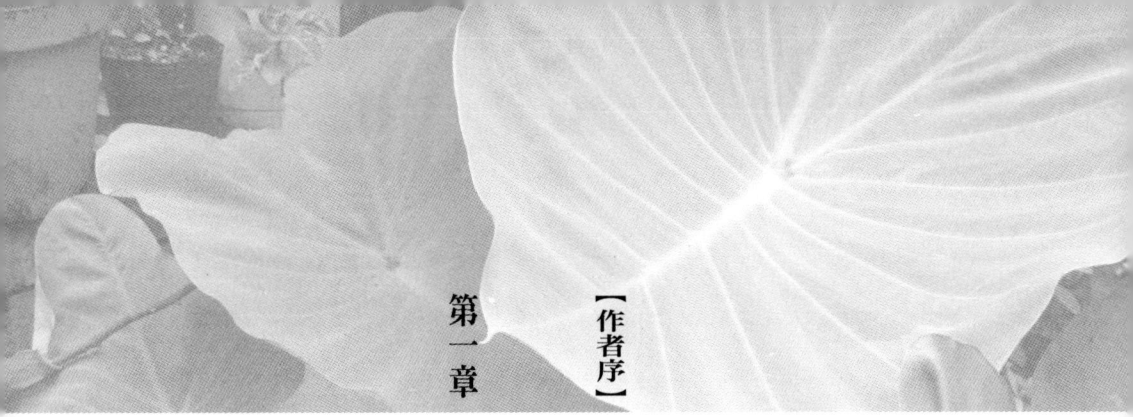

目次

第四章　兒童經絡保健大法

第五章 父母是孩子最好的家庭醫生（一）

第六章 父母是孩子最好的家庭醫生（二）

第七章 父母不和，相當於給孩子的成長「投毒」

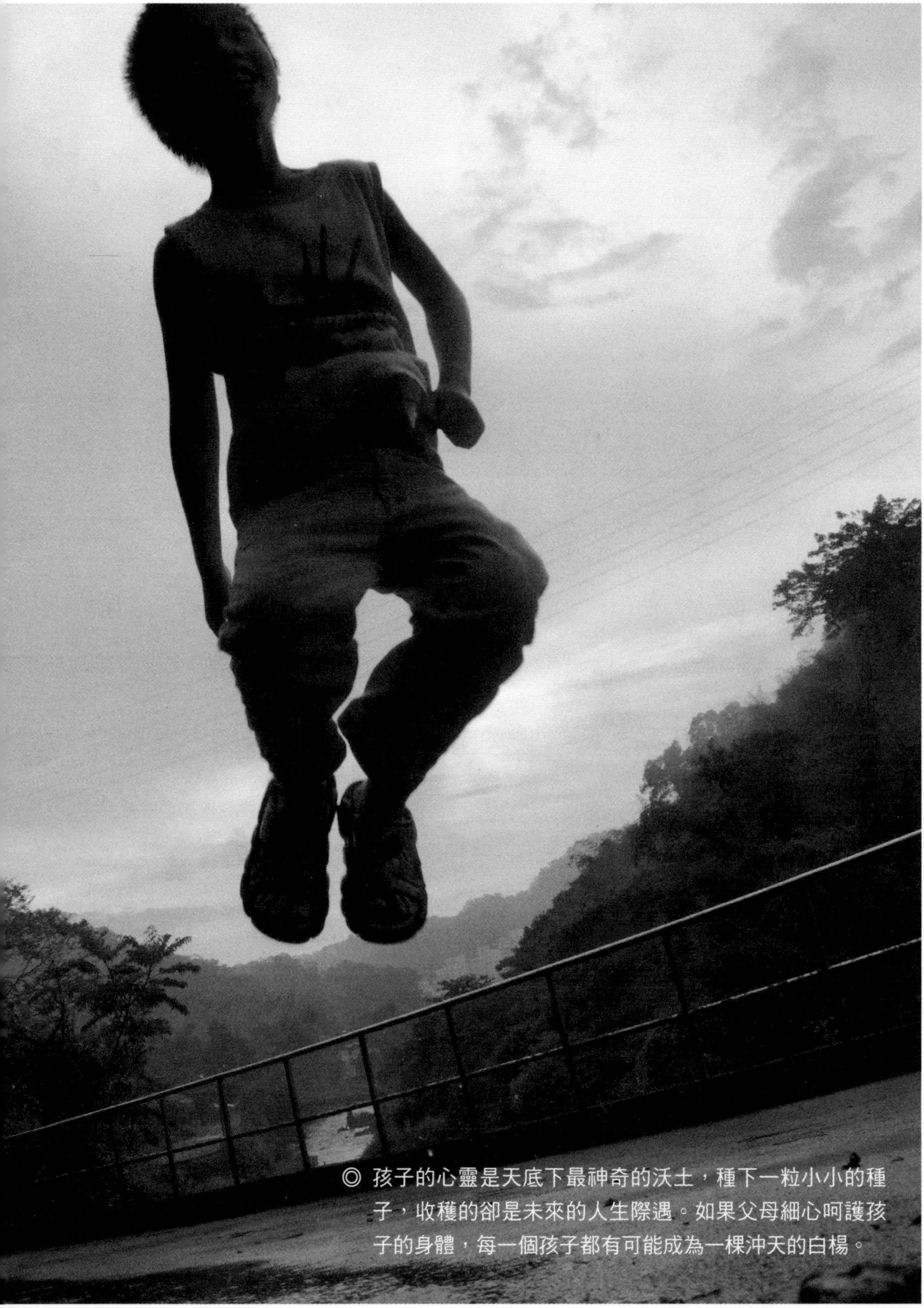

◎ 孩子的心靈是天底下最神奇的沃土，種下一粒小小的種子，收穫的卻是未來的人生際遇。如果父母細心呵護孩子的身體，每一個孩子都有可能成為一棵沖天的白楊。

第一章

孩子的身心和經絡受上天保佑

孩子來到世間，身體的各方面狀況都是飛速變化著的，其複雜的程度簡直就相當於一個剛剛誕生的宇宙，各種意想不到的情況都可能發生。古代眾多醫家經過幾千年的探索，總算是摸到了這個小宇宙的竅門……

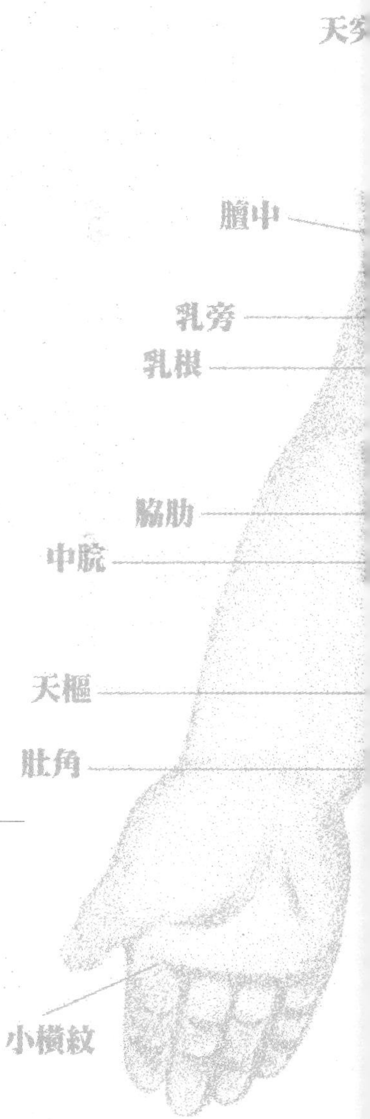

小兒經絡是人體經絡中最有價值的靈丹妙藥

讓孩子告別醫師袍

曾經，有一位母親聽說我擅長小兒推拿，口碑很好，就帶著她那剛滿一歲的孩子來找我。這位母親憂心忡忡地說，她的孩子從落地開始身體就弱，一直是醫院的常客。由於經常到醫院看病，受盡苦頭。現在，孩子只要看到穿醫師袍的人就緊張，就開始大哭，拚命地掙扎，完全不像以往那樣乖巧。這幾天孩子又病了，一直咳嗽不停，已經去過醫院，診斷是扁桃腺發炎了，但是如果再去醫院裡掛幾天的點滴，不但孩子痛苦，她這做母親的在心理上也覺得有點承受不起了。

聽完她的講述後，我肯定地跟她說：「你沒有像很多家長那樣只知道給孩子亂吃補藥，能選擇用小兒推拿進行治療，這非常好。這病我能治。」

我心裡有數，這孩子就是因為體質太弱，免疫力太低的原因才容易咳嗽感冒。

於是我馬上用治咳嗽的推拿手法，幫這孩子清肺經三百次，清天河水一百次，按揉大椎三百次，推湧泉二百次，清大腸經三百次，退六腑三百次。在推拿的過程中，孩子乖乖地趴在那裡，不哭不鬧，做完推拿後馬上就不咳了。

我還教給這位母親親手給孩子捏脊的方法，囑咐她在家一有空就給孩子捏，這樣就能提高孩子的免疫力。她感動得熱淚盈眶，說這是她頭一次親身感受到了中醫的神奇。

孩子身體虛弱，疾病接連發生，頻繁來到醫院接受治療，心理上肯定會對醫院產生恐懼，稍有不慎的話，就會造成消之不散的陰影，影響日後的健康成長。若是珍惜孩子的健康，不妨先嘗試著遠離醫師袍，感受一下中華傳統醫學的神奇瑰寶——小兒推拿，相信一定不會使你失望。

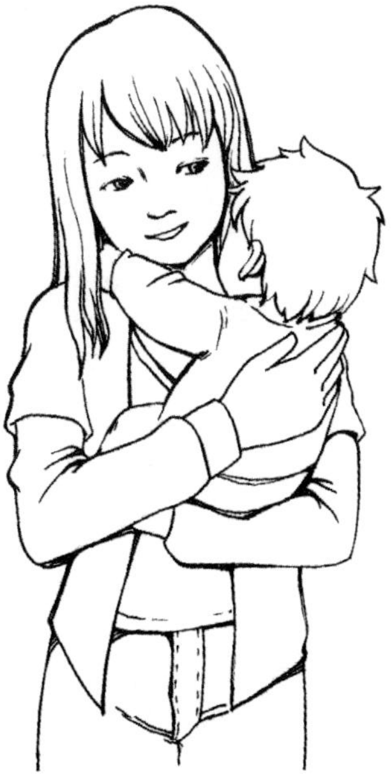

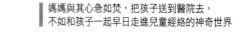

媽媽與其心急如焚，把孩子送到醫院去，
不如和孩子一起早日走進兒童經絡的神奇世界

天天給孩子推拿，比吃人蔘還補

大家都知道中藥有四性：寒、熱、溫、平。推拿中的推、拿、揉、掐與中藥四性相對應，所以說用推拿就是用藥。

推三關，可以代替麻黃、肉桂，**發汗散寒**。天氣轉冷了，不注意給孩子添衣服，受寒感冒了，別一下子就想到小兒速效感冒膠囊，第一反應應該先想到給孩子推三關，激發自身的抗病能力。推三關就是推前臂陽面靠大拇指那一直線，用大拇指或食中指指面從腕推向肘，推到手臂微微發紅。這時，孩子會微微出汗。

推六腑，可以代替滑石、羚羊角，**退熱**的作用非常好。

我曾碰到一個發高燒的四歲小女孩，測體溫是攝氏三十九度，小臉蛋燒得通紅，打了點滴，燒也沒退下來，我就給她退六腑，推孩子前臂陰面靠小指那一直線，從肘推向腕，推了五百次，孩子明顯安靜下來，一量體溫，三十七．六度。這就是小兒推拿的神奇，立竿見影。

引天河水，就相當於給孩子吃黃芩、黃柏、連翹，**清熱解毒**。天河水這個名字，一聽就給人一種「透心涼」的感覺，它的名字和作用一致。天河水位於孩子手臂陰面中間的那條直線，是很好辨認的線性穴位。

有的婦女懷孕的時候不注意飲食，煎炸油膩從不忌口，孩子一生下來就火氣很大，不是長癤子就是嗓子腫痛，經常哭鬧不休。這種情況經常推天河水就對了。

旋推大拇指面上的**脾經**，就相當於吃人蔘、白朮，可以**大補元氣**。

大家都知道，人蔘是保健聖品，每天給孩子**補脾經**（在大拇指面順時針方向的旋轉推動）就等於每天給他吃免費人蔘，這便宜可是天賜的。

清脾經可以**清脾胃裡積存的熱毒**。脾經在大拇指面，由指端向指根方向直線推動為清脾經。脾胃有熱的孩子很貪吃，飯量大，但不見胖，反而很消瘦，因為吃進去的東西無法吸收。清脾經可以消除這一病症。

補大腸經，就相當於吃訶子、炮薑，溫腸止瀉，**治療腹瀉**。

大多數的孩子都喜歡吃冰淇淋，喝冰可樂，父母一定要適當阻止，這些冷凍的飲食最容易傷脾胃。一般情況下就會拉肚子，這時，推推大腸經，從食指推到虎口，就可手到病除。但重者積寒到一定程度，形成下焦虛寒的體質，會導致各種各樣的纏綿難治的胃腸病，嚴重影響孩子身體發育。反之，從虎口推到食指側線為瀉大腸，效果同吃大黃、枳實，**清熱通便**，**治療便祕**。

向指尖方向推中指**瀉肺**，相當於吃桑皮、桔梗，**宣肺清熱**。向手掌方向反推則能止嗽，效果等同於吃五味、冬花，**補肺止咳**。

小指補腎，強腎益精的效果絕不比吃杜仲、地黃差。如果婦女懷孕期間嘔吐厲害，不能進食，生下來的小孩大多屬於先天不足，經常推孩子的小指面就可以填補腎氣，彌補先天不足，**增強體質**，**防止體弱多病**。

由此可見，小兒推拿之術運用起來非常方便，而且它絕對不會帶來藥物的那些毒

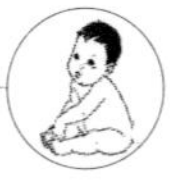

副作用，實在是調動小兒人體自身大藥的「魔法」。

很多父母都不知道怎樣預防和處理孩子的疾病

孩子來到世間，身體各方面的狀況都是飛速變化著的，其複雜的程度簡直就相當於一個剛剛誕生的宇宙，各種意料不到的情況都可能發生。古代眾多醫家經過幾千年的探索，總算是摸到這個小宇宙的竅門，把孩子生理特徵大致歸納為「生機蓬勃，發育迅速」和「臟腑嬌嫩，形氣未充」兩方面。

孩子由於正處幼年，生長發育特別快，簡直可以用風馳電掣來形容。古人觀察到這種「**生機蓬勃，發育迅速**」的獨有的動態變化，總結出一個詞叫做**「純陽」**，稱孩子為「純陽之體」。

所謂「純陽」，就是指孩子生長發育旺盛，其陽氣勃發，體內沒有汙濁之氣，好似旭日之初升，草木之方萌，蒸蒸日上，欣欣向榮。

「**臟腑嬌嫩，形氣未充**」，這個是孩子生理的另一特點。**臟腑就是指五臟六腑，形氣是指形體結構、氣血津液和氣化功能**。孩子出生之後，五臟六腑都很嬌柔嫩弱，四肢百骸、筋骨肌肉、氣血津液、氣化功能都是不夠成熟和相對不足的。與成年人相比較，腠理疏薄，表衛不固，抗病能力較差，對外界氣候變化不能很好地適應，故易為外邪侵襲。

孩子五臟功能生理特點，還表現為「**肝常有餘**」及「**心常有餘**」。由於孩子臟腑經絡柔嫩，精氣未充，感邪後易化熱化火，引動肝風，所以孩子容易驚風，以及由於腎陰不足，心火易上，導致口舌生瘡，所以日常生活中要注意讓孩子多喝水，以免上述情況發生。

從這點也可以引出，**如果給孩子推肝經和心經，通常都採取瀉法**。將孩子食指伸直，由指端向指根方向直線推動為瀉肝經；將孩子中指伸直，由指端向指根方向直線推動為瀉心經。

因為孩子有上述這兩個看似相互矛盾的生理特點，所以很多父母都拿不準應該怎樣正確並且有效地對待孩子的疾病。我經常碰到這樣的情況：父母慌慌張張抱著孩子跑來找我看病，我一檢查，發現孩子根本就沒有病，只是出現了生長發育過程中一些看似「異常」的現象，其實這是很正常的。

可是，到了孩子真的得病的那一天，父母又因為平時沒有準備，又沒經驗，不知應該怎麼護理，就給孩子胡亂吃藥和補品，反而造成病情的加重。比如有時孩子會突然說肚子痛，但是過一會兒又沒事了，這樣反覆幾次，父母可能就會認為孩

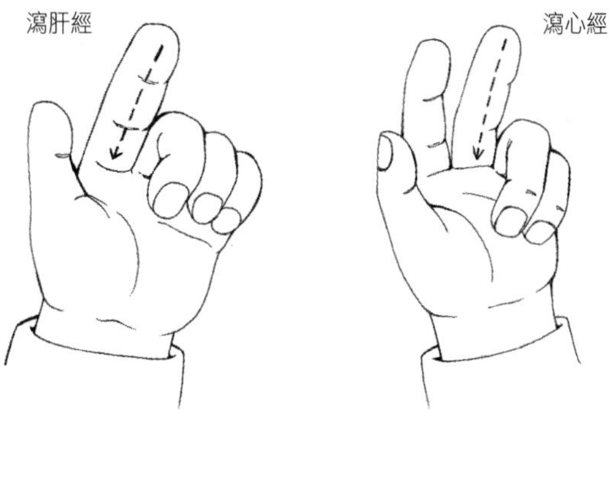

小孩的體質特殊，肝經和心經應該以瀉

子是在撒嬌、說謊話，不但不去關心他的身體，反倒批評責罵他。

正如前文所說，孩子的身體狀況是瞬息萬變的，別拿成人的身體標準來衡量孩子的身體。如果他真的是在肚子痛，家長卻放任不管，就可能導致嚴重的後果。

明白兒童經絡，**才能對症下藥**

推拿經絡不僅僅是帶給孩子健康和平安

孩子健健康康地成長是父母的最大心願，所以，從本書中學到的推拿手法都可以用到孩子身上，雖然初衷只是為了給孩子帶來健康和平安，但父母所得到的卻遠遠不止這些。

以前我教過一位母親幾招推拿手法，後來，她找到我，給我講述她和女兒之間的動人故事。

自從學會了一些小兒推拿手法後，她一有空就給孩子推拿，轉眼，女兒已經快三歲了，看著孩子一天比一天健康，母親心裡特別高興。

有一天下班回家，母親可能是受寒了，覺得有點頭疼，於是疲倦地躺在沙發上休息，女兒見到媽媽今天好像不舒服，就主動走到媽媽身邊，拿起媽媽的手，用自己的小手像模像樣地揉起來，這位母親當時就感動得流下了眼淚。沒想到孩子才這麼一丁點兒大就知道孝順媽媽了。

有的年輕父母會問，新生兒也需要和大人交流嗎？剛剛出生一個多月的小嬰兒已經開始學會東張西望了，但很少專注於媽媽，媽媽就誤認為他大概不需要身體上的關愛。**其實，這時候的孩子需要更多的關懷。他的肌膚需要通過父母的觸摸來獲得足夠的安全感，所以請有空就拿起他的小手，給他補補脾經，捏捏脊，讓他既獲得身體健康，又獲得心理健康。**

父母怎樣與二～三歲孩子交流呢？二～三歲的孩子似乎總是不聽話，許多日常生

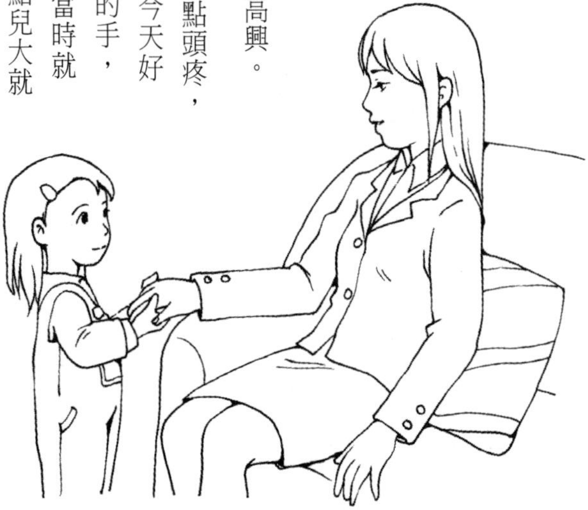

每位母親都該多給孩子做推拿，母親對孩子的愛，孩子會加倍報答

經絡

活中的基本道理，譬如好好吃飯、好好睡覺……無論輕言細語還是聲色俱厲地說上多少遍，他們總是不肯聽，因此常常令父母們煩惱不已。

如果家裡的孩子不好好睡覺，可以哄他躺下來，一邊給他做推拿，一邊給他講故事聽，愛聽故事是孩子的天性。小兒推拿的好處之一就是能在不經意間把孩子的經絡都完全舒展開了，讓他精神鬆弛，在不知不覺中就進入了甜美的夢鄉。

小兒推拿對孩子的健康有益，這是不容置疑的，同時這個過程也是愛的交流過程。天下的父母都為自己的孩子著想，但為什麼很多孩子卻很叛逆，覺得自己的父母從來不關心自己呢？這是因為父母們往往礙於面子，習慣把自己的愛藏在暗處，只去默默地付出，而表面上卻顯得十分嚴厲，而孩子年齡還很小，根本不懂得如何去感受這種愛。

孩子的心靈是天底下最神奇的沃土，種下一粒小小的種子，收穫的卻是未來的人生際遇。如果父母細心呵護孩子的身體，每一個孩子都有可能成為一棵沖天的白楊。

兒童

給孩子推拿是最好的情感關懷和催眠術

父母就是孩子最好的家庭醫生

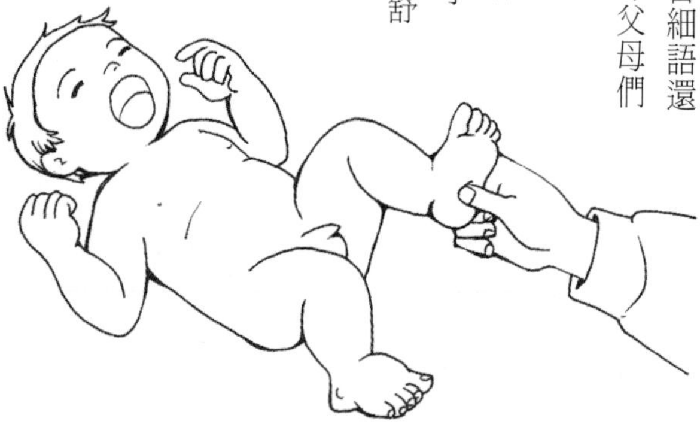

別搞錯了，不同體質的孩子有不同的推拿方法

毫不誇張地講，中醫學就是一座有著三千多年歷史的寶庫，裡面的奇珍異寶，不勝枚數。比如在對人不同體質的歸納和分類方面，中醫學就有著很完善的理論基礎，對所有的疾病都經過考察、總結後分定了證型，然後按照證型來治療。

就拿感冒來說吧，中醫根據感冒的症狀先分好證型，然後再進行治療：風熱型的感冒用辛涼的中藥，風寒型的感冒用辛溫的中藥。不像西醫，感冒來了什麼也不問，就知道給病人灌抗生素、吊點滴，這根本是不對的。

給孩子進行保健，也得遵循這個道理。中醫學裡把孩子的體質分為健康、寒、熱、虛、濕五種類型。這樣，就可以**根據孩子體質的差異採用不同的方法來給他們進行保健，這是很科學、很明智、很人性化的方法。因為每個人天生的體質都不一樣**。

比如家裡有易上火、容易便祕的熱型孩子，但其家長不懂得孩子的體質類別，聽人家說吃當歸羊肉鍋能補血強身，也來一鍋，全家人一起吃。大人們都吃舒服了，進了補了，可孩子不知深淺啊，一下子吃多了，再加上本來就有內火，承受不了，於是導致喉嚨痛，情緒失常，又哭又鬧，嚴重的當場就流鼻血。

下面，我們先詳細說說各種類型的孩子體質特點，並附加上最基礎的小兒飲食保健方法以及保健方法供父母們參考：

健康型：這類孩子身體壯實，面色紅潤，精神飽滿，吃飯香，大小便正常。飲食

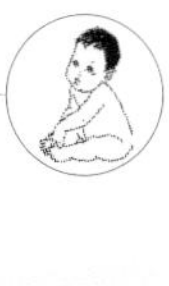

調養的原則是平補陰陽，食譜廣泛，營養均衡。這樣就能使孩子繼續保持健康。

寒型：小孩身體和手腳冰涼，面色蒼白，不愛活動，吃飯不香，食生冷食物容易腹瀉，大便溏稀。父母應平時給孩子捏脊五次，按揉內勞宮一百次。此類孩子飲食調養的原則是溫養胃脾，宜多食辛甘溫之品，如羊肉、鴿肉、牛肉、雞肉、核桃、龍眼等，忌食寒涼之品，如冰凍飲料、西瓜、冬瓜等。

熱型：小孩形體壯實，面赤唇紅，不喜歡熱的東西，喜歡涼的東西，口渴時常愛喝涼水，煩躁易怒，貪吃，大便祕結。平時給孩子清天河水，天河水在孩子前臂內側正中線，自腕至肘呈一直線，父母用食、中二指沿那條線從孩子的腕推向肘。每次推二百次。此類孩子易患咽喉炎，外感後易高熱，飲食調養的原則是清熱為主，宜多食甘淡寒涼的食物，如苦瓜、冬瓜、蘿蔔、綠豆、芹菜、鴨肉、梨、西瓜等。

虛型：這類孩子面色萎黃、少氣懶言、神疲力乏、不愛活動、汗多、飯量小、大便溏軟。

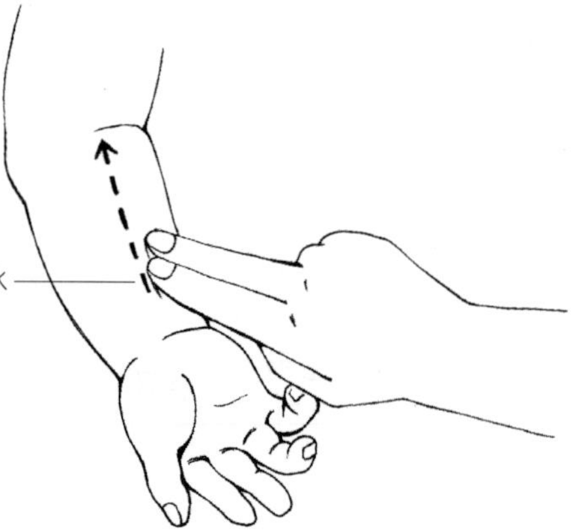

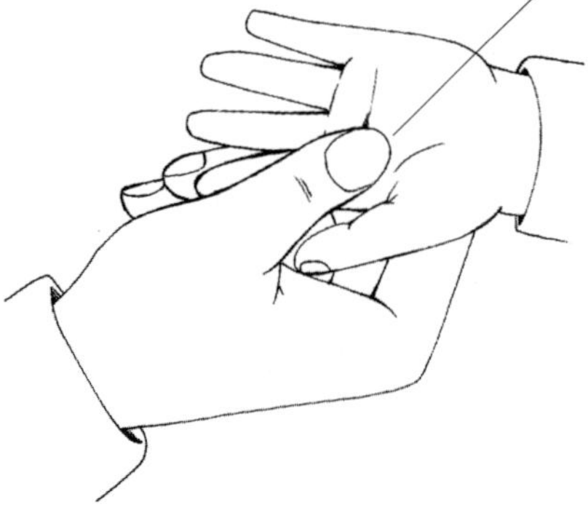

左圖：天河水是人體的清涼之源
右圖：讓孩子自然握拳，中指尖貼著的位置就是內勞宮

平時給孩子補五臟，脾、肝、心、肺、腎各一百次，就是在孩子的五個手指面分別按順時針方向旋轉推動。此類孩子易患貧血和呼吸道感染，飲食調養的原則是：氣血雙補，宜多食羊肉、雞肉、牛肉、海參、蝦蟹、木耳、核桃、桂圓等。忌食苦寒生冷食品，如苦瓜、綠豆等。

濕型：這類孩子喜歡吃肥甘厚膩的食物，形體多肥胖、動作遲緩、大便溏爛。平時捏脊五次，推板門二百次，就是從孩子的大拇指一條直線推動到大魚際就可以了。飲食原則以健脾祛濕化痰為主，宜多食高粱、薏仁、扁豆、海帶、白蘿蔔、鯽魚、冬瓜、橙子等；忌食甜膩酸澀之品，如石榴、蜂蜜、大棗、糯米、冷凍飲料等。

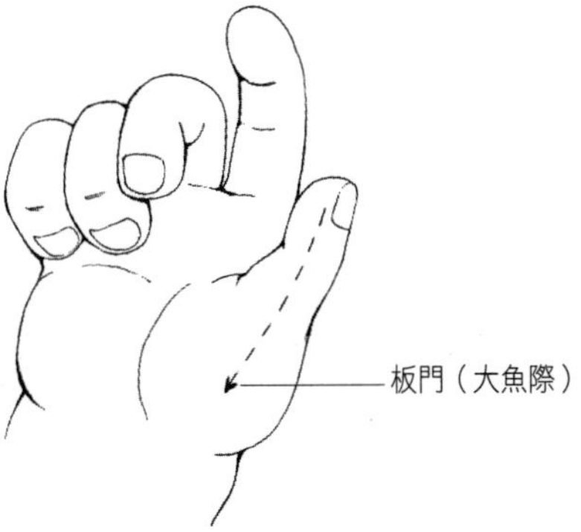

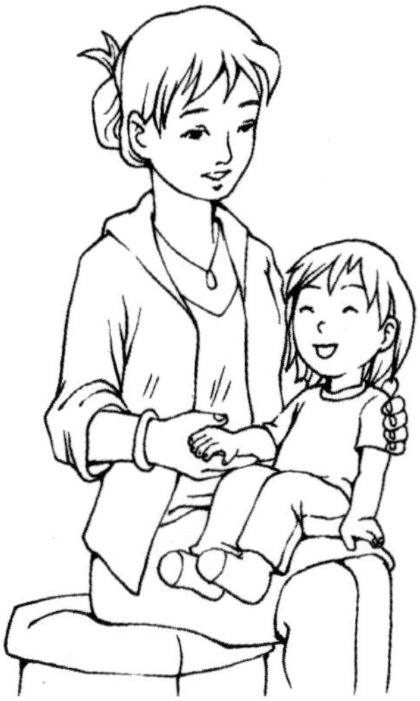

經絡

右圖：體質虛弱的孩子更需要父母的關愛
左圖：常推板門，就能讓孩子的體重保持正常

孩子能吃不一定是福

這裡想重點說一下濕型體質，因為多數的肥胖兒童就屬於這種類型。近些年來，中國兒童肥胖率持續上升，〇～七歲兒童的單純性肥胖發病率從一九九六年的百分之二．二七上升到二〇〇七年的百分之四．〇五，增長了近一倍。每一百個孩子中就至少有四個患了肥胖症。

自古以來，中國民間一直有一些不對的觀念，例如「能吃就是福」、「胖才有份量」等說法。人們在習慣上都覺得胖嘟嘟的孩子比較可愛、健康。但當孩子長大成人後，這種肥胖會越來越明顯，而且很難控制，不但外型不再可愛了，更要命的是糖尿病、高血壓等病魔會悄悄地在肥胖兒童身上埋下隱患，爆發也會比一般兒童要早。

另外，小孩長得過胖，不僅對身體是一種傷害，對心理的傷害更大。孩子因為年紀太小，有時候不大懂得尊重他人，在一起玩的時候，比較胖的小孩總會受到其他小朋友的歧視和嘲笑，這樣一來，他們就不願意參加集體活動，變得孤僻和自卑，時間長了，心理發育肯定受到嚴重影響。

有一位母親跟我訴苦說，她的寶寶才四歲半，卻有三十二公斤，她一個人都快抱不動了。孩子平時就喜歡吃肥肉和那些油膩的西式速食，尤其喜歡吃炸薯條，不帶她去吃，就鬧個不停。她特別擔心自己的寶寶會陷入惡性循環，越來越胖。

我當時一聽就明白了，這孩子的體質就是很典型的濕型。於是我就把一些專門針對這種類型孩子的推拿手法教給孩子的母親，讓她每天在家給孩子做。不出我所料，做了兩個月，孩子從原來的體重三十二公斤降到了二十六公斤，效果非常明顯。這位母親跑來當面感謝我，我鼓勵她，叫她以後也一直堅持給孩子做，不但恢復正常的體重沒問題，其他的相關疾病也都不會再找上門來了。她自己也很有信心，從此也不用再為孩子的身體狀況發愁了。

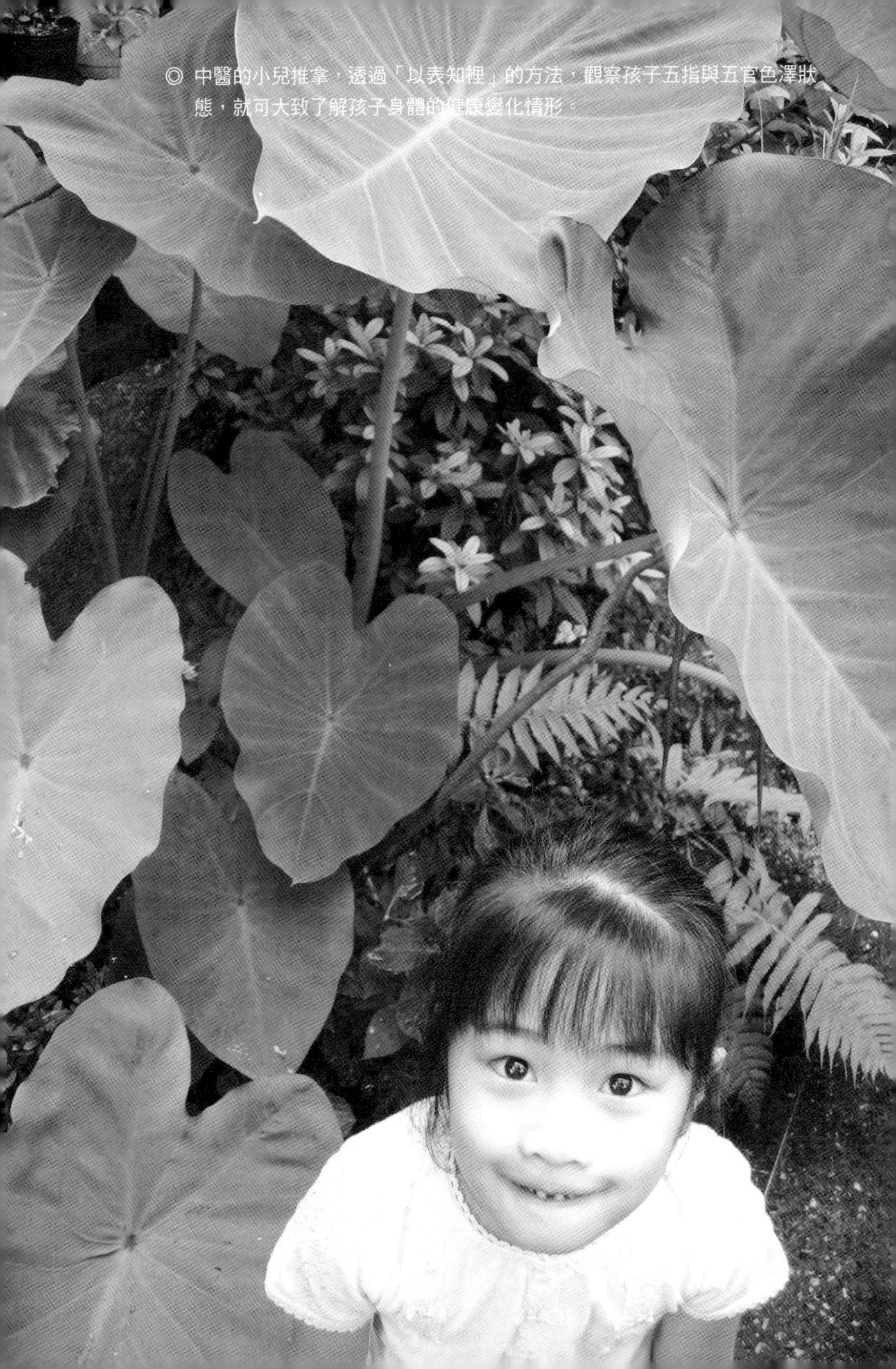

◎ 中醫的小兒推拿，透過「以表知裡」的方法，觀察孩子五指與五官色澤狀態，就可大致了解孩子身體的健康變化情形。

第二章

給孩子推拿經絡前必須明白的基本道理

一些人自己不懂中醫的歷史淵源和基礎理論，就想當然地硬說中醫不科學，甚至歧視中醫，他們又哪裡懂得這「摸一摸手指頭」，是在把孩子體內的紊亂的五臟調理到平衡水平，從而達到根治的目的。不懂這個中醫學裡最基本的道理，是永遠也理解不了小兒推拿的。

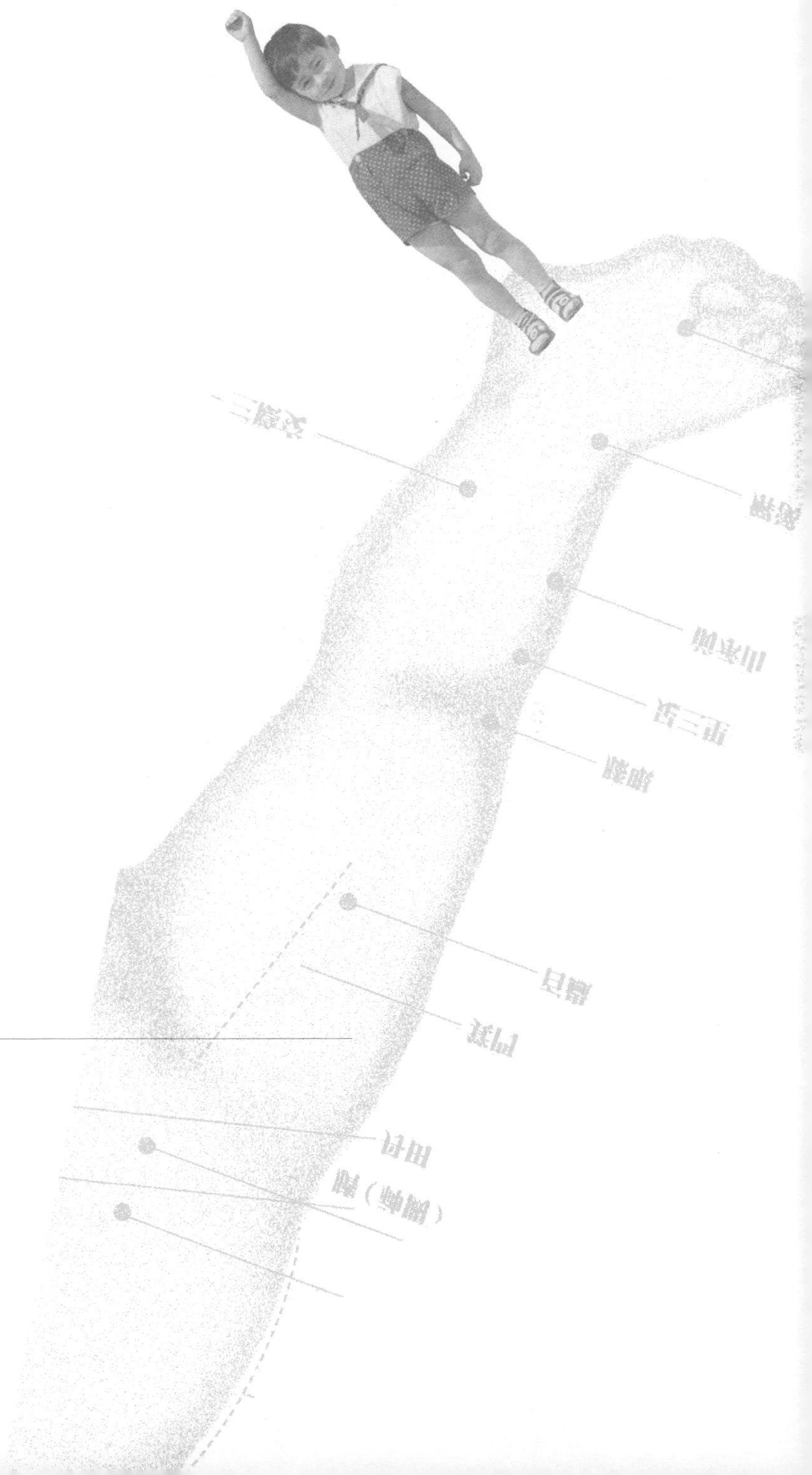

要懂孩子的**五臟補瀉之道**

五臟的榮損在孩子身上表現得特別明顯

關於人體，什麼情況都可能發生。二〇〇六年，我碰到過一位奇人，他只要看你一眼就知道你身上有什麼疾病，而且是百驗百靈。《人體使用手冊》的作者吳清忠也在給他的朋友中里巴人的信裡提到過，他認識一個廣州的有特異功能的高人，一樣也是具有這麼一種本事。

其實，這就是人作為一個微型的宇宙所自有的感應能力。我們每個人都有，或強或弱，只是自己不知道而已。很多不了解中醫學的朋友就認為，推推孩子的手指怎麼可能治病，他們不能理解也無法接受。中醫的學問博大精深，是一個宇宙範疇的事情，不是說理解就能理解的。你必須潛下心來才能悟透，實在悟不透的話就只管照著做就行了，不要懷疑，它的療效已經經過幾千年的驗證了，不會有錯。

最能體現中醫學本質的就是「五臟」的概念，這也是整個中醫體系的一個基礎。**五臟的具體功能和作用，在心智未齊、對身體的運用不如成年人那麼自如的孩子身上，體現得尤其明顯。**

就拿五臟之首的心來說，西醫理論裡要是說「心」，當然就只說的是人的心臟了。但是中醫說的「心」就不光是看得見摸得著的那麼一個心臟，還要擴展理解為一種非常重要的功能。**心是一身之主宰，不光負責血液運行，還負責神智。**

從心開始，舉幾個簡單的例子吧。如果孩子老是一驚一乍，表現得心神不安，屬心虛；孩子無緣無故就流眼淚，屬心熱；孩子身體瘦弱，坐著不動都會經常出虛汗，屬心虛；孩子身體上總容易有原因不明的紅腫現象，屬心熱。

以上各病，都應從心治，推孩子的心經（就是推中指面），對以上的症狀都能有很好的療效。這些推拿的具體手法和要注意的穴位，我在後面還會詳細地教給大家，在這裡先大致提一下。

脾負責身體元氣。氣又干涉到汗液，孩子氣弱的話，晚上睡覺就會盜汗，還會顯得很消瘦。

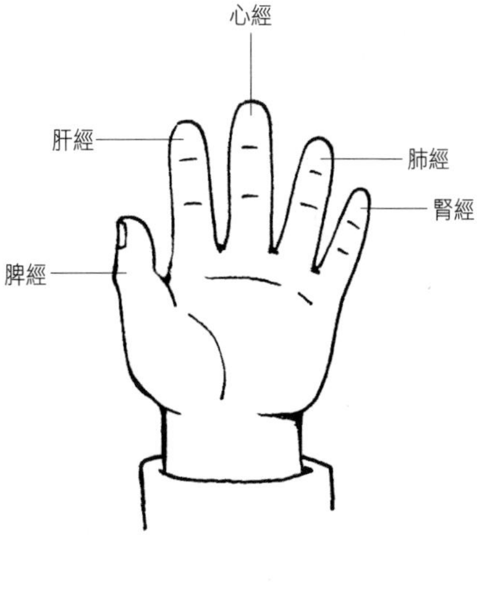

心經、脾經、肺經、肝經、腎經是孩子一身最重要的經絡

有時候父母會看見孩子老喜歡自己坐在那裡皺著小眉頭想事情，小孩子能有什麼可愁的呢？其實，那是因為孩子的脾有問題，內分泌不穩定，從而影響到了情緒和思維。脾有問題，當然就要推脾經。

肺負責聲音，孩子說話沒底氣，聲音很弱，這就說明肺虛。孩子發不出聲或者嗓音經常忽然變得嘶啞，這表示肺內有痰。肺還負責皮膚，孩子要是整天抓來抓去，渾身無故地發癢，那表示肺燥。另外皮膚缺少潤澤也是肺虛的表現之一。出現了以上的症狀，都應從肺治，推孩子的肺經，就是無名指面。

肝負責血氣，肝虛的孩子容易盜汗和抽筋。推孩子的肝經，就是食指面。

腎負責骨、**齒**、**耳**，以上器官或部位有病都應從腎治。推孩子的腎經，就是小指面。

五臟之中，脾和肺最脆弱，最容易受傷，因為，如果父母過度溺愛，把好吃的東西過多地強塞給孩子，就很容易傷脾。如果照顧疏忽，就容易導致**六淫**，**即風**、**寒**、**暑**、**濕**、**燥**、**火**，這六淫最容易侵襲肺，從而導致孩子感冒、發燒、咳嗽。

小兒推拿配上五行生剋的道理就所向披靡

五臟在人體內究竟是怎麼發生聯繫的呢？那就要結合五行來說了。大家都知道，

金、木、水、火、土為五行，萬物以土為母，體現在人體的醫理上也是這樣。

中醫學上有這樣的說法：脾屬土，脾土就像一位母親一樣無私地給全身輸送各種營養，脾胃消化食物，轉化成能量，人才能生存。把五行相生的道理套用到五臟的關係上，**有脾土而後生肺金；肺金生腎水；腎水生肝木；肝木生心火；心火生脾土。在前的是母親，在後的是孩子，這就是五臟相生的順序。**

有生亦必有剋，沒有剋的話，各個臟腑之間沒了制約，都想坐頭把交椅，那就成為無政府狀態，肌體就不能正常工作了。所以，根據五行相剋的道理，**肝木剋脾土；脾土剋腎水；腎水剋心火；心火剋肺金；肺金剋肝木。剋的就是強者，被剋的就相對處於弱勢，這就是五臟相剋的順序。**

如果不明白五臟生剋的道理，運用小兒推拿法的時候就會搞不清楚補和瀉的方法。很簡單，只要牢牢地記住這個就行了：**實症就瀉它的子，虛症就補它的母。**何為「母」？何為「子」？例如：脾土生肺金，即脾為母，肺為子。有了這個總方針，具體的手法做起來就更簡單明瞭：所謂「瀉」就是向手掌方向直推，「補」就是按著順時針方向旋轉推動，又稱為「清」。

我運用這奧妙無窮的五行相生相剋關係治起小兒疾病來得心應手。比如治癒小孩的百日咳，就是因為參透了五臟在人體內的運作和相生相剋的關係。

百日咳這種病可以說是小孩的「專利」，是常見的一種呼吸道傳染病。它主要是通過咳嗽時的飛沫傳播，所以流行起來非常快。要是幼稚園裡有一個孩子得了百日咳，幾天就會都傳染開。小兒推拿正好就是它的剋星，掌握了正確方法的話，一推就靈，立即止咳，就這麼神。

當年，就在我經過多次的詳細研究，決心把五臟五行的規律運用在小兒推拿之際，一位婦女抱著她五歲的寶寶來找到我，說是孩子得了百日咳。我就讓婦女抱著孩子坐著，然後逗孩子，讓他伸出左手。我摸著孩子那小小的手指頭，就開始給他推拿了。

病理其實很簡單。因為肺虛了才容易感染上百日咳這種病，按上文我給大家講過的，就應該直接去補肺的母親，也就是補脾土，在孩子的大拇指面沿著順時針方向旋轉推動，推三百次，這是最主要的。

然後再調理一下其他方面。肺虛了，肺的孩子也會虛，強壯一下肺的孩子，就是補腎水三百次，在寶寶的小指面順時針方向旋轉推動。肺虛了，為防肺的強敵乘虛而入，所以先削減肺的敵人的力量。將寶寶食指伸直，由指端向指根方向直線推動，清肝木二百次。

肺虛了，又怕肺的手下敗將來尋仇，先壓一下肺的手下敗將，就是將寶寶中指伸直，由指端向指根方向直線推動，清心火二百次。

肺裡有邪氣，所以再清肺金三百次，將寶寶的

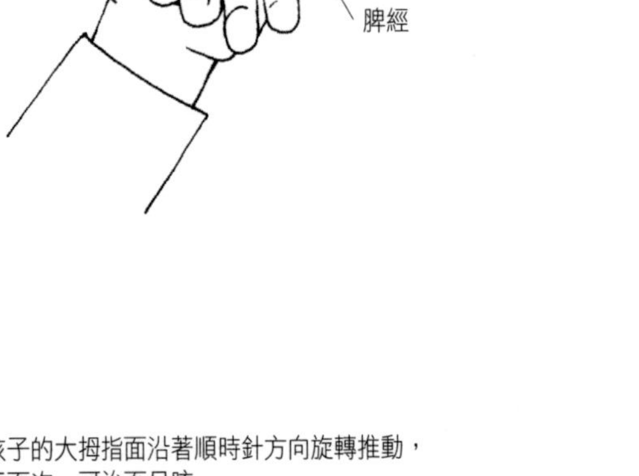

在孩子的大拇指面沿著順時針方向旋轉推動，推三百次，可治百日咳

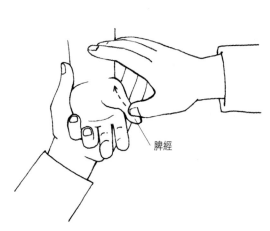

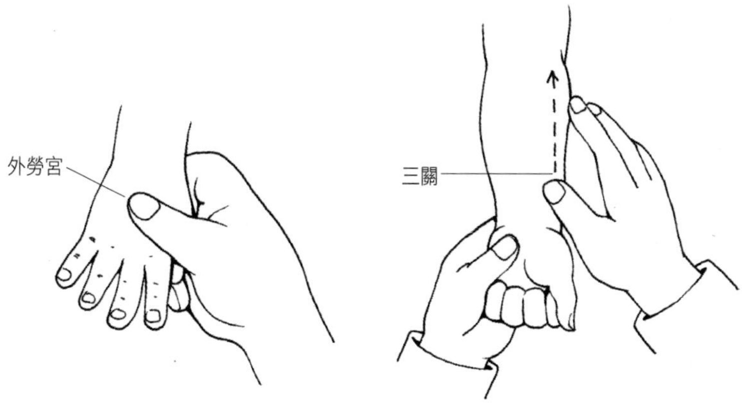

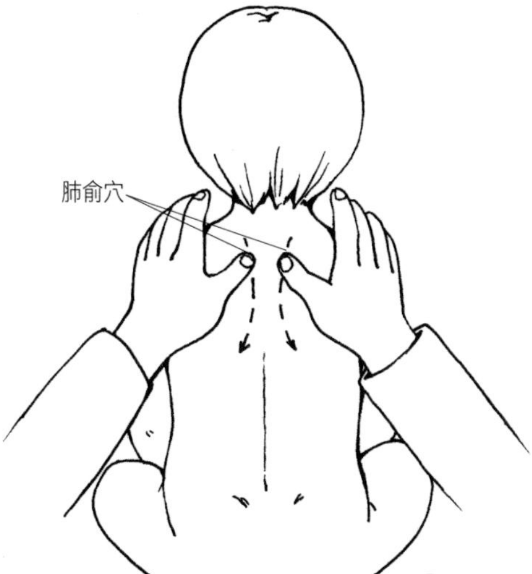

上圖：揉外勞宮、推三關，可以補孩子氣血、祛寒補氣，讓肺不再受傷
下圖：肺俞穴是保衛孩子肺的生力軍

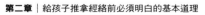

無名指伸直，由指端向指根方向直線推動。

為了達到一個最完美的結果，除了五臟之外，我再揉孩子的外勞宮（就是手背中心）二百次來祛寒邪；推三關三百次給寶寶補補氣血（三關在前臂陽面靠大拇指那一直線，從腕推向肘）；揉肺俞穴五十次，加強一下治療力度。這就是我運用五臟、五行原則來治療百日咳的全過程。

這麼一套推拿做完後，效果真是立竿見影，孩子回家睡了一夜，第二天來複診時，咳嗽就基本好了。面對恢復了健康的孩子那快樂的小臉，我雖然表面上很平靜，內心卻是激動不已。兒童是父母的寄託，如果將來能把這套手法推廣到每個家庭，使兒童常見疾病從此銷聲匿跡，那將福澤多少孩子啊，這可是一件功德無量的事情啊！

五個小小手指，這麼輕輕摸上一摸，就能產生匪夷所思的巨大力量，頑固病魔便都俯首稱臣，落荒而逃。

一些人自己不懂中醫的歷史淵源和基礎理論，就想當然地硬說中醫不科學，甚至歧視中醫，他們又哪裡懂得這「摸一摸手指頭」，其實是在**把孩子體內紊亂的五臟調理到平衡水平，從而達到根治疾病的目的**。不懂這個中醫學裡最基本的道理，是永遠也理解不了小兒推拿這門中國傳統絕學的。

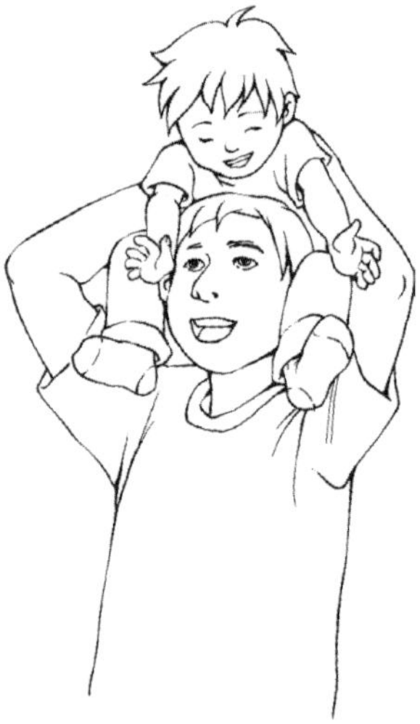

把健康親手送給孩子是父母的最大福氣

別讓病症抹黑孩子的臉

有病說不出的孩子最可憐

中醫學裡的診斷程序，大家都知道，「望聞問切」嘛。可是具體是怎麼回事，具體應該怎麼去做，就不甚了解了。

「望」，是中醫四診裡的最基礎也是最主要的一步，是從外在的表象入手，通過嚴密的分析和論證，來判斷有病之人的內在狀況和變化，即「以表知裡」。

《管子．地數》中提到，上有丹砂的地方，下面就有黃金；上有慈石的地方，下面就有銅金；上有陵石的地方，下面就有鉛錫赤銅……這是「以表知裡」在地質學方面的應用。

用在人體上同樣是這個道理。中醫學常用這種方法來揣測、分析、判斷內臟的狀

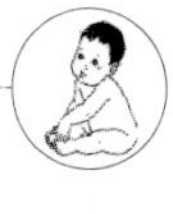

況。「臟」在古代就是「藏」的意思，即是隱藏在身體內的器官。可以借助觀察分析身體外在的生理、病理現象，來判斷內在臟腑的功能特點，而古人在這方面積累了極豐富的經驗。

例如，通過觀察分析脈象、舌象、面色及心胸部症狀等外在的症狀，就可以了解心主血脈功能的正常與異常，並由此作出診斷，決定治療。

又例如，根據聲音的低微還是響亮，可以判斷肺氣虛還是不虛；舌色鮮紅還是正常，可以判斷體內積有熱毒等等。

人體是內部有著複雜聯繫又不便於打開的暗箱，打開後就會干擾破壞原有的精妙狀態，用「以表知裡」的方法來觀察生命活體變化的過程，常可測知身體內部的大致聯繫及其變化規律。

細心的父母在自己的孩子病了的時候，他們都能馬上發現孩子的臉色就跟平常不一樣。其實，只要掌握孩子望診的方法，不但能看出病因，而且還能先知先覺，準確預防。一～三歲的孩子都還不會說話或者表達不清楚自己的感覺，要是大人也都不注意觀察並幫助自己的孩子，那他們該多無助啊。

望孩子面相，知五臟症狀

正如前文所說，體內有五臟，雖然五臟在體內不可望見，但是五官作為人體經絡的「心之苗」，就可以像鏡子一樣把藏在深處的五臟的狀態一一顯示出來。

比如說面色紅紫，表示心有熱；而面色淡白，說明身體虛弱。鼻準與牙床是脾之竅，鼻紅燥，表示脾熱，這時就要瀉脾經；鼻慘黃，表示脾虛弱；牙床紅腫，表示脾胃有熱；牙床破爛，表示脾胃火盛。唇是脾胃之竅，紅紫，表示有熱；淡白，表示脾胃虛；如果漆黑的話，脾胃虛極了。嘴往右邊歪是有肝風；往左邊歪是脾有痰。鼻孔是肺之竅，乾燥，表示有肺熱；流清涕，表示肺有寒氣。耳與齒是腎之竅，耳鳴，腎氣不和。眼睛是肝之竅，愛盯著人看，眼睛又轉來轉去，就表示有肝風。

眼睛各部位也與五臟對應。黑眼珠屬肝，白眼球屬肺。色發青，表示肝風侮肺；淡黃色，脾有積滯，老黃色，肺受濕熱，為黃疸症；**瞳孔屬腎**，無光彩，又兼發黃，腎氣虛；**目內眥屬大腸**，破爛，表示肺有風；**目外眥屬小腸**，破爛，表示心有熱；**上眼皮屬脾**，腫，脾傷了；**下眼皮屬胃**，青色，表示胃有寒，上下眼皮睡覺時合不緊，總是露一小縫，表示脾胃虛極。

臉上有五個部位也與五臟相對應。額頭屬心，左腮屬肝，右腮屬肺，鼻屬脾，頦屬腎。

五臟與六腑是表裡關係。小腸與心關係密切，小腸的狀況會通過小便反映出來，

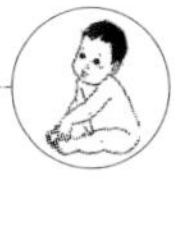

小便短黃澀痛，表示心有熱，熱邪下移到小腸。小便色淡而多，表示心虛。

胃與脾的關係密切，嘔吐而唇紅，表示胃熱；嘔吐而唇慘白，表示胃虛；嘔吐而唇色平常，表示飲食不當，傷胃了。

大腸是肺之表，便祕，表示肺有火；如果肺無熱而便祕，一定是血少枯竭，所以，大腸得不到滋潤而導致排便不暢。

脫肛是直腸黏膜、肛管、直腸全層和部分乙狀結腸向下移位並脫出肛門外的一種疾病，表示肺虛。

膽是肝之表，口苦表示肝旺；聞聲就容易受驚嚇，表示肝虛。

膀胱是腎之表，筋腫筋痛，抽筋，表示腎的寒氣進入了膀胱。

面有五色也與五臟相對應。紅，病在心，面紅表示心熱；青，病在肝，同時也表示身體上有疼痛的地方；黃，病在脾，面黃表示脾傷；白，病在肺，面白表示肺有寒氣；黑，病在腎，面黑而無潤澤，表示腎氣虛極。

依靠這個方法，如果看到孩子面色跟平常不一樣，辨別臟腑虛實，診斷治病，沒有不靈驗的。

印堂色澤也很重要。印堂在兩眉頭的中間。指印堂部位出現的青、紅、黃、白、黑五種色紋。印堂穴用水洗淨後，細心詳細地觀察五色變化，可按色診病。

紅色屬心，小孩印堂顏色發紅的，為肺受熱；色紫說明熱毒已經很嚴重。凡印堂有紅筋紅色，都是心肺之疾。

根據「**熱則清之，實則瀉之，虛則補之**」原則，熱病適合用瀉法。印堂紅色，應瀉心經、肺經，分別是中指和食指。心經有熱，不能直接清心經，可用推天河水代替，即孩子小臂陰面正中線。若色紫則為熱甚，必須大清，用退大熱的六腑穴，推拿到熱退為止。

青色屬肝，印堂色青者，表示肝風內動。肝為將軍之官，可平不可補，虛則補其母，補腎即補肝。五行之中水生木，腎為肝之母，肝虛可補腎水以養肝木。

黑色屬腎，印堂色黑，說明風寒入腎。驚風必須拿列缺穴急救，按摩到出汗，風邪即散。讓孩子兩手虎口張開，十字交叉，食指壓在所取穴位上，當食指尖端到達之處有一凹陷，就是列缺穴。

白色屬肺，肺為腎之母，印堂色白，肺有痰。天河水能清上焦之熱，重推，痰馬上就散，天河水就在手臂陰面中間的那條線。

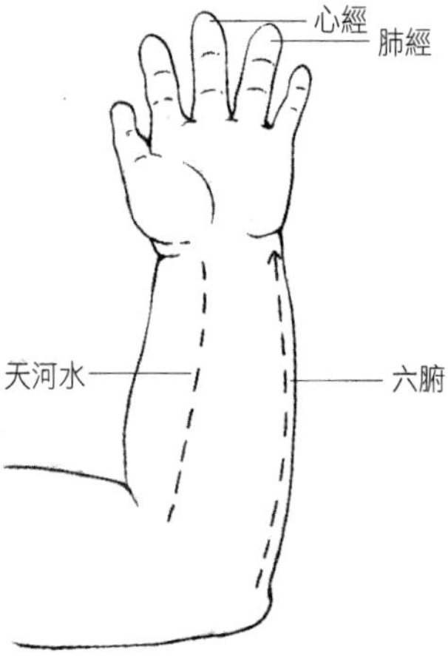

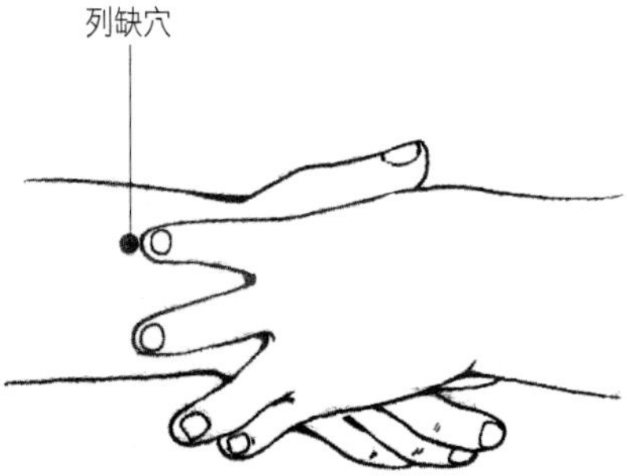

經絡

右圖：心經、肺經、天河水、六腑，清孩子體熱有奇效
左圖：按摩列缺穴對治療孩子的驚風很管用

黃色屬脾，印堂色黃者，表示孩子多脾胃病。飲食不節（制），亂吃生冷食物必傷脾胃。若孩子腹瀉，多因脾胃薄弱、餵養不當而損傷脾胃引起。久瀉脾虛，腸胃積滯，功能失調，這時，推大腸穴就可以痊癒，大腸穴在食指外側上節，屢驗有效。

印堂泛黃的孩子，多半會便祕，便祕多因脾熱脾燥所致。大拇指伸直向外推為瀉脾；大腸與肺相表裡，便祕腸結乃因肺燥，肺燥大腸亦燥，必須用瀉法推大腸。脾肺為母子關係，若燥，瀉之立癒；腎為先天，脾為後

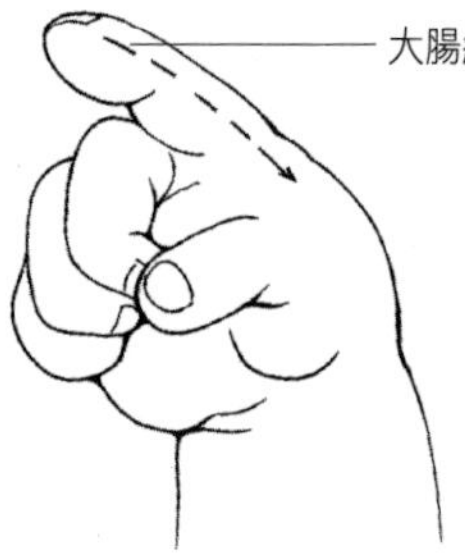

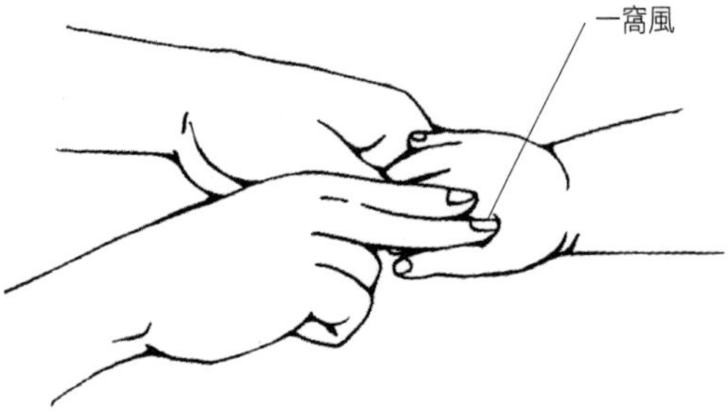

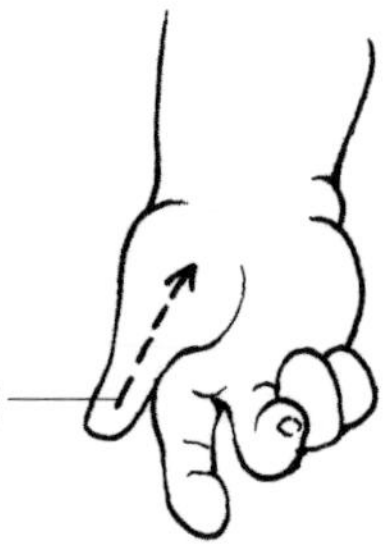

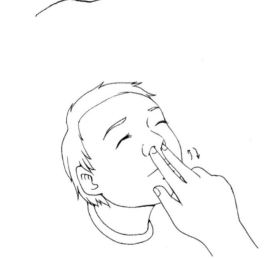

右二圖：脾經與大腸經搭配使用，主治孩子消化不良
左上圖：一窩風穴能治孩子寒氣引起的腹痛
左下圖：「黃蜂入洞」可治孩子外感風寒，流清鼻涕

天，相互滋長，相互促進，關係密切，治療便祕時須兼補腎。

若腹痛，成因非寒即熱。一窩風穴能治下寒腹痛，感寒腹痛揉一窩風（位於腕背橫紋上，直對中指處），輕症揉二分鐘，重的揉十分鐘，馬上不痛。

鼻流清涕的孩子也可能印堂發黃，這是因為外感風寒。用食、中二指入鼻孔，左右旋轉，這叫作「**黃蜂入洞**」。鼻孔為肺竅，左右旋轉揉之，可以發汗袪風寒。

觀孩子的五指，可知他身上的百脈盛衰

絡脈是由經脈分出來的，分布在皮下淺層的支脈。**三歲以下的孩子，皮薄膚嫩，特別適合用望食指絡脈的方式來診斷身體狀況。**

所謂食指絡脈，就是指虎口至食指側的淺表靜脈，是寸口脈的分支，與寸口脈同屬肺經，其形色變化可以反映寸口脈的變化，所以，望孩子的食指絡脈與把脈的意義相同，可以直接診察身體內的病變。**食指靠近手掌的第一節為風關；第二節為氣關；第三節為命關。**

家長可以抱起孩子，向著亮處，用左手大拇指和食

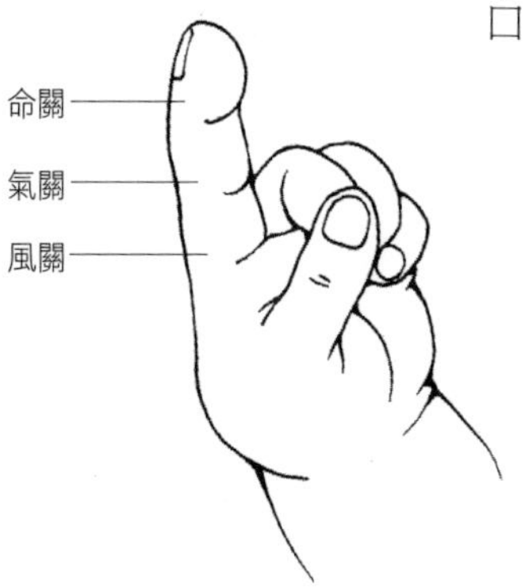

這三關是父母通曉孩子身體狀況的瞭望口

指握住孩子的食指末端，再以右手大拇指在孩子虎口至食指側的淺表靜脈從指尖向指根部推擦幾次，用力適中，使指紋顯露，這樣才容易觀察。

若淺表靜脈看起來浮顯，多屬感冒，就是病灶附著在皮膚淺表，只要發發汗，毒素隨著汗液出來了就會好，給孩子捏捏脊，休息幾天很快就痊癒了；**若淺表靜脈看起來沉穩**，那說明病躲在身體內很深的地方，很難出來，就只能通過小兒按摩慢慢調理好身體，等孩子體內的正氣強壯了，才能一步步地把病根徹底拔掉。

若淺表靜脈的顏色鮮紅，屬於外感感冒；**呈紫紅色**，屬於裡熱證，就是熱邪在身體內較深的部位，需要經常清天河水才能慢慢把熱邪清除掉。天河水在孩子的前臂內側正中線，父母用食、中二指腹從孩子的腕橫紋推向肘橫紋，約推三分鐘。

若淺表靜脈的顏色是青色，表示孩子經常有疼痛或者驚風，有的孩子經常哭鬧，一看虎口到食指側的淺表靜脈是青色的，就要仔細全面檢查；**若淺表靜脈的顏色是紫黑色**，表示孩子血絡鬱閉，需要給孩子捏脊。**若淺表靜脈顏色很淡**，表示孩子脾虛、氣血不足，這就要推脾胃經，就是從大拇指一直推動到手掌。

這種方法也能反映孩子病情的輕重，若病得重，淺表靜脈長；病得輕，淺表靜脈短。絡脈透過三關直達指端，稱為「透關射甲」，病多半較凶險，應抓緊醫治。

淺表靜脈增粗，分支顯見，得的病就是實證、熱證，給小兒推拿時應該用瀉法；淺表靜脈變細，分支不顯，就是虛證、寒證，給小兒推拿時應該用補法。**一般同一種手法中，向心方向直線推動為瀉法，順時針方向旋轉推動為補法。**

第三章

用推拿經絡來激發孩子體內的天然大藥

小兒推拿中最主要的五個關鍵經絡全都在孩子的五指上，這是上天賜與他和父母的天然大藥庫啊！人們都不知道這筆財富還在白白地浪費，沒人去動用，父母們只知道孩子有病的時候心急如焚地去求醫，眼睜睜地看著疾病的魔爪一次次地摧殘孩子的身心，想起來真是悲哀之極！

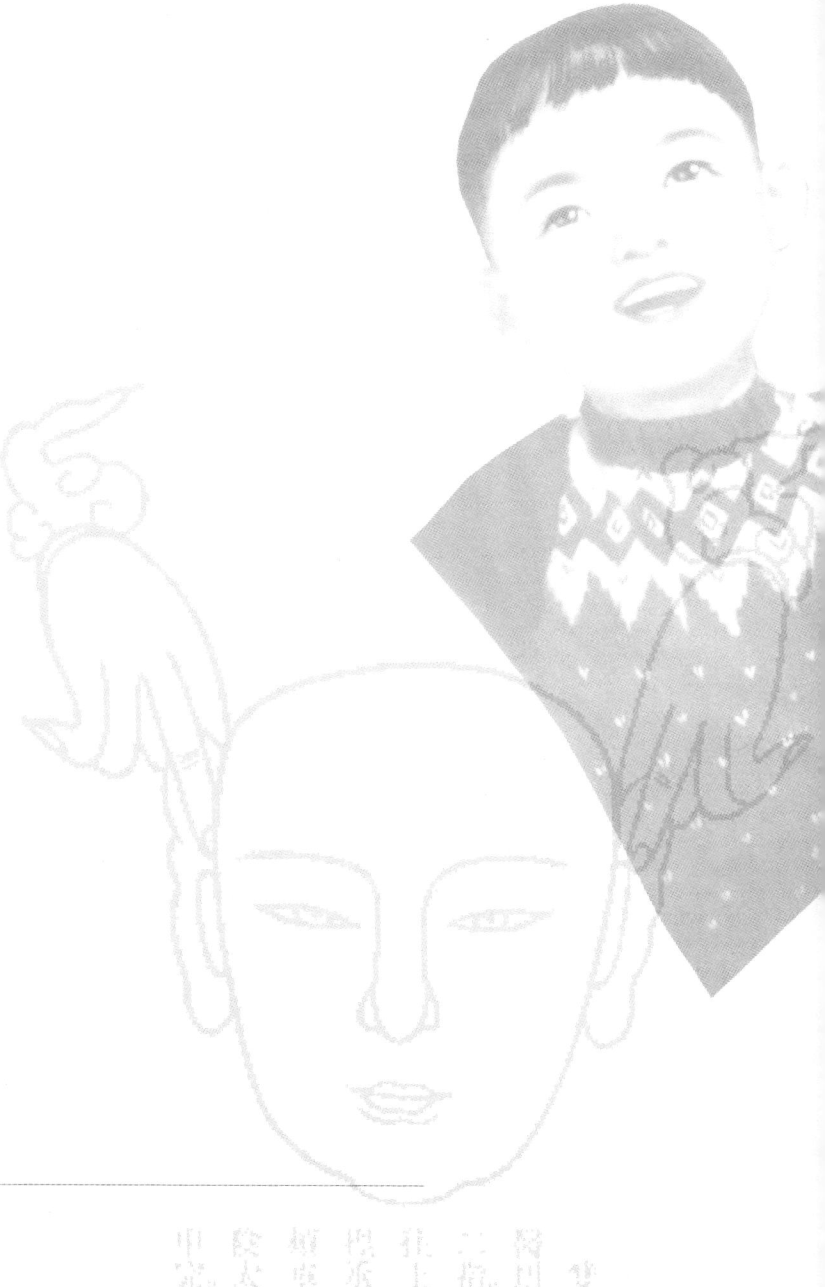

孩子的雙手上藏有**當代醫學沒有發現的**億萬財富

前面我已經強調過許多次，小兒推拿中最主要的五個關鍵經絡全都在孩子的五指上，這是上天賜與他和父母的天然大藥庫啊！讓我再帶領大家一起把五個指頭上的學問整理一遍。

孩子的五個手指頭分別跟脾、肝、心、肺、腎密切聯繫，**推拿孩子的五個手指頭就可以調理五臟**。

拇指對應脾經；食指對應肝經；中指對應心經；無名指對應肺經；小指對應腎經。

此外，常推小臂上的幾條線，也可維護孩子健康。

孩子手臂陰面靠中指那條線是天河水，**推天河水可以清孩子體內的熱毒**，驅殺邪氣，手臂陽面靠大拇指那條線是三關，**體弱多病的孩子最適合推三關**。

手臂陽面靠小指那條線是六腑，**熱毒侵犯咽喉部時推六腑**，效果立竿見影。用於

「線性」穴位的還有開天門、推背、推上下七節骨等。

親手把健康獻給孩子是父母的最大福氣

經常給孩子推拿可以幫助他長高、變得聰明過人、還能預防近視、更能增加免疫力，這是人體經絡學中的一個寶貴分支。

為了盡可能清晰明白地向父母們介紹有關兒童經絡以及小兒推拿的操作，以下用簡潔易懂的文字和直觀形象的圖片介紹推拿操作的每一步驟，使諸位家長能按圖操作、易學易懂；從孩子身體的頭部往下為順序，簡單介紹經絡和穴位的位置，並配以其對應的典型病症，以便家長最快地明瞭。

孩子元神出入的必經之處——天門（攢竹）

天門在兩眉頭連線中點至前髮際成一直線，也就是額頭的正中線。「開」字含有開啟或打開的意思。在中醫傳統裡，天門，是神出入的門戶，打開**天門，就可以讓自己的元神自由出入，也可把天地之元氣源源不斷地收入，以滋補元神。**

天門也叫攢竹。這個頗富詩意的名字，意思就是由睛明穴上傳而來的水濕之氣，因其性寒而吸熱上行，與睛明穴內提供的水濕之氣相比，由本穴過濾以後上行的水濕之氣量小。古代老中醫們都是讀書人，文化素養深厚，很詩意地把它想像成像捆紮聚集的竹竿小頭一樣，取名「攢竹」。

父母給孩子推拿的時候只要用兩個大拇指在額頭正中線自下而上交替直線推動就可以了，這叫做「開天門」。一開始用力要輕，再慢慢加力，以看見孩子額頭皮膚微微發紅為度，推三分鐘就能見效。

這個穴位有安神震驚的作用，當父母給孩子推這個穴位時，孩子會感覺特別舒服，推不了一會兒，孩子就會

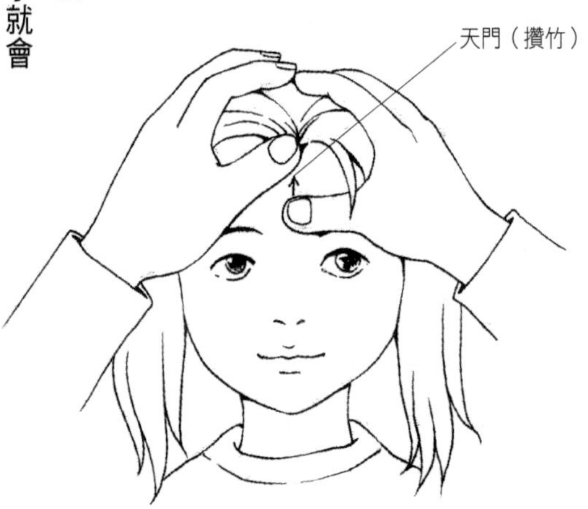

天門，又叫攢竹，可讓孩子感覺特別舒服，精神變得很好

安靜下來甚至睡著。這穴位還可以配合其他穴位治療孩子的外感發熱、頭痛、精神委靡等症。

剛出生的孩子在視力、聽覺、神經放射等各方面都比較遲鈍，但惟獨對觸覺很敏感，這就是小兒推拿有奇效的原因之一。

孩子眼睛的衛兵——坎宮

孩子不懂得自己注意衛生，經常出去玩了一會回來，就弄得滿臉泥巴，滿頭沙子，所以特別容易患上眼疾。

眼部炎症一般都是慢性炎症，時間長而變化小，孩子經常感覺不到，也無法明確地向父母表達，慢慢習慣一點點微弱的變化，直至角膜帶狀變形、患上慢性虹膜炎甚至發生併發性白內障，嚴重到這個程度了，家長才發現，才急著送往醫院，這時候已經晚了，就不好治了。

懂得小兒推拿的道理就好辦多了，平時騰出一點時間，孩子一放學回家就給他推推坎宮，又輕鬆又有效。

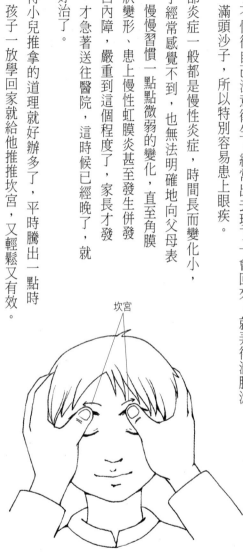

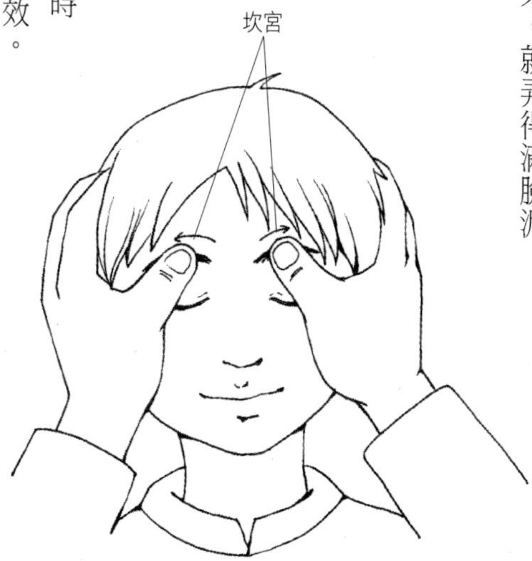

推坎宮可以治好孩子多種眼疾

經絡

父母將兩大拇指分別放在孩子的兩眉頭上，然後沿著眉毛向眉梢做分推，稱推坎宮。推的速度要慢，用力要輕。在春季乾燥的時候，要是發現孩子的眼睛發紅，就應該給他推坎宮，提早治療。推拿坎宮還可以預防眼睛**虹膜炎**。治療孩子**外感發熱**、**驚風**、**頭痛**等病症也可以用此法。

孩子感冒的天敵——運太陽

眉毛末端與眼睛末端的連線中點向後一指寬有個凹陷處，就是太陽穴。用兩大拇指推運，稱推太陽或運太陽。向眼睛的方向推運為補，向耳朵的方向推運為瀉。孩子臟腑嬌嫩，肌膚柔嫩，皮膚疏鬆，一不注意保暖就會感冒。孩子感冒發燒是常有的事，但感冒時，孩子真是難受得很，這時運太陽就可以緩解這些痛苦。運太陽還可治療孩子的**驚風**、**頭痛**、**目赤痛**等症。

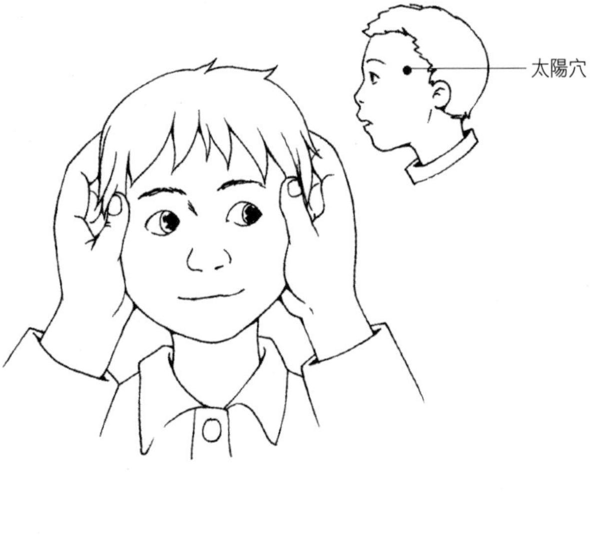

經常給孩子的太陽穴按摩，可以預防和最快治癒感冒

孩子頭痛的剋星——揉耳後高骨

耳後乳突下方凹陷處，用兩大拇指或中指端揉，稱揉耳後高骨。還可以治療**驚風**。

孩子肚子疼——分推腹陰陽

孩子莫名肚子疼，可以沿肋弓角邊緣或自中脘至臍，向兩旁分推，稱分推腹陰陽；用掌或四指摩稱摩腹。還可以治療**腹脹**、**消化不良**、**噁心嘔吐**。

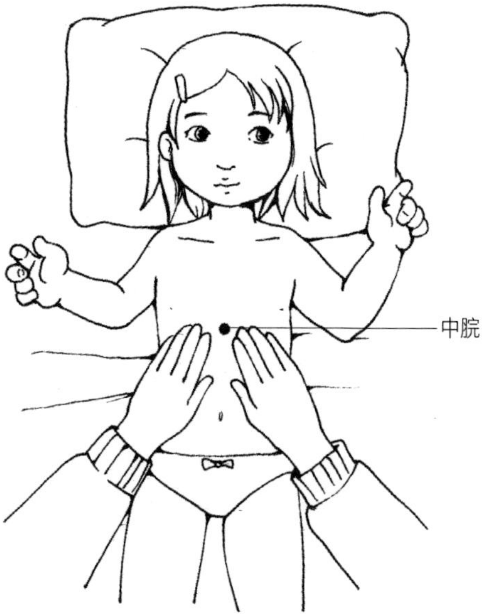

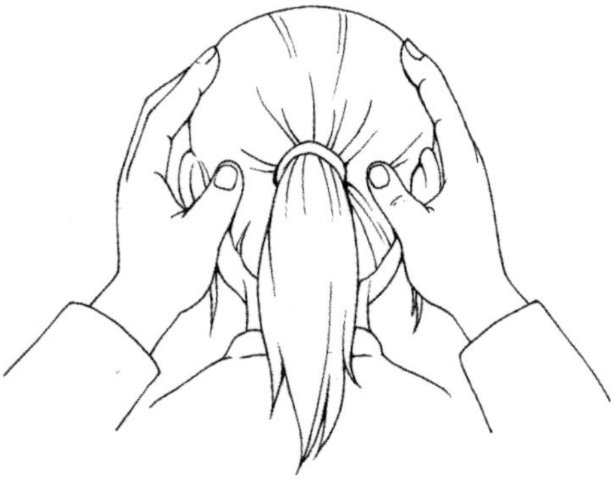

右圖：揉耳後高骨，專治感冒引起的頭痛
左圖：分推腹陰陽，可以治孩子腹脹、消化不良、噁心、嘔吐

孩子嘔吐輕鬆治——推天柱

頸後正中線從頭髮邊緣至大椎（第七頸椎）連成一直線，叫天柱骨，用食、中兩指或大拇指自上向下直線推動稱為推天柱。簡單地說就是推孩子的頸椎骨。

因為孩子的胃位置很淺，所以動不動就會嘔吐。嬰兒多半都會因此而經常吐奶，只要給他推天柱就能解決這個問題。有的父母說，老是拿不準用什麼力度推，其實和其他的推拿方法一樣，只要放鬆手腕，一開始輕輕推，再慢慢加力，每個穴位推三分鐘，推到孩子皮膚微微發紅就可以了。

年齡大一點的孩子都喜歡吃煎炸的食物，又不懂得主動要水喝，所以很容易**嗓子痛**，父母大多靠給孩子吃消炎藥來解決。其實，經常給孩子推頸椎骨和給孩子多喝水就可以解決這個問題，還不用擔心副作用。我把這個簡單的方法教給很多家長，百試百靈。

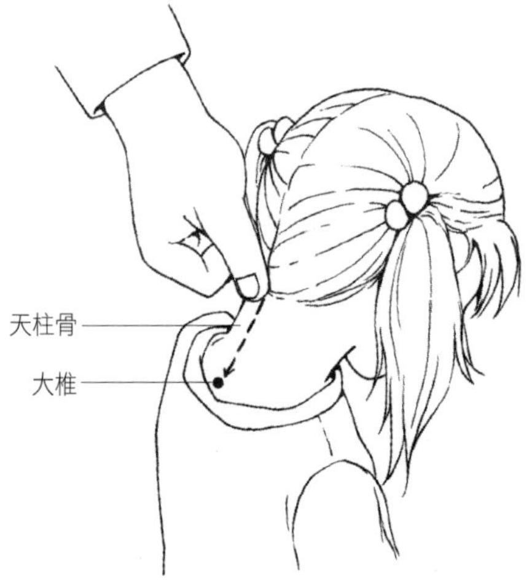

支撐孩子健康的天柱骨

孩子便祕——揉摩肚臍

用中指端或手掌揉，稱揉臍；用指或掌摩，稱摩臍；用大拇指和食、中指抓住肚臍抖揉，亦稱揉臍。這樣可以治療孩子的**腹脹、腹痛、食積、疳積、腸鳴、吐瀉**等病。

氣血兩旺，告別腹瀉——揉丹田

丹田在臍下二～三寸之間。揉之可以治療孩子的**腹瀉、腹痛、遺尿、脫肛、疝氣**等病。

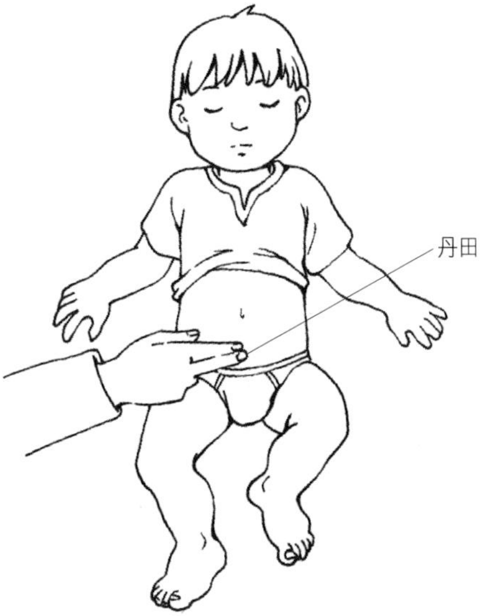

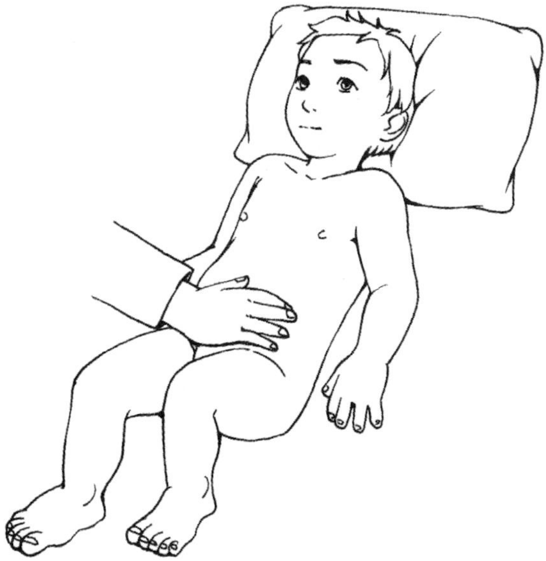

經絡

右圖：父母一定要注意保護孩子的肚臍，經常輕輕地揉，就不會有便祕、腹脹、腹痛、食積等讓家長擔憂不已的事情發生
左圖：丹田是孩子全身氣息匯通的地方，至關重要

讓孩子不再夜裡「畫地圖」——推七節骨

七節骨在第四腰椎至尾椎上端成一直線。用大拇指外側緣自下而上直線推動稱推上七節骨；用食中指自上而下直線推動稱推下七節骨。可以治療孩子的**遺尿**、**洩瀉**、**便祕**、**脫肛**等病。

讓孩子排泄通暢——揉龜尾

用大拇指或中指端揉尾椎骨端，稱揉龜尾。可以治療孩子的**瀉肚**、**便祕**、**脫肛**、**遺尿**等病。

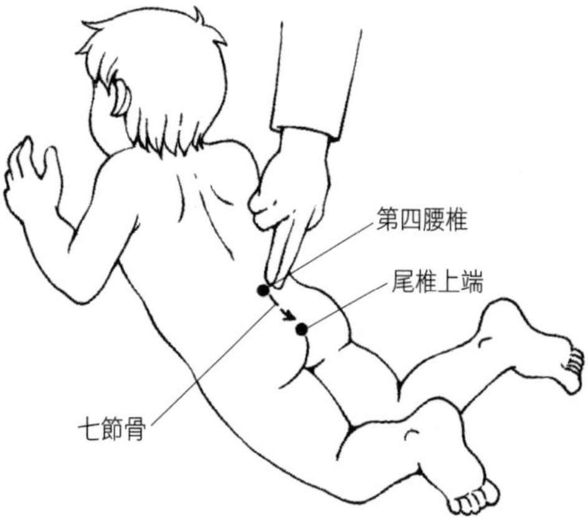

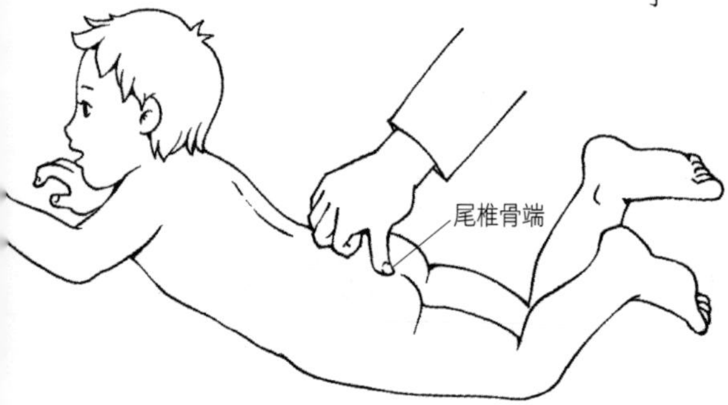

右圖：推七節骨治孩子尿床，百試不爽
左圖：揉龜尾能治孩子的便祕、遺尿

脾胃問題脾經解——推脾經

脾經在大拇指末節螺紋面。在孩子的大拇指面順時針方向的旋轉推動為補；將孩子大拇指伸直，由指端向指根方向直線推動為瀉。兩者統稱推脾經。可以治療孩子的**腹瀉**、**痢疾**、**便祕**、**食欲不振**、**黃疸**等病。

還孩子一片甘涼——推肝經

肝經在食指末節螺紋面。在孩子的食指面順時針方向的旋轉推動為補；將孩子食指伸直，由指端向指根方向直線推動為瀉。兩者統稱推肝經。可治療孩子**煩躁不安**、**驚風**、**目赤**、**五心煩熱**、**口苦**、**咽乾**等病。

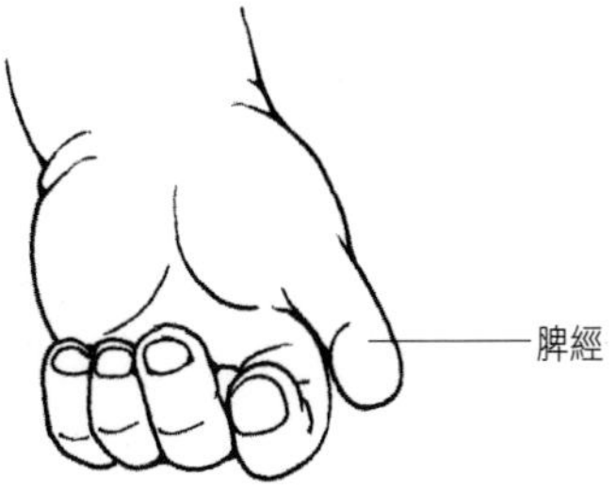

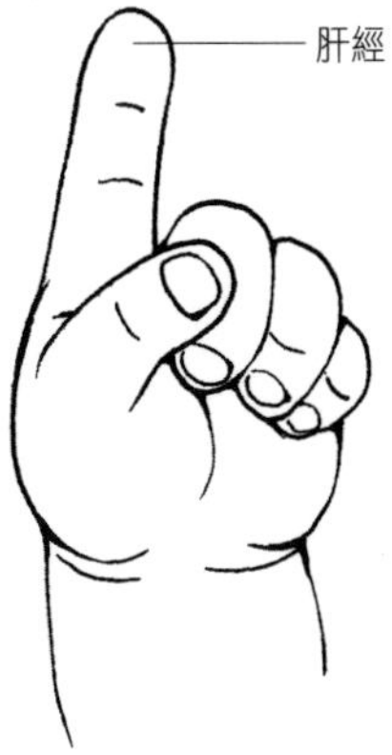

右圖：推脾經，不但能強身，還能治小兒黃疸和痢疾等大病
左圖：經常給孩子推肝經是降溫和驅毒的好辦法

經絡

口舌生瘡——推心經

心經在中指末節螺紋面。在孩子的中指面順時針方向的旋轉推動為補；將孩子中指伸直，由指端向指根方向直線推動為瀉。兩者統稱為推心經。除了治口瘡，還可以治療孩子**高熱神昏**、**五心煩熱**、**小便赤澀**、**心血不足**、**驚悸不安**等病。

讓孩子的呼吸輕鬆流暢——推肺經

肺經在無名指末節螺紋面。在孩子的無名指面順時針方向的旋轉推動為補；將孩子無名指伸直，由指端向指根方向直線推動為清。兩者統稱推肺經。可根治孩子**感冒**、**發熱**、**咳嗽**、**胸悶**、**氣喘**、**虛汗**、**脫肛**等病。

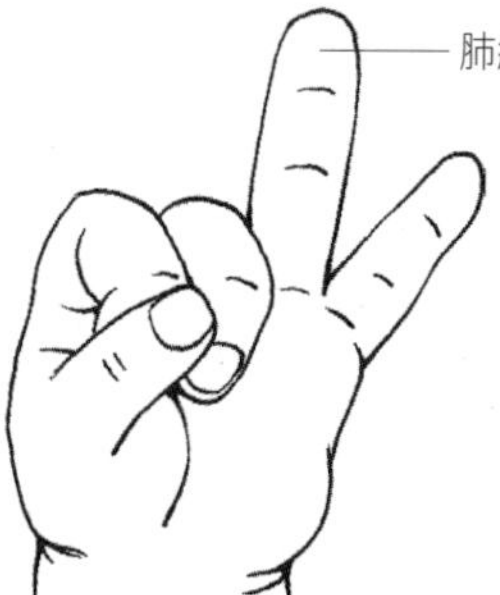

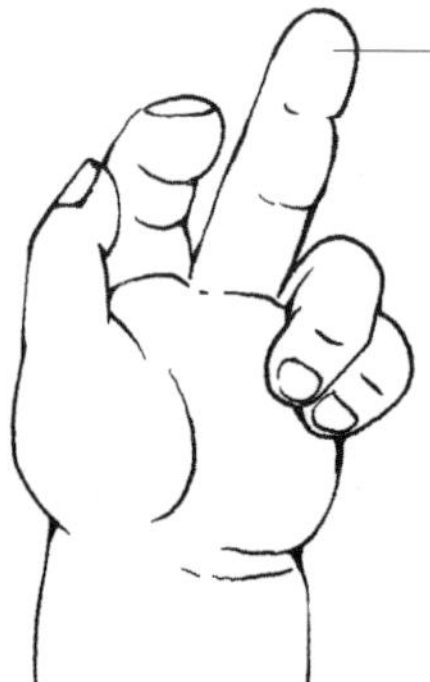

右圖：孩子因為內熱而口腔潰瘍，給他推心經就可治好
左圖：孩子的肺是身體最薄弱的地方，稍微照顧不周就會出問題，爸爸媽媽一定要記得多給他推肺經

先天不足後天補——推腎經

腎經在小指末節螺紋面。在孩子的小指面順時針方向的旋轉推動為補；將孩子小指伸直，由指端向指根方向直線推動為瀉。兩者統稱推腎經。可治療孩子的**先天不足、腎虛腹瀉、遺尿、虛喘、膀胱蘊熱、小便淋瀝刺痛**等病。

大腸功能紊亂——瀉大腸經

大腸經在食指外側緣，自指尖至虎口成一直線。從食指尖直線推動向虎口為補，稱補大腸；自虎口直線推動向食指尖的外側為瀉，稱瀉大腸。兩者統稱推大腸。可治療孩子的**腹瀉、脫肛、痢疾、便祕**等病。

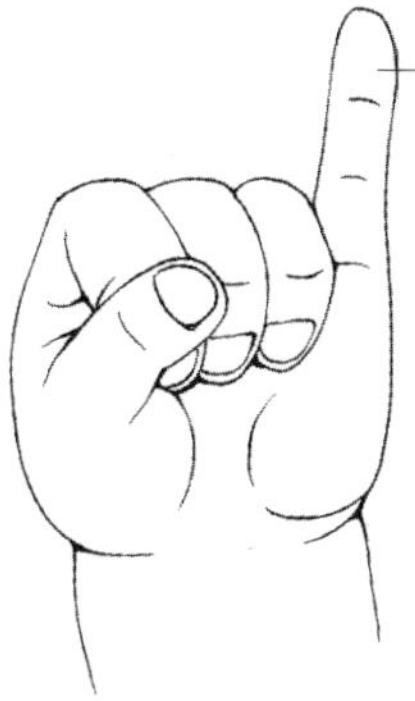

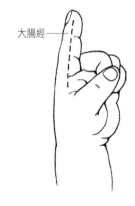

右圖：孩子先天不足應該多推腎經
左圖：孩子如果有腹瀉、便祕等病症，應該瀉大腸經

經絡

身體代謝全暢通——推小腸經

小腸經在小指外側緣，自指尖至指根成一直線。沿小指外側緣處指尖直線推動向指根為補，稱補小腸；沿小指外側緣自指根向指尖直線推動為瀉，稱瀉小腸。兩者統稱推小腸。可治療孩子**小便赤澀**、**水瀉**、**遺尿**、**尿閉**等症。

讓孩子「吃嘛嘛香」——推胃經

胃經在大拇指掌側第一節。循大拇指掌側第一節向手掌方向直線推動為補；由指端向指根方向直線推動為瀉。兩者統稱推胃經。可治療孩子**惡嘔噯氣（飽嗝）**、**煩渴善飢**、**食欲不振**、**吐血衄血（流鼻血）**等症。

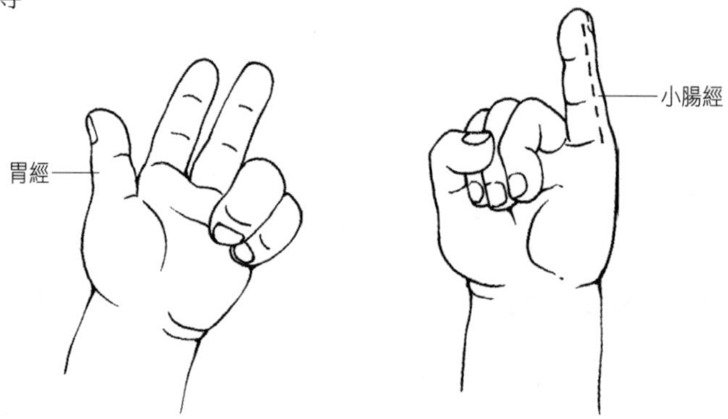

右圖：小腸經是孩子寧心安神的關鍵
左圖：推胃經比吃多少幫助消化的藥都管用

治腹脹等孩子的常見病——掐四橫紋

四橫紋就在食指、中指、無名指、小指掌側靠近手掌的第一指間關節的四個橫紋上。用大拇指指甲掐揉，稱掐四橫紋；四指併攏從食指橫紋處推向小指橫紋處，稱推四橫紋。本穴常用於治療孩子的疳積，還可以治療孩子的腹脹、腹痛、氣血不和、消化不良、驚風、氣喘、口唇破裂等症。

推板門（大魚際）也是治疳積的好辦法

板門就在手掌大魚際，用推法自指根推向腕橫紋，稱板門推向橫紋；反之稱橫紋推向板門。本穴常用割治法治療疳積。可治療孩子食積腹脹、食欲不振、嘔吐、腹瀉、氣喘、噯氣（飽嗝）等症。

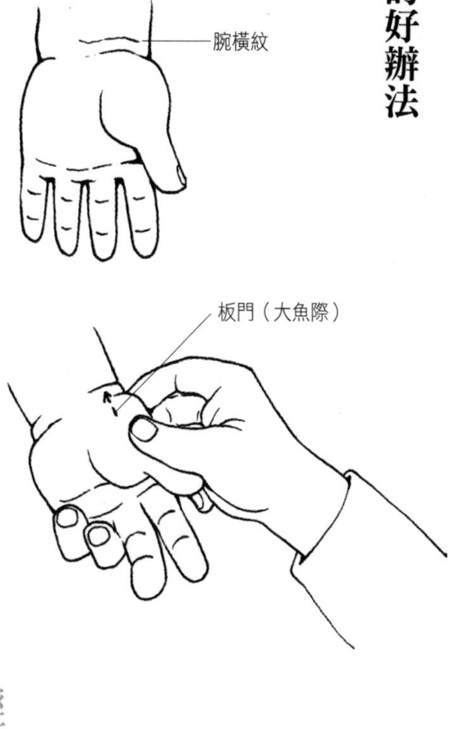

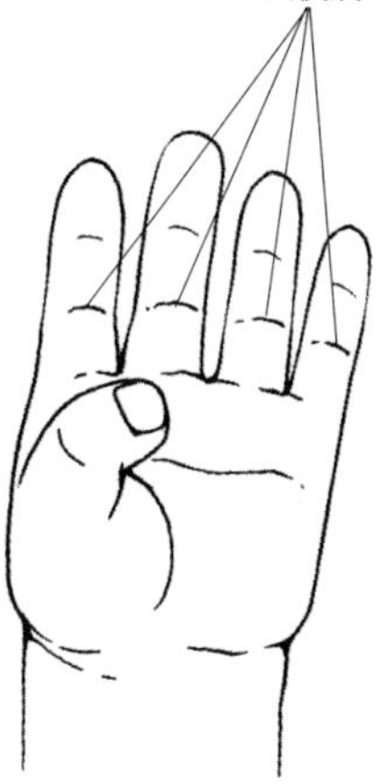

右圖：如果孩子氣血不和，吃飯不消化，就該給他掐四橫紋
左圖：疳積也可以通過推板門來治療

經絡

巧運八卦百病除——運內八卦

內八卦在手掌面，以掌心為圓心，從圓心至中指根橫紋約三分之二處為半徑作圓。用運法，順時針方向掐運，稱運內八卦或運八卦。可治療孩子**咳嗽痰喘、胸悶訥呆、腹脹嘔吐**等症。

打開孩子清火退熱之門——掐二扇門

二扇門位於中指與無名指之間的指蹼緣，當赤白肉下半寸處。掐此可出汗退熱。手背第三掌指關節近端兩側凹陷處，用大拇指指甲掐，稱掐二扇門；大拇指偏峰按揉，稱揉二扇門。可以治療孩子**驚風抽搐、身熱無汗**等症。

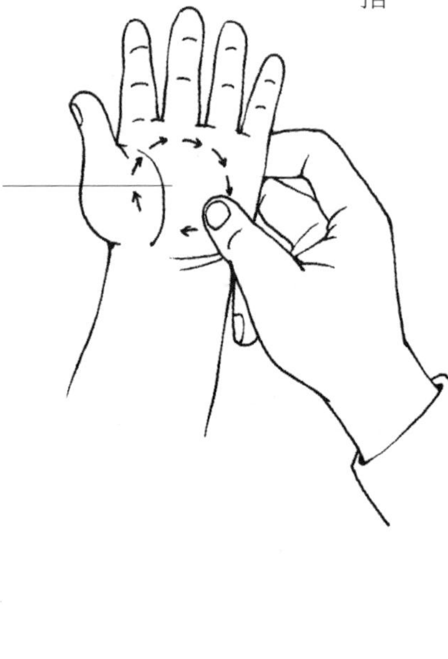

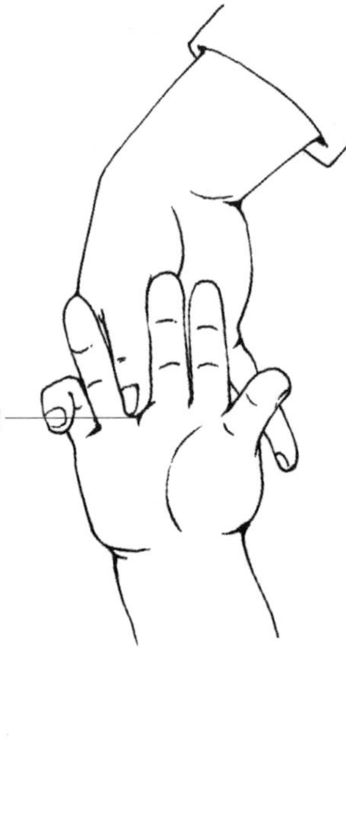

右圖：每天給孩子進行內八卦按摩，可治好很多疑難病症
左圖：掐二扇門可讓身有內火的小孩迅速排汗退熱

孩子祛體寒的真良方——掐外勞宮

外勞宮在左手背側，第二、三掌骨間，指掌關節後約半寸處，簡單地說就是手背中心，也就是手背上與內勞宮的相對處。用揉法稱揉外勞宮；用掐法稱掐外勞宮。可治療孩子風寒感冒、腹脹腹痛、腸鳴腹瀉、痢疾、脫肛、遺尿、疝氣等病。

過三關，氣血旺——推三關

三關在孩子前臂陽面靠大拇指那一直線。父母用大拇指或食中指指面從腕推向肘，稱推三關；屈孩子大拇指，自大拇指外側推向肘為大推三關。可治療孩子的氣血虛弱、病後體弱、陽虛肢冷、腹痛、腹瀉、斑疹白痦、疹出不透、感冒風寒等病症。

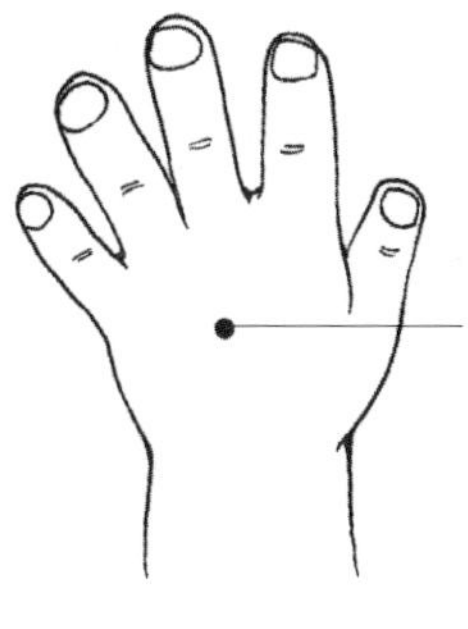

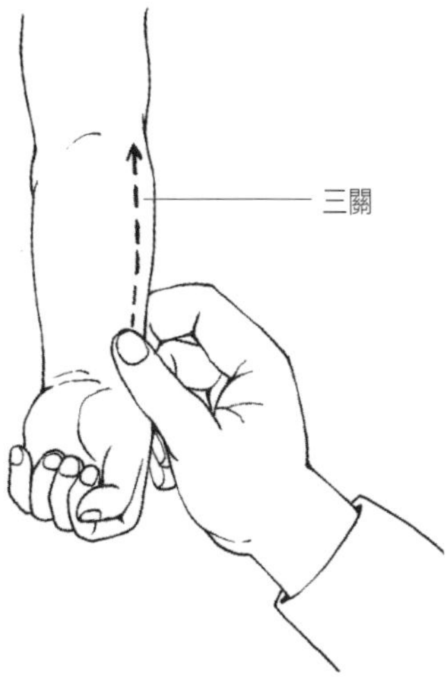

經絡

右圖：外勞宮可幫助孩子排除體內寒濕之氣
左圖：推三關包治孩子的氣血虛弱等一切虛寒病症

撲滅孩子身上的一切邪火之源——推天河水

天河水在孩子前臂內側正中線，自腕至肘呈一直線。父母用食、中二指從孩子的腕推向肘。約推一百～五百次。可治療孩子**發熱、煩躁不安、口渴、口舌生瘡、驚風**等症。

降孩子體內的所有實熱找六腑——推六腑

六腑在孩子前臂陰面靠小指那條線。用大拇指面或食中指面自肘推向腕，稱退六腑或推六腑。可治療孩子**高熱、煩渴、驚風、鵝口瘡、木舌、重舌、咽痛、腮腺炎、大便祕結**等症。

注意高燒低於攝氏四十度時不能使用此穴。

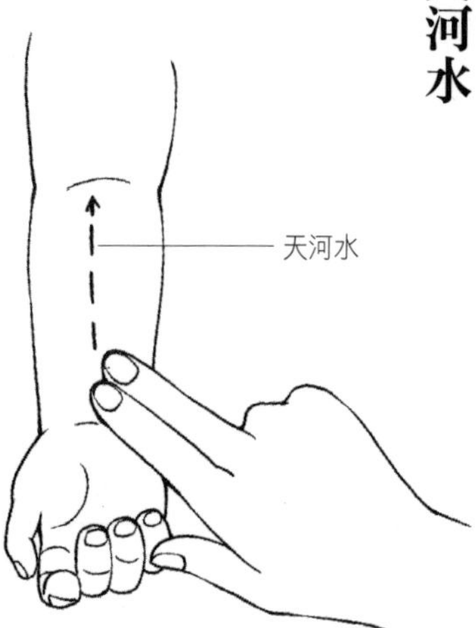

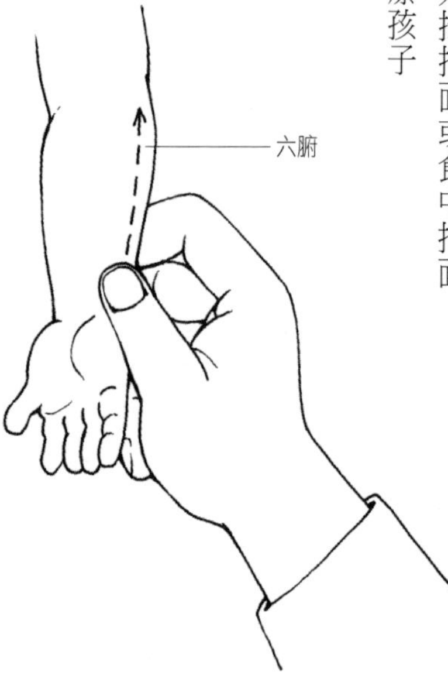

右圖：天河水對孩子的所有熱症都有效
左圖：推六腑驅逐小孩體內的實熱大毒

捏三提一——華佗捏脊法

在晉代名醫葛洪的《肘後方》中，捏脊療法作為醫療手段被正式記載，被譽為「華佗捏脊法」，從此被中醫界廣為使用。

捏法作用於背部督脈，督脈在後背正中線，稱為捏脊或捏積。捏脊方向為自下而上，從臀裂至頸部大椎穴。一般捏三～五遍，以皮膚微微發紅為度。捏最後一遍時，常常捏三下，向上提一次，稱「捏三提一」，目的在於加大刺激量。除捏督脈以外，還可捏兩側足太陽膀胱經。應沿直線捏，不要歪斜。

在多年的臨床經驗中，我總結出，給孩子捏脊能很好地調節臟腑的生理功能，特別是對胃腸功能有最好的調節作用，還能促進消化吸收、提高孩子身體抵抗疾病的作用。

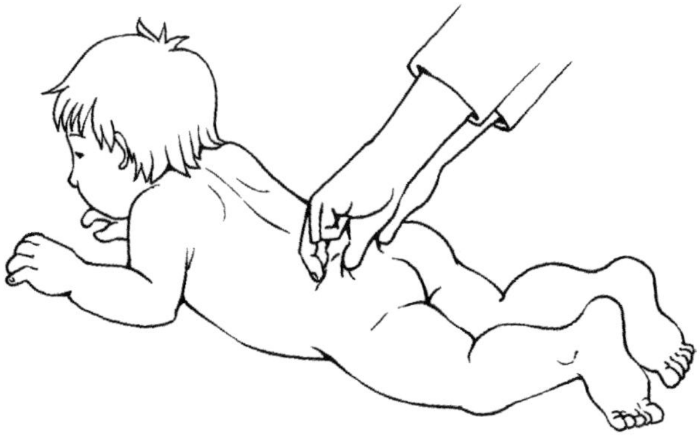

經絡

長期給孩子捏脊可以治療預防一切胃腸性慢性病

兒童經絡**使用原則**

兒童經絡的操作原則

下面就說說小兒推拿的總操作原則：

1. 小兒推拿的力度應從輕到重，以孩子皮膚微微發紅為度。
2. 小兒推拿的手法常和具體穴位結合在一起靈活運用。
3. 小兒推拿在操作時常用一些介質（如薑汁、滑石粉），以滑潤皮膚，提高療效。
4. 小兒推拿的穴位大多集中在孩子的雙手上。
5. 由於孩子還處在快速地發育過程中，因此很多穴位和成人有很大區別：有的穴位名稱與成人相同，但位置不同（如攢竹）；有些位置相同而名稱不同（如龜尾、總筋）。

6.小兒推拿中，上肢的穴位一般不分男女，但習慣上一般比推拿左手為主。

7.書中所給定的時間和推拿的次數僅適合六個月至八歲的孩子，可根據具體情況進行酌情增減。

8.小兒推拿的操作順序是先頭面，其次上肢，再次胸腹腰背，最後是下肢。

由於兒童身體的經絡分布和成長狀況比較特殊，因此，與給成人推拿相比，小兒推拿手法和力度都有特殊的要求：輕快、柔和、平穩、著實，「適達病所，不可竭力攻伐」，也就是以恰當的力度，達到最好的效果即可，不要出於愛子心切而不注意頻率和力度，要是像給大人做推拿那樣用力，往往可能欲速而不達。

兒童經絡的基本使用手法

1. **推法：**

(1) 直推法：用拇指指腹或食、中指指腹在皮膚上作直線推動，叫**直推**。

(2) 旋推法：用拇指指腹在皮膚上作螺旋形推動，叫**旋推**。

(3) 分推法：用雙手拇指指腹在穴位中點向兩側方向推動，叫**分推**。

2. **揉法：**用指端或大魚際或掌根，吸定於一定部位或穴位上，作順時針或逆時針方向旋轉揉動。

3. **按法：**用指尖或指腹或掌心，直接按壓在穴位上，施以壓力，按而留之。

4. **摩法：**用手掌掌面或食、中、無名指指面附著於經絡治療部位上，作環形的有節律的摩轉。

5. **掐法：**用指甲重刺穴位，稱掐法。

6. **捏法：**拇、食、中三手指捏拿肌膚，稱為捏法。

7. **拿法：**用大拇指和食、中兩指，或用大拇指和其餘四指作對稱地用力，提拿一定部位和穴位，進行一緊一鬆的拿捏，稱為拿法。

兒童經絡的使用注意事項

1. **補與瀉**。向上為補，向下為瀉；向裡為補，向外為瀉；以順為補，以逆為瀉；疾者為瀉，緩者為補；輕者為補，重者為瀉。**瀉又稱為清**。
2. 每組推拿穴位，可選擇幾個用，效果不明顯再加之。
3. 小兒皮膚柔嫩，推拿時可加清水而推之。注意手法輕柔。
4. 本書中所指的「寸」數，均為**同身寸**。小兒同身寸是彎曲小兒中指，以中指中節側面兩頭橫紋尖之間的距離作為一寸。
5. 嚴禁來回推和不按要求推。
6. 心、肝、肺經宜清不宜補，而脾經、腎經宜補不宜清。

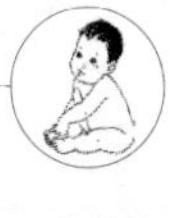

◎ 小兒推拿中最主要的五個關鍵經絡（自拇指起依序為脾、肝、心、肺、腎）全都在孩子的五指面上，這是上天賜與孩子和父母的天然大藥庫！——每天持續「五指一捏（捏脊）」的日常保健方案，就能長保孩子平安無事，家庭的快樂氣氛也就隨之降臨了。

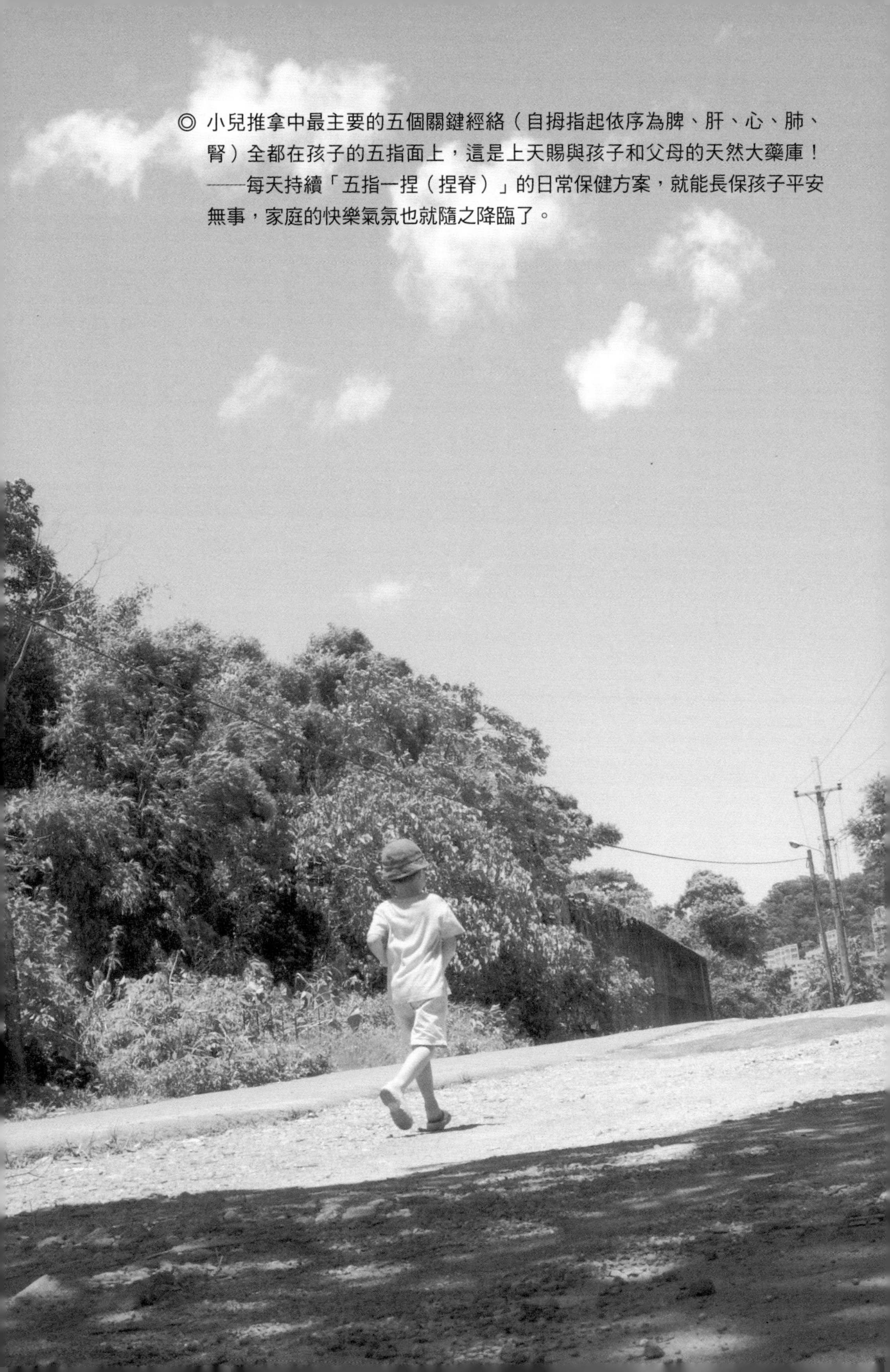

第四章

兒童經絡保健大法

從孩子生下來起，就輕輕地從五根小手指開始按摩，每天幾分鐘，你的孩子就不會得同齡孩子的常見病。

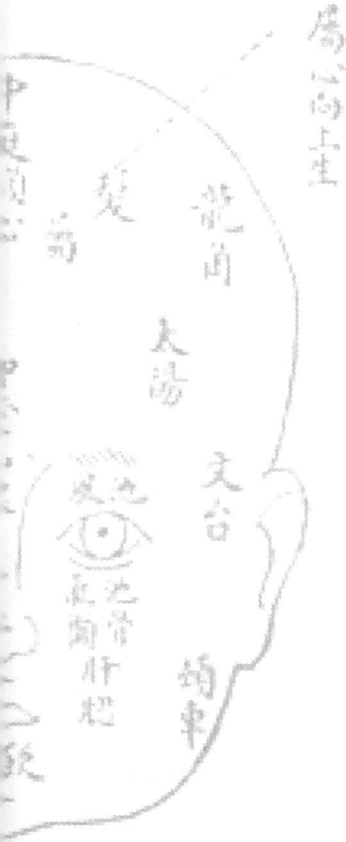

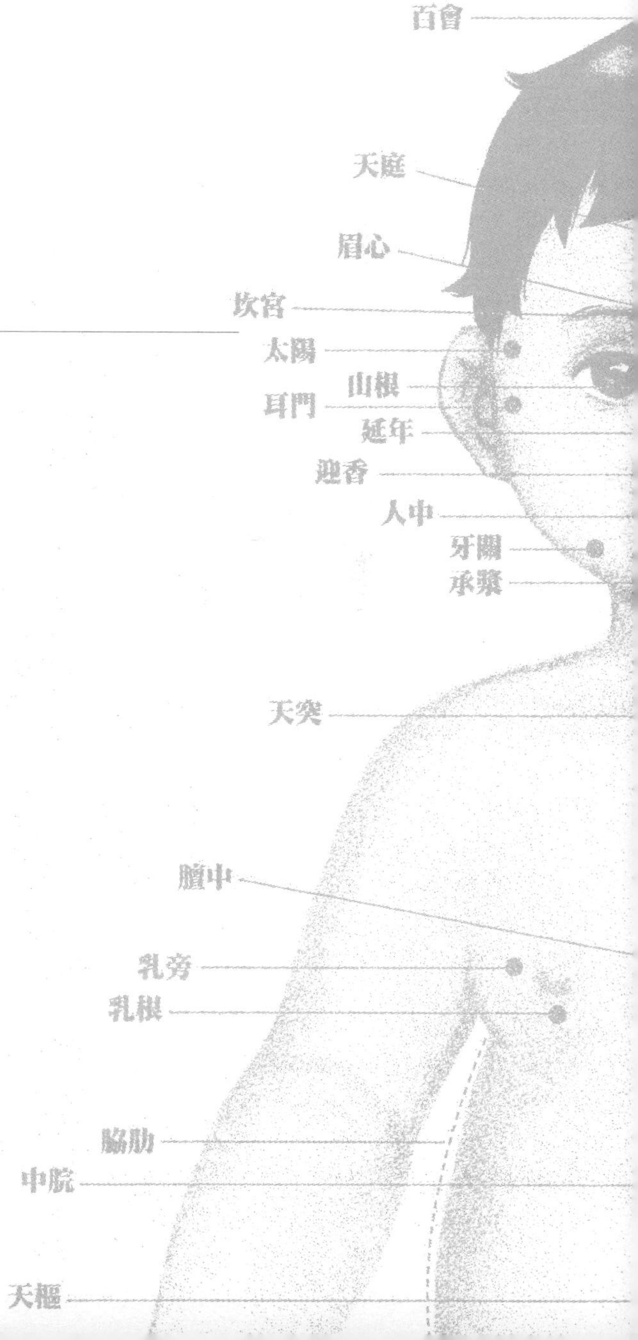

日常保健法

我總結出一套適合每個兒童日常保健的方案，**「五指一捏」**，堅持做這套手法可保孩子平安無事。五指一捏，**就是推孩子的五個手指面和捏脊。**

給孩子每天捏脊五遍；補脾經二百次，就是在孩子的大拇指面順時針方向的旋轉推動。**清肝經、心經各一百次**，分別向手掌方向直推食指和中指。**補肺經二百次**，就是在孩子無名指面順時針方向的旋轉推動。**補腎經二百次**，就是在孩子的小指面順時針方向的旋轉推動。

揉板門一百五十次，就是揉孩子手掌大魚際（即大拇指下方，在手掌肌肉隆起的地方）。堅持每天做這套手法，持續兩個月，你就會發現孩子的體質已經比以前好了好幾倍，脾胃好，睡覺香。

健脾按摩保健法

有的孩子沒有生病，但就是吃飯不香、臉色萎黃，這樣的孩子就可以用以下這套手法：首先補脾經二百～五百次；摩腹二～五分鐘；揉臍三～五分鐘；按揉足三里五十～一百次；捏脊三～五次。再按揉脾俞、胃俞各三十次。本法每天操作一遍，七天為一療程，每一療程完後可休息二天，一般宜在空腹時進行。這套兒童保健推拿簡單易行，無痛苦，操作

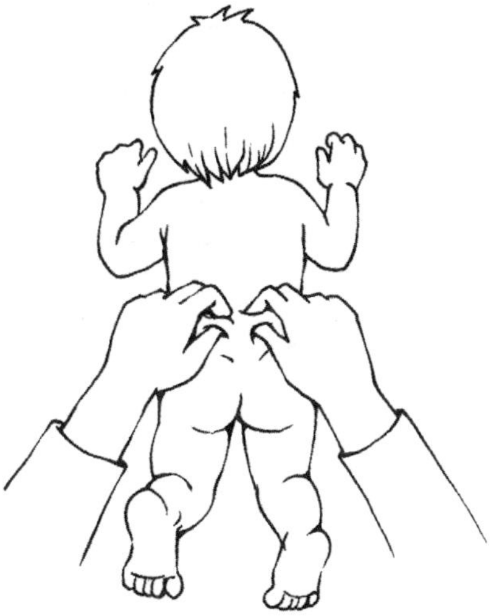

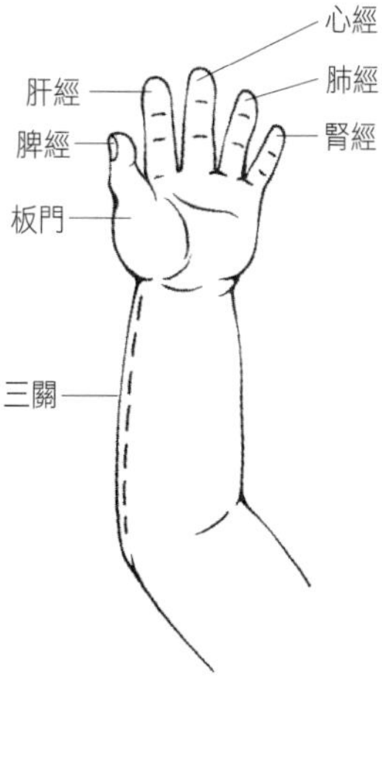

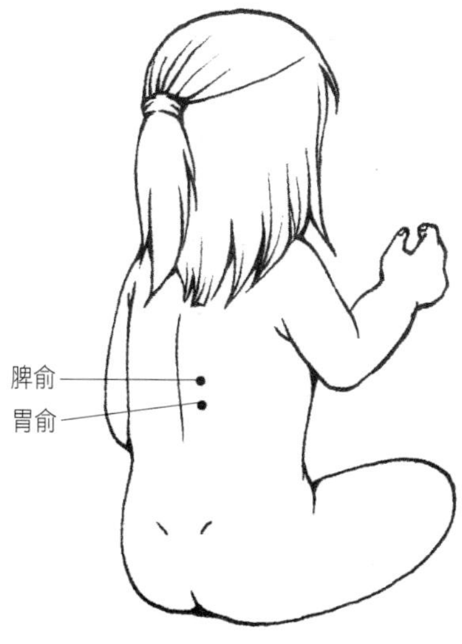

經絡

右上圖：捏脊這個萬能良方，用於孩子的日常保健，真是再合適不過
右下圖：常揉板門，讓孩子吃得飽，睡得香
左圖：健脾按摩宜在孩子空腹時進行

方便，具有健脾和胃、增進食欲、強壯身體、預防疾病的作用，使兒童更健康。

眼部按摩保健法

現在的孩子學習負擔重，功課緊，天天讀書寫字，視力肯定受影響。看教室裡上課的學生，沒幾個是不戴眼鏡的。父母可以給孩子用以下這套手法，防止和減輕孩子近視。

父母以大拇指自孩子印堂穴（兩眉頭之間）上推至前髮際，兩手交替操作三十～五十次，然後自額中向兩側分抹至太陽穴三十～五十次。按揉睛明、攢竹、魚腰、陽白、瞳子髎、四白穴各五十次。讓小孩閉上眼，以大拇指指腹輕輕按揉眼球二十次。以食指點揉太陽穴一分鐘。揉抹眼眶三十～五十次。

視力正常的孩子每天做一次就夠了，或在視物過久、眼睛疲勞時進行。對於近視的孩子可適當增加按摩次數。

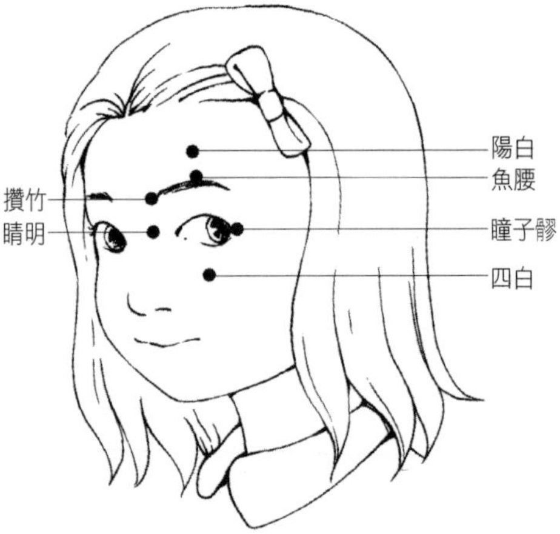

按睛明、四白等穴位能有效預防和治療小孩近視

感冒預防保健法

感冒是孩子最常得的病，發燒、頭痛是很難受的。現代都市家庭裡的很多孩子身體底子都很弱，每隔一個月就感冒一兩次。下面是一套很有效的預防感冒的手法，這套手法能防病毒和增強體質，也很容易做，輕輕鬆鬆就能讓孩子遠離感冒。

父母以兩手掌快速互擦，發燙為止，然後，用擦燙的手按在孩子前額，先按順時針方向環摩面部五十次，再按逆時針方向摩面五十次，使面部微紅有溫熱感。

父母以兩手食指在孩子鼻兩側作快速上下推擦，用力不宜過重，以局部產生的熱感向鼻腔內傳導為度。

父母以雙手大拇指和食指搓揉孩子雙側耳垂，反覆操作一～三分鐘，以耳垂發紅、發熱為度。以全掌橫擦孩子肩背部，以透熱為度。按揉合谷、曲池穴各五十次。

本法每天進行一次時，可增加一～三次。**除家長操作外，對年齡較大的孩子可以教他進行自我按摩。長期持續做，可達到遠離感冒的目的。**

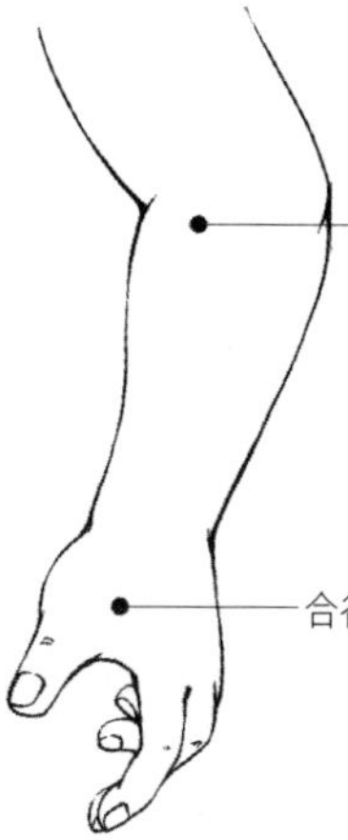

多按合谷、曲池，讓孩子遠離流感

經絡

增高保健法

人的身高雖然受種族和父母遺傳因素的影響，但實踐證明，後天因素也不容忽視。

要讓孩子充分發揮自身遺傳所賦予的身高增長的潛力，使他們能科學長高，首先要保證充足、均衡的營養供給，這是生長發育的基礎。然後以科學體格鍛鍊作為身高增長的催化劑，督促孩子每天至少要有**二十～四十分鐘的有氧運動時間**，即在這段時間孩子的心律最好能達到一百二十～一百四十次／分鐘。**跳繩、籃球、排球、踢毽子、跳躍等以下肢運動為主的鍛鍊，對身高增長也會有明顯幫助。**

俗話說：「人在睡中長」是有其道理的。孩子睡著後，體內生長激素分泌旺盛，充足的睡眠有利於孩子長高，所以，要有充分的八～十小時的高品質睡眠。

此外，**有一套推拿法是可以使孩子增高的：按壓孩子腳底的湧泉**穴，湧泉穴在孩子腳底板的前三

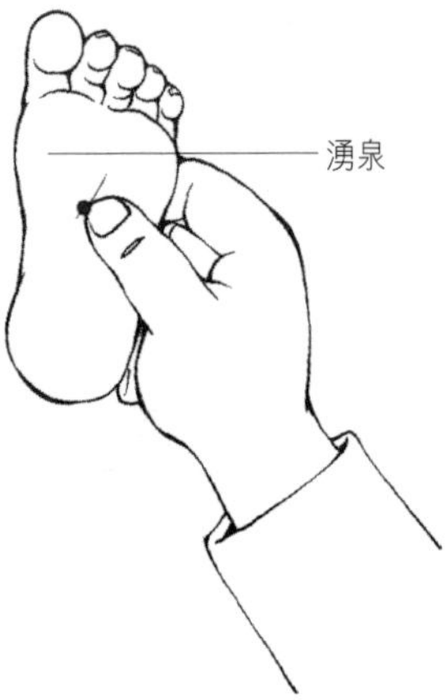

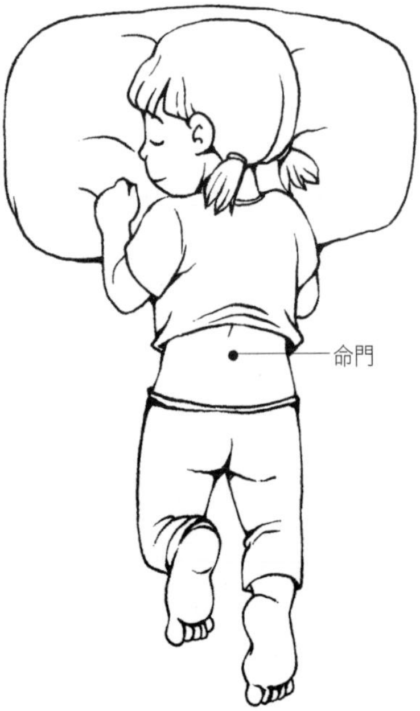

右圖：按湧泉可使經絡通暢，有助於小孩增高
左圖：命門和湧泉搭配起來，就是使小孩增高的獨家祕訣

分之一凹陷處。**按揉孩子後背的命門穴，或者用艾灸條來灸命門穴。**灸命門穴是很有效的方法，在取穴時採用俯臥姿勢，命門穴就在腰部的後正中線上，第二腰椎棘突下凹陷處。每個穴位操作三分鐘，再加上捏脊五遍，就能促進孩子長高。

腸胃保健法

父母如果注意到自己的孩子腸胃比較薄弱，易腹瀉，就可以在孩子沒病的時候，趁早按摩預防。

該怎麼調整腸胃呢？

以下介紹的方法，家長可以從第一項做起，不一定做完，如第一項做完一週後有效果，就堅持做下去，也可交叉使用，任意組合，視效果而增減。

先清大腸經：大腸穴位於食指外側緣，以清為主，從食指指尖直線推動向虎口為補大腸；自虎口直線推動向食指尖的外側為瀉大腸。

補脾經：父母用左手拇指和食指捏住孩子大拇指，在孩子的大拇指面順時針方向旋轉推動。

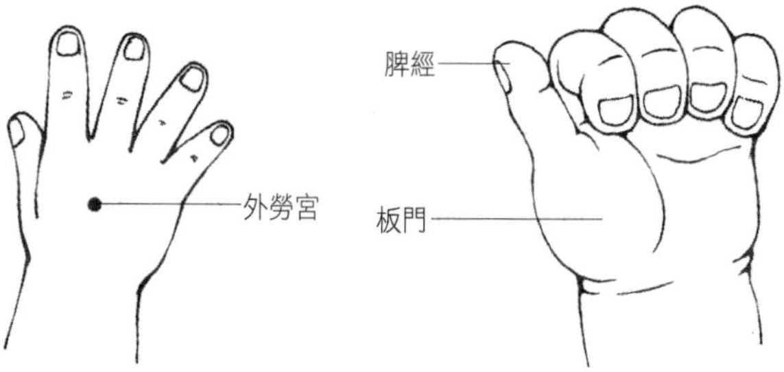

常按脾經、板門、外勞宮，孩子就不會因為傷食而肚子痛

揉板門：就是揉孩子手掌大魚際（即大拇指下方，在手掌肌肉隆起的地方），父母用右手大拇指指腹旋揉孩子手掌大魚際。

揉外勞宮：外勞宮穴在孩子掌背正中，與手掌內勞宮穴對應，內勞宮在自然握拳時中指指尖貼著的地方，父母用右手食指指腹按揉。

運內八卦：內八卦穴在手掌面，以掌心為圓心，從圓心至中指根橫紋約三分之二為半徑作圓，內八卦穴為一圓圈。父母用左手捏住孩子手指，用右手大拇指在孩子掌心作順時針方向圓圈推動。

揉臍：臍即肚臍，父母用中指指腹或手掌揉之。

摩腹：腹指孩子腹部，父母用四指指腹或全掌放在孩子腹部作圓圈運動。

按揉足三里：足三里穴在膝下四指寬骨外側一寸，父母用大拇指或中指指腹在足三里穴按揉。

捏脊療法：捏脊時，主要將手法作用於孩子後背的脊柱及兩側。**脊柱屬中醫督脈，主**

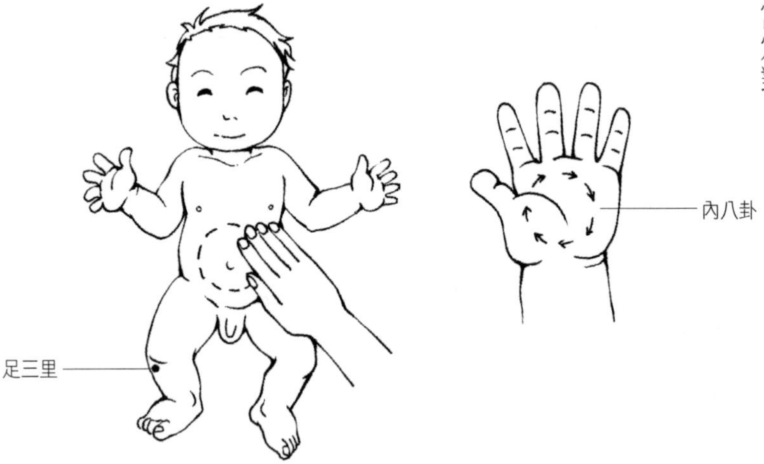

運內八卦、按足三里可以寬胸理氣，讓孩子神安氣寧，從而消化順暢

一身之陽，捏脊可調理陰陽，健脾補腎。操作時，父母以雙手食指輕抵脊柱最下方的長強穴，同時雙手大拇指交替在脊柱上作按、捏、捻等動作，向上推至脊柱頸部的大椎穴，共捏六遍。第五遍時，在脾俞、胃俞、膈俞捏提起一下，大概在整條脊柱上三分之一的兩側處。六遍結束後，用兩手大拇指在孩子的腎俞穴輕抹三下即可，腎俞在整條脊柱下三分之一的兩側。**捏脊療法在每日晨起或上午操作效果最佳**。

有一家長，兒子今年六歲，以前時不時拉肚子，夜裡二~三點鐘總是踢被子，怎麼蓋都蓋不嚴，睡覺時還咬牙。我教他每晚按摩孩子的左手，補腎水、補脾經，經過一個月的調理，現在這些症狀都不見了，夜睡也安穩。

脾胃保健法

現在孩子的體型不是火柴棒就是小胖子，這是為什麼呢？歸根到底還是孩子脾胃功能有問題，脾胃吸收不好，不管吃多少好的東西都是白費。同樣，孩子脾胃消化功能不好的話，稍微吃點就長肉。所以，想讓孩子有勻稱的體型和強健的體質，關鍵是調理好孩子的脾胃。無論是火柴棒還是小胖子都是營養不良的表現，因為這些孩子所吃進去的營養都沒有被好好利用，一個是排出了體外，另一個是堆積起來，所以都應該屬於營養不良。

調理孩子脾胃的推拿方法也很簡單。父母用大拇指補孩子脾經一百次，就是在孩子的大拇指面順時針推動；補大腸一百次，大腸經位於食指外側緣，從食指尖直線推動向虎口為補大腸；推三關一百次，三關在孩子前臂陽面靠大拇指那一直線，父母用大拇指或食中指指面，沿那條線從腕推向肘；推六腑一百次，六腑在孩子前臂陰面靠小指那條線，父母用大拇指或食中指指面，沿那條線從肘推向腕。父母用四個手指面繞孩子的肚臍作順時針方向摩腹五分鐘，以臍周發熱為宜。用食、中二指摩孩子的肚臍二分鐘。用大拇指點揉足三里兩分鐘。捏脊，用兩手沿脊柱兩旁由下而上連續地捏拿患兒肌膚，兩手交替邊捏拿邊向上推進，自尾骶部開始，捏拿至枕頸部，反覆操作三～五遍。上述方法每次反覆操作二遍，每日二次。

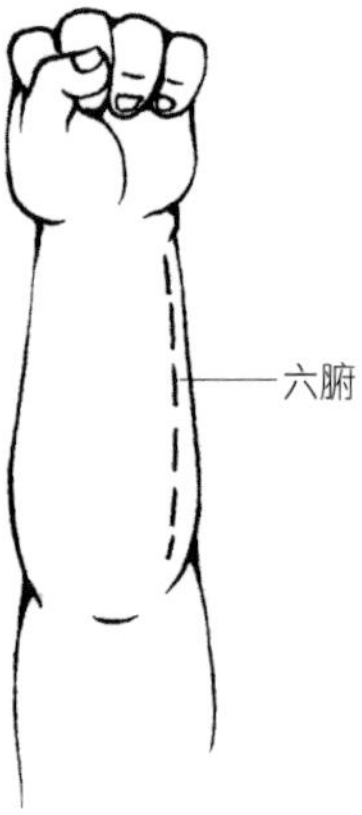

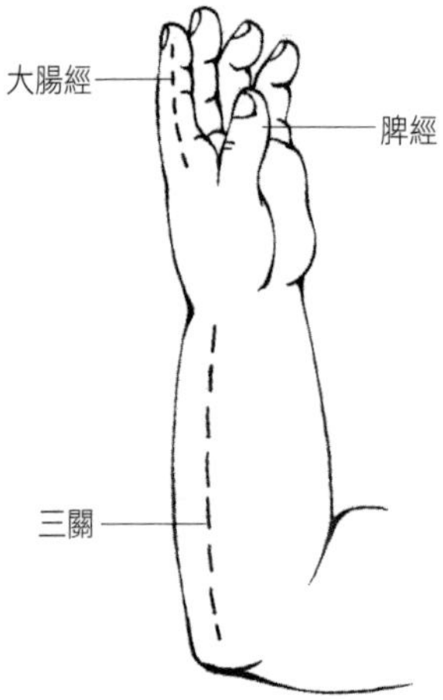

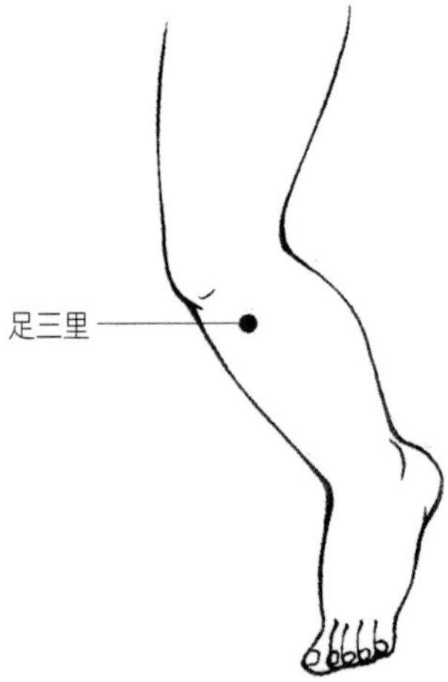

右二圖：脾胃保健法能調節機體免疫力、增強抗病能力
左圖：經常刺激足三里，可使孩子的胃酸分泌增加，食欲旺盛

第五章

父母是孩子最好的家庭醫生（一）

父母是孩子最好的家庭醫生，把健康親手送給孩子是父母的最大福氣。當孩子有小病的時候，父母的推拿可以代替吃藥。給孩子按摩經絡越早，對他的成長就越有利。

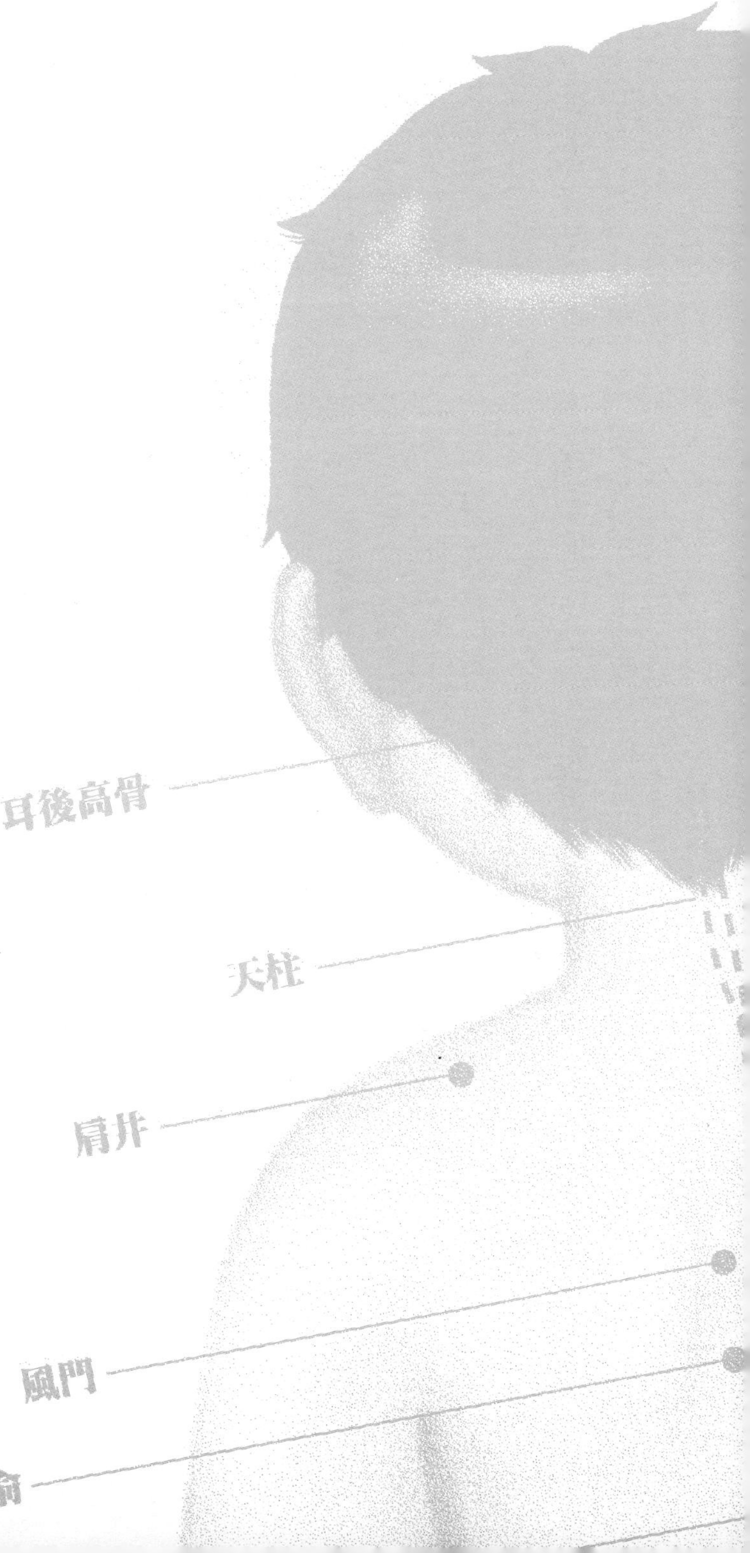

把孩子養得壯壯的——**小兒疳積（食積）**的經絡療法

疳積是指由於餵養不當，使孩子的脾胃受傷，影響生長發育的病症，相當於長期營養不良造成的慢性疾病。

由於飲食不能消化而導致脾胃損傷，孩子形體消瘦，體重不增，腹部脹滿，吃飯不香，精神不振，夜眠不安，大便不調，嘴裡常有惡臭，舌苔厚膩。若疳積時間長，更導致孩子身體內氣血兩虧，面色萎黃或蒼白，頭髮枯黃稀疏，骨瘦如柴，精神委靡或煩躁，睡臥不寧，啼聲低小，兼有精神不振，或好發脾氣，煩躁易怒，或喜揉眉擦眼，或吮指磨牙等症。這類孩子常有餵養不當或病後飲食失調及長期消瘦史，以手腳冰涼，發育障礙，腹部凹陷，大便溏稀，舌淡苔薄，食指脈絡色淡為特徵。

小兒推拿治療孩子食積，十分有效，值得推廣應用。若由於某些慢性疾病和感染寄生蟲引起的疳積就需要先到醫院治療，父母再給小兒推拿輔助調理身體。

治療疳積的基本手法：補脾經三百次，就是在孩子的大拇指面順時針方向旋轉推動。

按揉足三里穴三百次、摩臍部及臍周圍的腹部三分鐘。

使孩子取仰臥位，父母以左右兩手的手指，分別自胸骨下端，沿肋弓分推至兩側的腋中線，分推二百次。

推三關穴三百次，三關在孩子前臂陽面靠大拇指那一直線，父母用大拇指或食中指指面從孩子的腕推向肘。

使孩子取仰臥位，父母以一手掌，在孩子的臍部及其周圍用掌摩法，持續數分鐘後，再在臍部及腹部作掌揉法或掌根揉法，使之有較強的溫熱感。

推六腑三百次，六腑在孩子前臂陰面靠小指那條線，父母用大拇指面或食中指面自肘推向腕。

推四橫紋三分鐘，四橫紋穴有兩種不同的位置，是四個穴位的總稱。在孩子食指、中指、無名指、小指的靠近手掌的指關節橫紋處。父母依次分別在上述部位進行推動。

揉外勞宮穴，外勞宮穴正對掌心內勞宮穴。父母用手沿順時針方向揉一分鐘。內勞宮穴在孩子自然握掌，中指尖貼著的地方。

揉孩子手掌大魚際（即大拇指下方，在手掌肌肉隆起的地方）一百次。揉中脘一百次，揉天樞一百次，按揉足三里一百次，捏脊三遍。

如果孩子疳積時出現**五心煩熱**：煩躁不安、眼睛發紅、愛流眼淚、手腳潮熱、睡著後出汗、舌紅光剝等情況，就是**陰液不足**。

此時，用基本手法加推三關穴四百次，三關在孩子前臂陽面靠大拇指那一直線，父母用大拇指或食中指指面從孩子的腕推向肘。

揉外勞宮三百次，外勞宮穴在掌背正對掌心勞宮穴處，父母用手作順時針方向揉一分鐘。

加清肝經五百

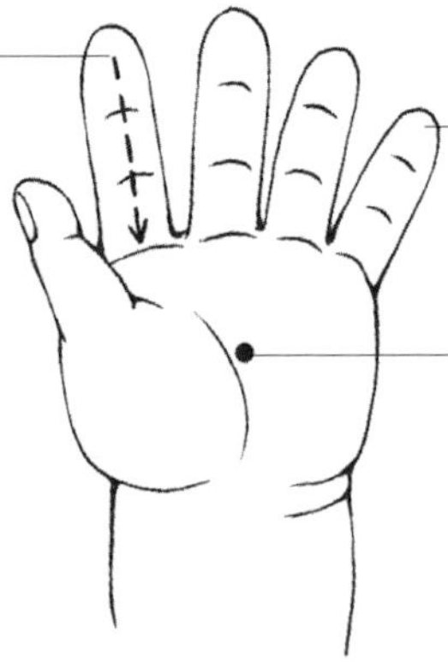

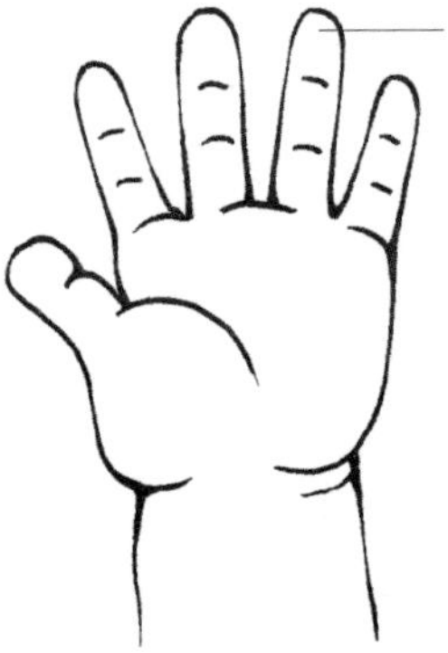

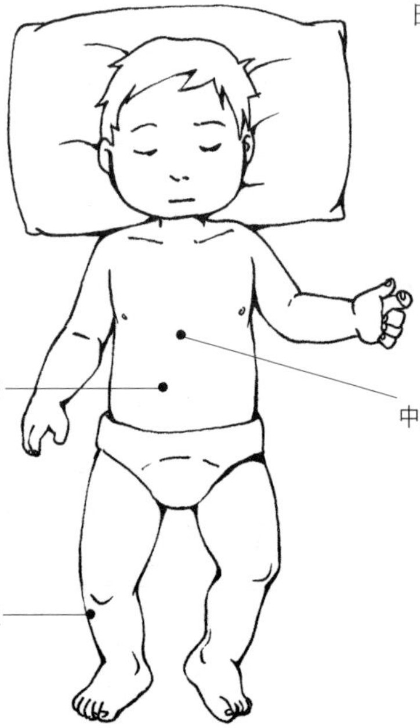

右圖：疳積是小孩的多發病症。家長只要找準相應穴位，並按照書中所講授的方法進行推拿，就可以盡快讓孩子的脾胃恢復健康
左上圖：五心煩熱，就是說孩子心中煩躁，手足心有發熱的感覺。多給孩子按摩肝經、腎經、內勞宮，其作用勝似給他喝降熱的玉竹湯
左下圖：推肺經可治孩子咳嗽痰喘

次，將孩子食指伸直，由指端向指根方向直線推動。補腎經三百次，在孩子的小指面順時針方向旋轉推動。運內勞宮一百次，內勞宮在孩子自然握掌、中指尖貼著之處。

若有**咳嗽痰喘**，基本手法加推肺經四百次，在孩子的無名指面順時針方向的旋轉推動為補；將孩子無名指伸直，由指端向指根方向直線推動為瀉。兩者統稱推肺經，各二百次。揉膻中二分鐘，膻中在孩子的兩乳頭連線的中點。揉肺俞二分鐘。

出現**大便溏稀**的孩子，用基本手法加補大腸經二百次，大腸經在食指外側緣，自食指尖至虎口成一直線，從食指尖直線推動向虎口。

便祕的孩子，基本手法加清大腸二百次，從虎口向食指尖直線推動。推下七節骨二百次，七節骨在第四腰椎至尾椎上端成一直線，父母用大拇指自上而下直線推動。另外可單用捏脊配合掐四橫紋治療。推板門（大魚際）的效果也十分明顯。

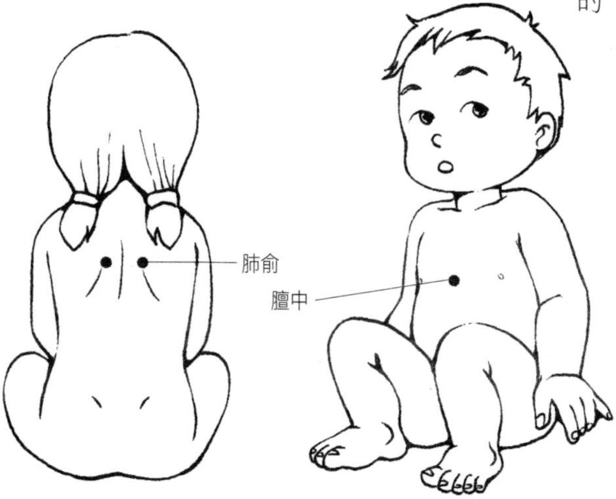

有咳嗽痰喘的疳積小孩，要給他們加推肺經、揉膻中和肺俞

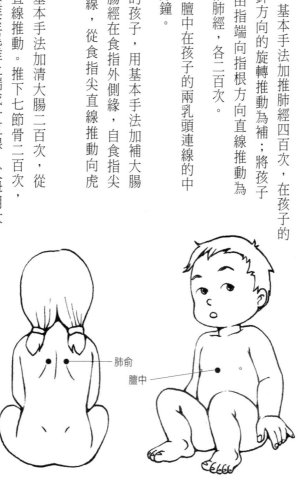

我提醒一下，如果家裡孩子得了疳積，除了推拿外，**還要注意調養，在餵養方面應定時、定質、定量**。在增加輔食時應注意遵循**先稀後乾，先素後葷，先少後多，先軟後硬**的原則。對嬰兒，應盡量採用母乳餵養，不要過早斷乳，斷乳後給予易消化、有營養的食物。經常帶兒童到戶外呼吸新鮮空氣，多曬太陽，增進體質。

我曾經治療過一個得了疳積病的二歲男孩，這孩子疳積程度已經很嚴重了，瘦得像皮包骨，兩隻無神的大眼，臉色焦黃呈炭色，胃口特差，且患腹瀉，啼聲低微，明顯是氣血兩虛的表現。孩子的父母帶著他到處求醫，也無效果，眼看著兒子一天比一天瘦，心裡焦急萬分。

我用小兒推拿法為他治療。

補脾經三百次；清肝木、清心火各二百次；補肺金、補腎水各三百次；順時針方

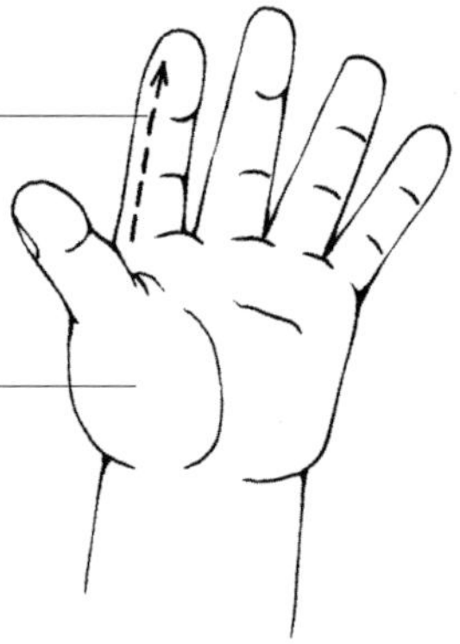

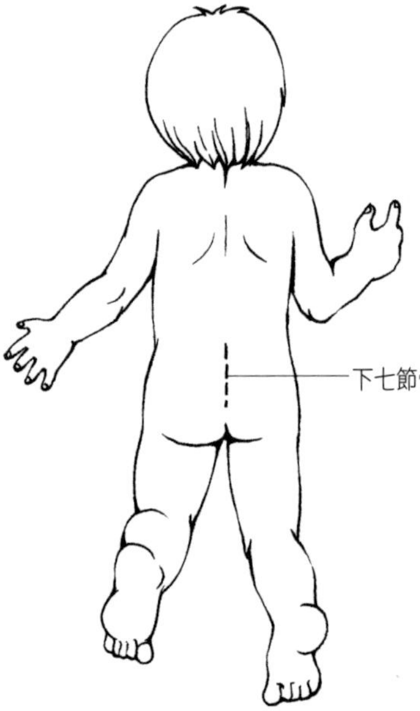

對於便祕的疳積小孩，還要加上對大腸經、下七節骨、板門等穴位的推拿處理

兒童

向揉一分鐘外勞宮，推上三關三百次；揉雙足三里各三百次；捏脊五遍，治療了四十天孩子就好了。

治癒後，我吩咐孩子的父母回家繼續給他捏脊，至少一星期捏三次，每次五遍。二個月後，孩子完全變了樣，已成了一個胖嘟嘟的、活蹦亂跳的健康孩子。

我心裡十分高興，可也有幾分感慨，可惜小兒推拿還沒有在全中國推廣開，我還要不遺餘力地堅持下去。

小兒推拿就是治病的仙丹妙藥，而且又如此安全可靠，如此保險，如此平穩，不充分利用太可惜了。

人體有許許多多奧祕的區域，那裡有太多神奇的力量是人們所不知道的，即使無意中發現了，也無法解釋。小兒推拿法與生命健康、長壽之間的祕密，就值得人們一直世世代代研究、探索下去。

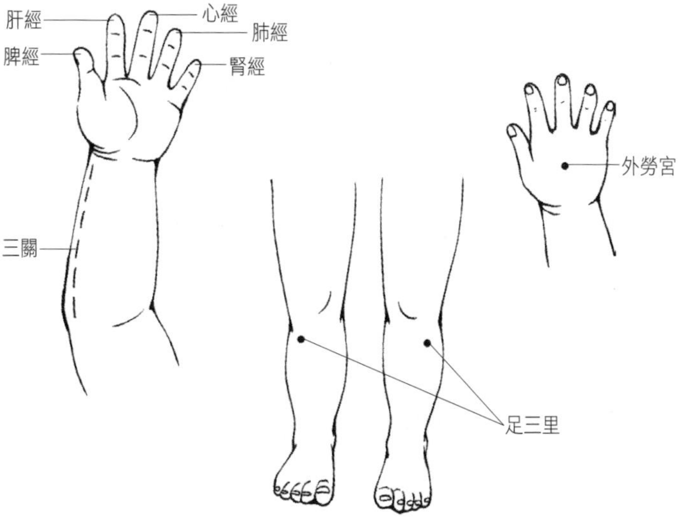

從大拇指到小拇指依次的脾經、肝經、心經、肺經、腎經；加上三關、足三里、外勞宮，這些都是治療疳積的主要穴位

像華佗那樣捏脊——**小兒疳積合併腸炎**的經絡療法

有一天，一位母親抱來一個嬰兒求助，那嬰兒骨瘦如柴，弱不禁風。母親很傷心地說：「這孩子每天吃奶很少，到處求醫都沒有用，而且最近還腹瀉。」我診斷，這小嬰兒是疳積合併腸炎，現在是雪上加霜了。

我先給小嬰兒補脾經三百次，推大腸二百次，揉板門二百次，清肝木與心火各二百次。補肺金與腎水各三百次，推三關三百次，捏脊五遍，揉雙足三里、雙三陰交各一分鐘。次日就止瀉了。

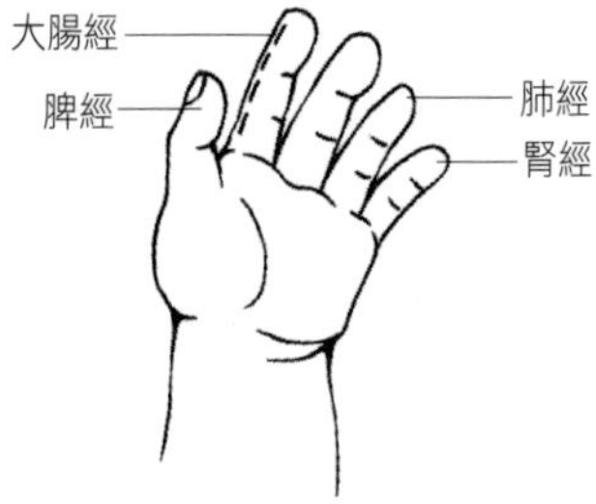

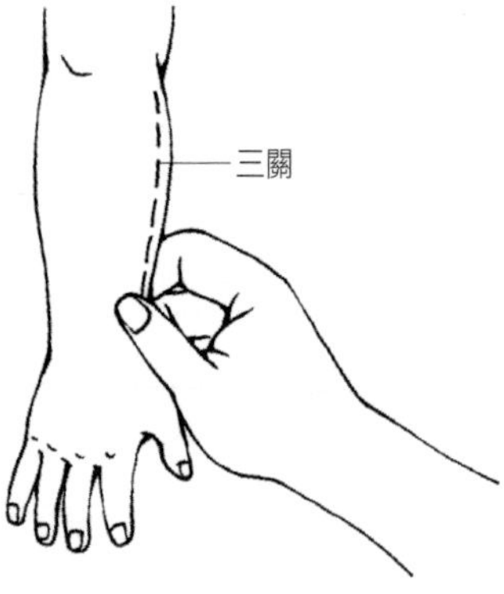

三關可以清熱止瀉，與手部四經合用，效果更佳

我還教會她母親捏脊法，每天五遍，從下向上捏，堅持一個月。二個月後，只見她母親抱著一個肥胖活潑、面色紅潤如蘋果般可愛的嬰兒來了，跟二個月前那骨瘦如柴的孩子比，我簡直認不出來了。

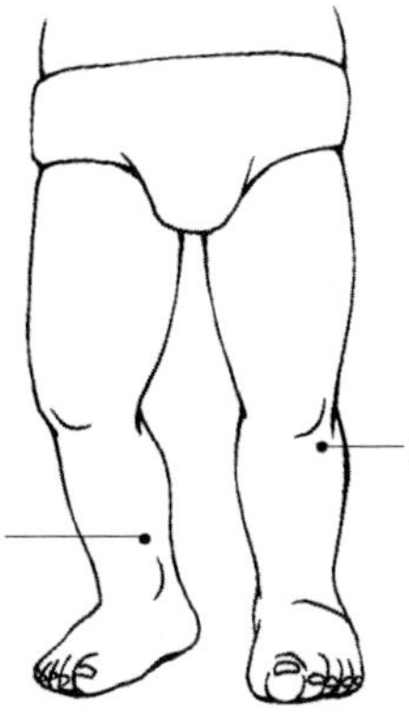

按三陰交、足三里，能杜絕小孩因疳積而引起的腹瀉

不讓**熱邪**乘「虛」而入——**小兒盜汗**的經絡療法

如果兩個孩子在一起玩，一個孩子流汗很多，而另一個卻不多，很多醫生會說流汗多的這孩子是缺鈣。我認為不一定，如果孩子的出汗現象在入睡後一～二小時逐漸消失，屬生理現象。因為孩子代謝旺盛，活潑好動，出汗往往比成人量多。

經絡

但若孩子睡時全身汗出，醒則汗止，這就需要提起注意，中醫稱為「盜汗」，常常伴有五心煩熱，口乾口渴的現象。

盜汗是以睡中汗出，醒來汗止為特徵，又稱「寢汗」。佝僂病孩子的身體虛弱，在白天過度活動晚上入睡後往往多汗，這屬於盜汗，是由於陰陽失調、皮膚毛孔不牢固而導致汗液外出失常，多與心、肺、腎三臟陰虛有關，所以治療時離不開孩子的中指面、無名指面、小指面。

我有一套推拿手法，專門用來解決孩子盜汗的問題。補肺經二百次，在孩子無名指面順時針方向的旋轉推動。瀉心經二百次，心經在孩子的中指末節面，由中指端向手掌方向直線推動。

補腎經二百次，在孩子的小指面順時針方向的旋轉推動。

補脾經二百次，在孩子的大拇指面順時針方向的旋轉推動。

推六腑二百次，六腑在孩子前臂陰面靠小指那條線，父母用大拇指面或食中指面自肘推向腕。

揉湧泉三百次，湧泉穴在孩子腳底板的前

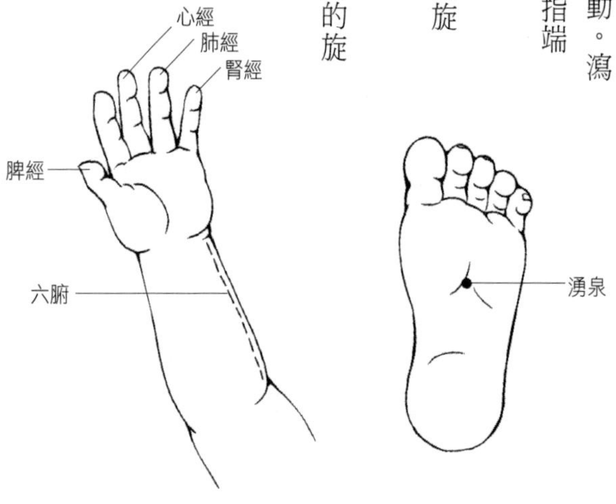

按摩肺經、心經、腎經、脾經，以及六腑和湧泉穴，孩子盜汗的問題可以迎刃而解

三分之一凹陷處。

捏脊五遍。

有的孩子睡時汗出，醒則汗止，夜裡作噩夢哭鬧，手足心熱，舌紅，苔薄少津，這是陰虛火旺的表現。

這樣的話，我們除了要滋陰，還要清孩子體內的熱。用上述治療盜汗的手法再加清天河水一百次，天河水在孩子前臂內側正中線，自腕至肘呈一直線，父母用食、中二指沿那條線從孩子的腕推向肘。

清肝經二百次，將孩子食指伸直，由指端向指根方向直線推動。

按揉百會一百次，百會穴在孩子兩耳朵尖連線的中點。

按揉神門穴二百次，神門穴在對應小指的腕橫紋上。

我治療過很多盜汗的孩子，其中有幾例印象很深刻。其中一例是剛剛八個月的小女嬰，但是天靈蓋還沒有長好，也沒有出牙，頭汗還很多，動得厲害點或者天氣稍微熱一點頭髮就濕了，晚上睡覺出汗更厲害，衣服經常濕透。她父母擔心孩子是不是缺少什麼維生素？我囑咐她父母不用擔心，用推拿瀉掉嬰兒的虛熱，然後補上氣陰，很快就好。

補肺經二百次，在孩子無名指面順時針方向旋轉推動。

清心經二百次，心經在孩子的中指面，由中指端向手掌方向直線推動。

補腎經二百次，在孩子小指面順時針方向的旋轉推動。

補脾經二百次，在孩子大拇指面順時針方向的旋轉推動。

推六腑二百次，六腑在孩子前臂陰面靠小指那條線，父母用大拇指面或食中指面自肘推向腕。

揉湧泉三十次，湧泉穴在孩子腳底板的前三分之一凹陷處。捏脊五遍。

做了一次後，第二天其父母來訪就說效果很好，睡覺出汗明顯減少。後來堅持了十天，盜汗消失了。我教會其父母在家給孩子做這套推拿，每天給孩子做，不到半年，孩子的體質變得非常棒。

還有一例是一個六個月大的女嬰，夜裡睡覺總是會出一頭的汗，且汗珠很大粒，身上汗也很多，衣服都濕透了，但手卻是涼的。白天也是汗很多，衣服穿得很少了也一樣。另外她快天亮時睡眠總是不好，翻來翻去最後哭醒。她父母擔心孩子是不

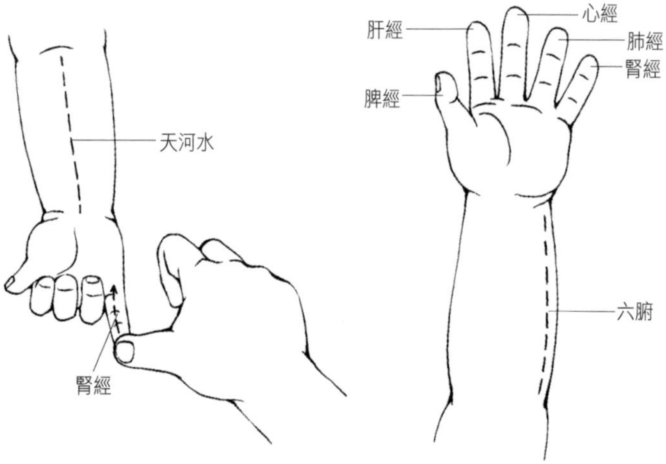

除了五經及六腑，天河水、百會、神門等穴也對盜汗有奇效

是缺少什麼維生素，我囑咐她父母，不用擔心，用推拿清掉嬰兒的虛熱，然後補上氣陰，很快就好。我給這孩子補肺經二百次。清心經二百次。補腎經二百次。補脾經二百次。推六腑二百次。揉湧泉三百次。捏脊五遍。清天河水一百次。清肝經二百次。按揉百會一分鐘。按揉神門穴一分鐘。一個療程後，孩子就徹底好了。

我還要順便提醒一下，**如果家裡孩子有盜汗現象，平時就應該注意飲食營養，多吃高蛋白和蔬菜類食物，不要吃辛辣刺激性的食物。**

絕不讓孩子**傷心**——**小兒自汗**的經絡療法

有的孩子沒有服用發汗藥或劇烈活動，也沒有天氣炎熱或者衣被過厚等因素，白天時不時自然就汗出，這叫「自汗」。孩子流汗，雖然當時沒有感覺不舒服，但「汗為心之液」，出汗過多，就會損傷心的功能，日積月累，就會釀成嚴重的疾病。自汗是由於孩子脾肺氣虛或者胃熱熾盛造成的，一個是虛症，一個是實症，只要看伴隨症狀就很容易分辨。

治療自汗基本手法：補脾經三百次，在孩子大拇指面順時針方向的旋轉推動為補。補肺經三百次，在孩子無名指面順時針方向的旋轉推動為補。孩子仰臥，揉肚臍二分鐘。揉摩關元二分鐘。按揉足三里、復溜穴各一分鐘。捏脊五遍。按揉大椎穴、脾俞、肺俞穴各一分鐘。

脾肺氣虛的孩子，活動就出汗更多，氣短或咳嗽，面色白，手腳發涼，唇淡，平時易感冒。基本手法加推三關穴一百次，三關在孩子前臂陽面靠大拇指那一直線，父母用大拇指或食中指指面從孩子的腕推向肘。

揉板門一百次，板門就在手掌大魚際。

摩中脘五分鐘。

按揉膻中一分鐘，膻中在孩子的兩乳頭連線的中點。按揉三陰交穴一分鐘。

胃熱盛的孩子，汗量較多，口渴喜冷飲，高熱面赤，口渴欲飲水，大便乾燥，小便短黃，舌紅，苔黃。基本手法去掉補脾經和補肺經。

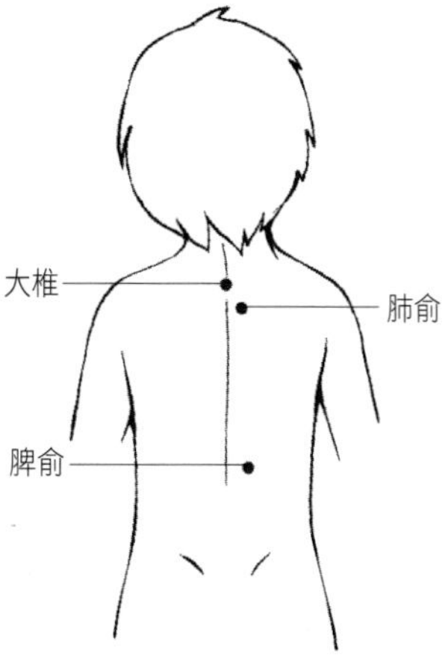

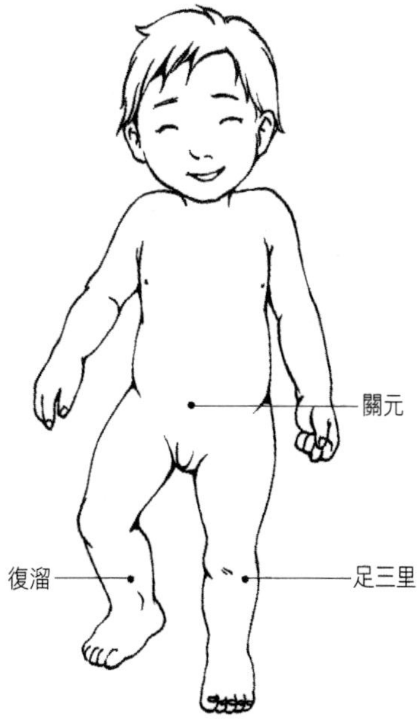

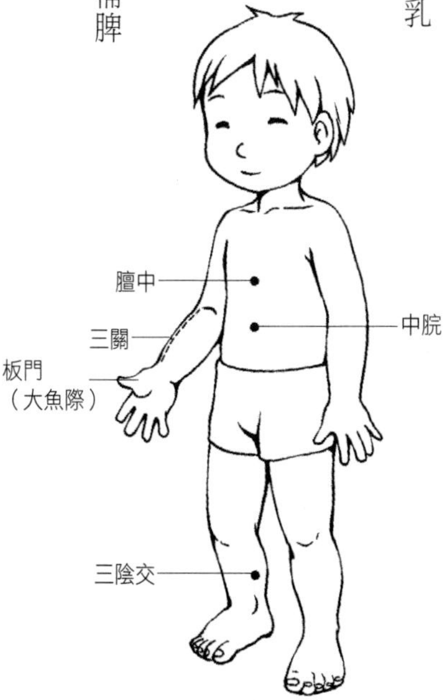

經絡

右二圖：按揉大椎穴、脾俞、肺俞、關元、足三里、復溜等穴位可治小兒自汗
左圖：脾肺氣虛的孩子體質較弱，家長應該經常給這類孩子按摩中脘、膻中、三關、板門、三陰交等穴位

加瀉天河水二百次，天河水在孩子前臂內側正中線，自腕至肘呈一直線，父母用食、中二指沿那條線從孩子的腕推向肘。推六腑三百次，六腑在孩子前臂陰面靠小指那條線，父母用大拇指面或食中指面自肘推向腕。

清小腸二百次，小腸經在小指外側緣，自指尖至指根成一直線，沿小指外側緣自指根向指尖直線推動。推下七節骨三百次，七節骨在第四腰椎至尾椎上端成一直線，用大拇指自上而下直線推動稱推下七節骨。

自汗伴有感冒的孩子，伴有頭痛怕風、鼻塞流涕、周身痠痛。基本手法加揉拿上下肢部位的肌肉一分鐘。雙手捏拿肩井穴處肌肉五～十次，肩井穴在孩子肩膀上的中間點。孩子俯臥，家長以單掌推擦脊柱兩側處的肌肉，以透熱為度。

我建議，父母對患自汗的孩子應加強護理，勤換衣被，並隨時用柔軟乾淨的布

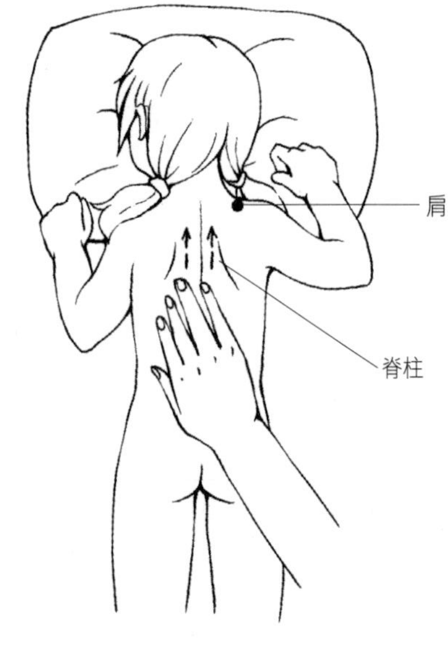

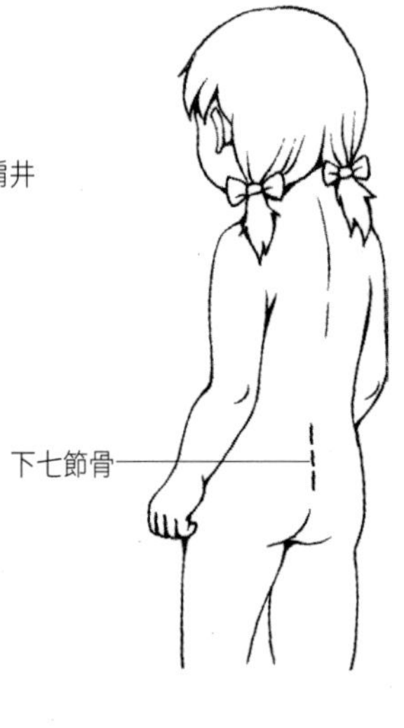

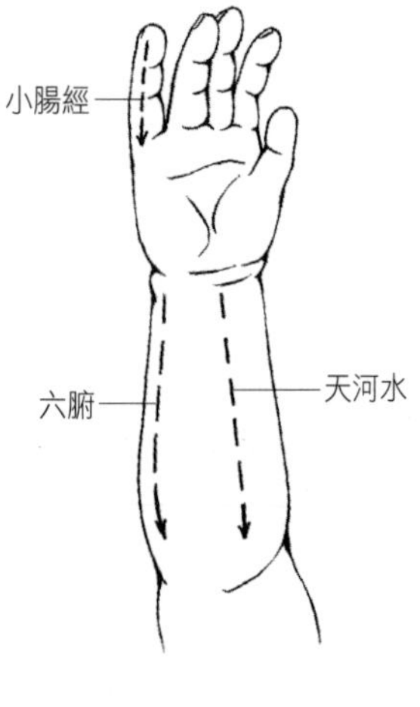

右二圖：胃熱盛就是我們平時說的「上火」，多給孩子推拿大腸經、六腑、天河水及下七節骨等穴位能夠及時「去火」
左圖：家長要給自汗伴有感冒的小孩按摩肩井穴，並由下而上單掌推擦脊柱兩側處的肌肉

擦身，以保持皮膚乾爽。別直接吹風，以免感冒。多給孩子飲水、給他吃清淡易消化的東西，不要吃辛辣肥甘的食物。

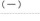

撲滅孩子身上的**邪火**——**小兒發熱**的經絡療法

臨床多年來，幾乎每天都有父母抱著發熱的孩子來求助，孩子發熱實在太常見了。我總結孩子發熱大多有三個原因：孩子感冒；肺有熱邪侵犯，同時胃有積食傷害或者長期便祕；還有就是孩子體弱病多，久病傷陰，導致陰虛內熱。

這三個原因裡，感冒引起的發熱占第一位，這是為什麼呢？我認為是由於兒童抗病能力不足，孩子不知冷熱，如果家長護理不周，很容易被風寒外邪所侵，邪氣侵襲體表，保衛體表的陽氣被邪氣圍攻，陽氣被閉，孩子就會發熱。

治療發熱的基本手法：推攢竹二百次，攢竹穴在兩眉頭連線中點至前髮際成一直線，也就是額頭的正中線，父母用兩大拇指在額頭正中線自下而上交替直線推動。

推坎宮二百次，坎宮穴是自眉頭起沿眉向眉梢成的一直線，父母用兩大拇指分別放在孩子的兩眉頭上，然後沿著眉毛向眉梢做分推。

揉太陽穴一分鐘，太陽穴在眉毛末端與眼睛末端的連線中點向後一指寬有一個凹陷處。

瀉肺經二百次，將孩子無名指伸直，由指端向手掌方向直線推動。

瀉天河水二百次，天河水在孩子前臂內側正中線，自腕至肘呈一直線，父母用食、中二指沿那條線從孩子的腕推向肘。

格外要注意的是，要準確地分辨孩子的發熱是由於風寒侵犯的，還是由於風熱侵犯的。

「風寒」侵犯：被風寒侵犯的孩子發熱，還會出現頭痛，怕冷，無汗，鼻塞，流

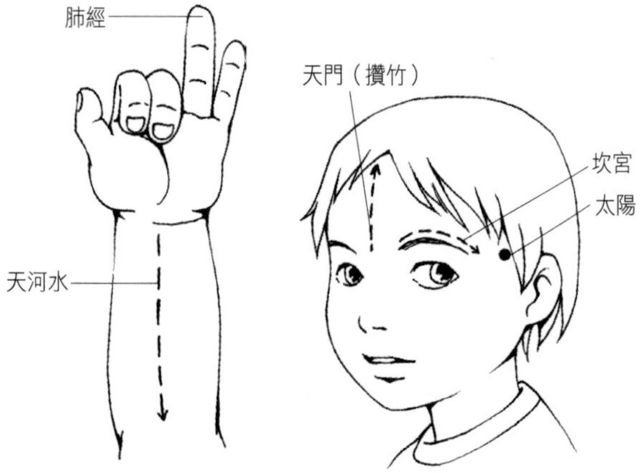

發現孩子體溫有點高，應當及時地給他推拿攢竹和坎宮穴，清肺經，並推按太陽、天河水

涕，苔薄白，食指脈絡鮮紅等症狀。用基本手法加掐二扇門一百次，二扇門位於中指與無名指之間的指蹼緣。

推三關穴一百次，三關在孩子前臂陽面靠大拇指那一直線，父母用大拇指或食中指指面從孩子的腕推向肘。

拿風池一分鐘，以發汗解表。

「風熱」侵犯：被風熱侵犯的孩子發熱，還會出現**微微汗出，口乾，嗓子疼，流黃鼻涕，苔薄黃，食指脈絡紅紫**的症狀。用基本手法加推脊柱十次，瀉天河水加至四百次，父母用食、中二指沿那條線從孩子的腕推向肘。

發熱同時，咳嗽痰多的孩子：加運內八卦二百次，在孩子手掌面，以掌心為圓心，從圓心至中指根橫紋約三分之二處為半徑作圓，順時針方向圓圈推動。推膻中一百次，膻中在兩乳頭連線的中點。揉肺俞一分鐘，肺俞在第三胸椎旁開四指寬（以孩子自身的手指寬為準）。揉豐隆一分鐘，豐隆在小腿的中間旁開前骨二指寬。

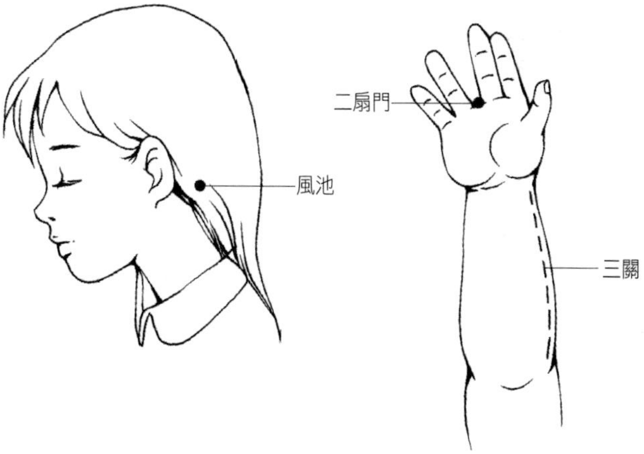

對於風寒引起的發熱，要注意按摩二扇門、三關及風池穴

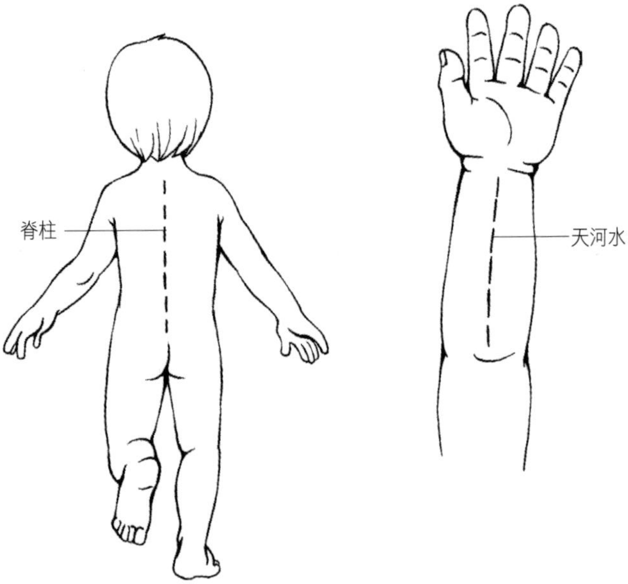

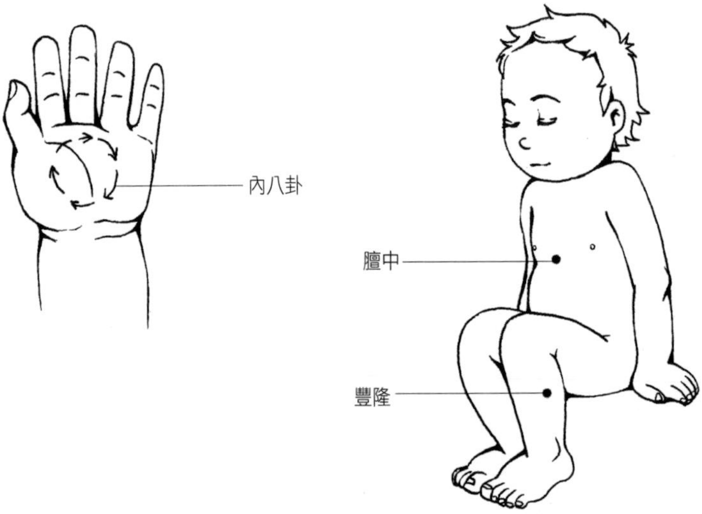

上圖：對於風熱引起的發熱，則要注意按摩脊柱和天河水
下圖：如果孩子發燒還咳嗽，家長需在孩子掌心運內八卦，並且按摩膻中、肺俞、豐隆等穴，效果要比吃退燒藥、喝止咳糖漿好多了

脘腹脹或不想吃飯的孩子：用基本手法加推揉板門二百次，就是揉孩子手掌大魚際。分推腹陰陽一百次，沿肋弓角邊緣或自中脘至臍，向兩旁分推。揉中脘一分鐘。推天柱骨十次，就是推孩子的頸椎骨，自上向下直線推動。

煩躁不安，睡覺哭鬧，易驚怕的孩子：用基本手法加清肝經一百次，將孩子食指伸直，由指端向指根方向直線推動。

陰虛引起的發熱：陰虛發熱的孩子症狀很特殊，**發熱時間在中午過後，而且手足皆熱，身體瘦小，夜間睡覺出汗，食欲減退，舌紅苔剝，食指脈絡淡紫**。採取補脾經二百次，就是在孩子的大拇指面順時針方向的旋轉推動。

補肺經一百次，在孩子無名指面順時針方向的旋轉推動。

補腎經二百次，在孩子的小指面順時針方向的旋轉推動。

運內勞宮一分鐘，內勞宮在孩子自然握拳時，中指指尖貼著的地方。清天河水

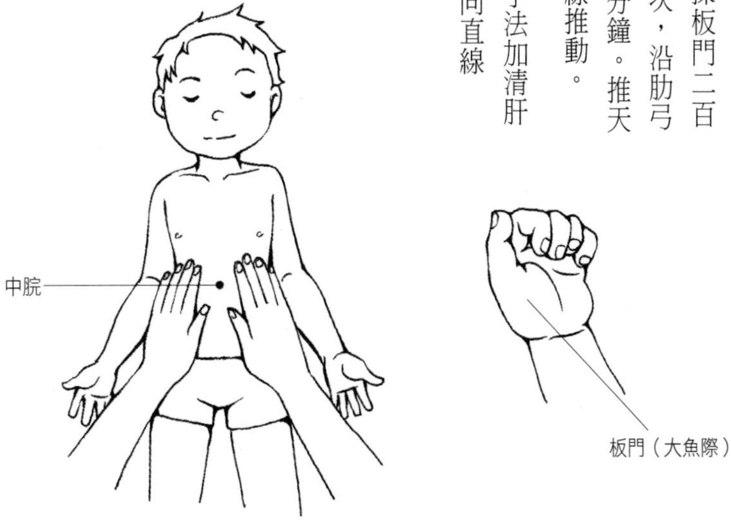

若是腹脹或不想吃飯的小孩，則還需按摩板門、中脘等穴位

一百次，天河水在孩子前臂內側正中線，自腕至肘呈一直線，父母用食、中二指沿那條線從孩子的腕推向肘。

按揉足三里一分鐘。推搓湧泉穴一分鐘，湧泉穴在孩子腳底板的前三分之一凹陷處。

肺胃實熱的孩子：高熱還便祕三天以上，伴有面紅，氣促，不想吃東西，煩躁哭鬧，口渴而不想喝水，舌紅苔燥，指紋深紫，這是肺胃實熱的表現。瀉肺經二百次，將孩子無名指伸直，由指端向手掌方向直線推動。清胃經二百次，胃經在大拇指面下方那一節，向手掌方向直線推動。

清大腸二百次，自虎口向食指尖的外側直線推動。

揉板門一百次，就是揉孩子手掌大魚際。

運內八卦一百次，在孩子手掌面，以掌心為圓心，從圓心至中指根橫紋約三分之二處為半徑作圓，順時針方向圓圈推動。推六腑一百次，六腑在孩子前臂陰面靠小指那條線，父母用大拇指面或食中指面自肘推向腕。

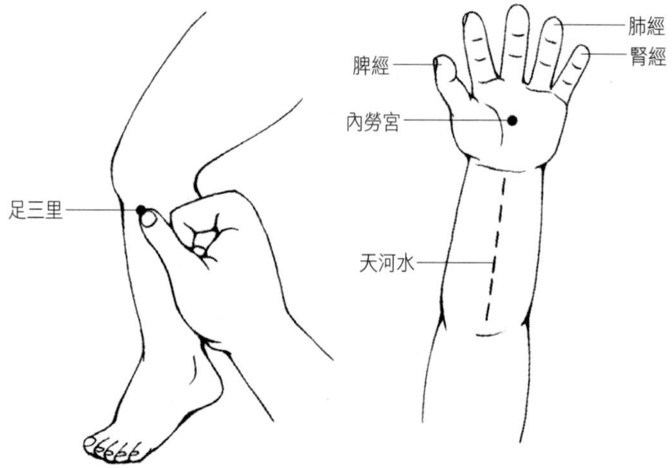

對於陰虛發熱的小孩，家長要重視脾經、肺經、腎經以及內勞宮、天河水、足三里等穴位的按摩

摩腹一百次。揉天樞一分鐘。

我提醒一下父母，**對於發熱的孩子，休息和飲食是非常重要的**。只要孩子發燒超過四天，肯定比原來瘦一圈。這是因為體內溫度過高，會使孩子體內營養物質的消耗大大增加。因此家長應該讓孩子多臥床休息。注意飲食調配，保證充足水分供給，吃容易消化、清淡、少脂肪的飲食。

在日常生活中，時常有些家長用手摸一摸孩子的頭，感到皮膚發燙，就認為孩子是發燒了。還有些家長認為，只要孩子的體溫超過攝氏三十七度就是生病了。其實，這種認識並不是完全正確的。

正常孩子腋溫為三十六～三十七度，如超過三十七．四度可以認定是發熱。但是，孩子的體溫在某些因素的影響下，常常可能出現一些波動。比如在傍晚時，孩子的體溫往往比清晨高一些。孩子進食、哭鬧、運動後，體溫也會暫時升高。

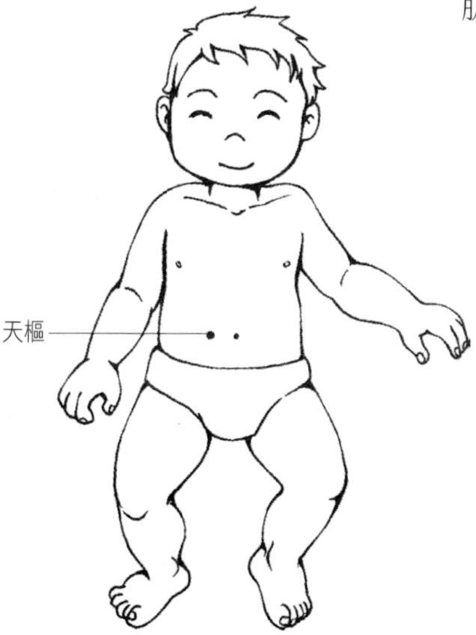

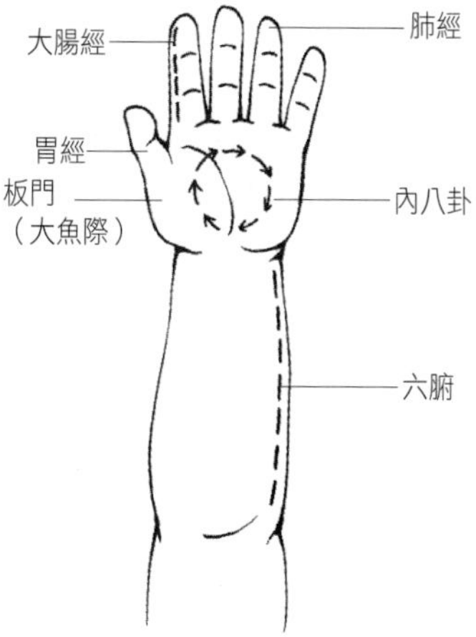

經絡

若孩子發燒是肺胃實熱的情況，則要為孩子清三經，運內八卦，按摩板門、六腑、天樞等穴

衣被過厚、室溫過高等原因，也會使體溫升高一些。這種暫時的、幅度不大的體溫波動，只要孩子一般情況良好，精神活潑，沒有其他的症狀和體徵，一般不應該認定是病。

有些孩子經常出現手腳心發熱。有的家長一拉孩子的手，發現手心很熱就認為孩子是發燒了。**其實，孩子的手足心熱並不一定就是體溫高。如果測一下體溫，很可能在正常範圍。孩子手足心熱，是因為陰虛火旺，也就是人們所說的孩子有「虛火」。用上面提到的陰虛火旺的發熱的治療方法很有效，千萬不要盲目地給孩子吃退熱藥，以免造成大汗淋漓，虛脫休克的險情。**也可以讓孩子多飲水，多吃青菜和水果，經常用菊花泡水讓孩子喝。

注意室內通風，開窗換氣，保持空氣清新，室溫維持在二十五度左右。如果孩子四肢冰涼並打寒顫，就要用毛毯覆蓋，手腳用熱水泡浴；如果手腳溫熱且全身出汗，可脫掉過多的衣物。

發熱的孩子，最好每次進食後用鹽水漱口，避免引起舌炎、牙齦炎等。

體溫超過三十九度，如沒有其他症狀，可用白酒擦拭腋下、腹股溝、頸部等靜脈淺表部位，以達到降溫的目的。忌用酒精全身擦浴，防止體溫急劇下降或酒精經皮膚吸收後出現中毒反應。

晚上孩子發燒，家長掉以輕心，覺得沒必要去醫院，又不懂別的好方法，往往容易給孩子服一片阿斯匹靈。但還沒等睡下，只見孩子大汗淋漓，面色蒼白，表情淡漠，而且反應遲鈍，嚇壞了家長。這種情況很常見。孩子是由於出汗過多引起的虛脫，情況非常危險，應馬上送醫院搶救，否則將危及生命。

正常情況下，人體的體溫是保持相對穩定的。當細菌、病毒感染人體，便會出現不同程度的體溫升高。我體會到孩子體溫升高不一定就是壞事，它是人體對外界病原菌侵入機體的一種自然防禦反應。發熱只不過是一種症狀，並不能代表某種疾病的全部。

在治療中，並非一開始就要用退熱藥來退熱，如患麻疹，用退熱藥，麻疹不易透出，更易合併肺炎。

小孩常用的退熱劑有阿斯匹靈、消炎痛、安乃近等藥物，其作用都有使機體大量出汗，將熱量帶出體外使體溫下降的作用。其副作用可能會使孩子大量出汗，造成嚴重脫水，引起血壓下降，甚至危及生命。退熱藥對消化道還有刺激作用，可引起胃腸反應；有的對腎臟有毒副作用；還有的孩子對某種退熱藥特別敏感，服後會使白血球降低，機體抵抗力下降，對疾病的抵抗和以後的身體生長發育都極為不利，甚至有的藥還使孩子的骨髓造血系統受到抑制，引起再生障礙性貧血等病。

西藥有如此多的副作用，為什麼人們還熱中於使用它呢？對這一點我只能搖頭歎息。就像西式速食，都是高脂肪、高糖分的食物，對人體沒有一點好處，卻有很多人光顧，真是咄咄怪事。我體會到小兒推拿有無可比擬的優越性，只是人們還沒有廣泛地了解到它，只有通過本書的實效驗證，大家才能看到並相信，小兒推拿的神奇作用，並恢復它在中華醫學史上應有的地位。

經絡

清潔孩子的脾胃——**小兒腹瀉**的經絡療法

我經常這樣向父母們形容，孩子的脾胃就像冬天剛剛結冰的水面，很脆弱，承受不住重的東西，很容易腹瀉。如果小心調理脾胃，孩子長大了，脾胃健壯了，就相當於冰結得厚厚的，將來承受卡車的行駛都沒問題。我建議父母平時就用第四章裡提到的脾胃保健法給小兒推拿。因為孩子脾胃薄弱，**突然改變飲食習慣，或吃了太多油膩，飲食生冷或不潔，或因為感冒而過熱或受涼，或者是由於吃東西太多，傷到脾胃**，都可能導致脾胃運化失調，從而引起腹瀉。

孩子表現為大便次數增多，糞便溏薄，甚至稀如水樣，或者排便勢急，有傾瀉的情況。常伴腹部脹痛、噁心嘔吐、發熱、食欲不振、消瘦等症狀。

在這裡我想提醒一下，**有些在大人眼裡是異常的大便，其實是嬰兒正常的現象**。新生兒在出生後最初的三天內，其排出的糞便較黏稠，呈深綠色，一般無臭味，被稱之為「胎便」，這是正常的現象，不需擔心。母乳餵養的嬰兒，其糞便多為黃色，狀如軟性黃油；有的嬰兒糞便稀薄而微帶綠色，有酸性氣味。母乳餵養的嬰兒如果一日內糞便超過四次，而身體情況良好，體重也在增加，就不算是腹瀉。用牛奶餵養的嬰兒其糞便為淡黃色，有時為土灰色，大便比較堅硬，略有腐臭味，其正常者每日大便一～二次。嬰兒吃米糊或麵糊這類東西比較多時，則大便次數會增多，且大便可能較稀，也是正常的。

孩子腹瀉也有很多類型，父母觀察孩子的情況就能知道是屬於哪一種，然後採取不同的推拿手法，很快就能止瀉。

寒濕瀉的推拿治療：孩子大便清稀多沫，而且色淡不臭，伴有腸鳴腹痛，面色淡白，口不渴，小便色清，苔白膩，指紋色紅。

父母用大拇指幫孩子補脾經二百次，就是在孩子的大拇指面順時針方向的旋轉推動。

推三關穴一百次，三關在孩子前臂陽面靠大拇指那一直

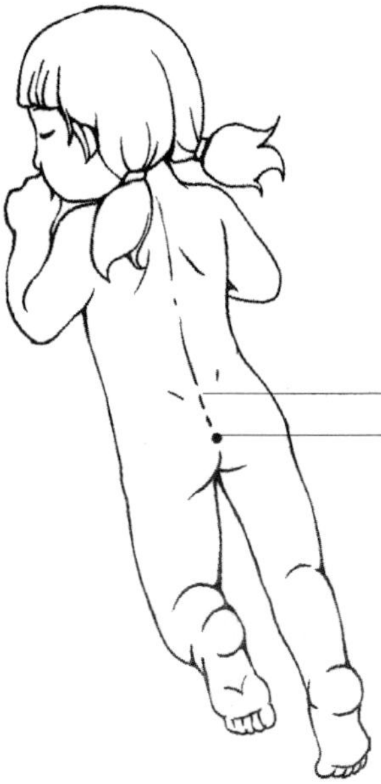

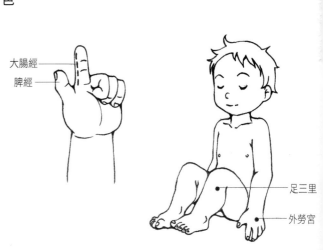

右二圖：對於得寒濕瀉的孩子，要補脾經和大腸經，還要按摩足三里和外勞宮穴
左圖：治療寒濕瀉還要按摩下背部兩穴：上七節骨和龜尾

線，父母用大拇指或食中指指面從孩子的腕推向肘。

補大腸二百次，大腸經在食指外側緣，自食指尖至虎口成一直線，從食指尖直線推動向虎口。

揉外勞宮三分鐘，外勞宮與內勞宮相對，內勞宮在孩子握拳時，中指貼著的部位。揉臍三分鐘。孩子俯臥位，家長用大拇指自下向上推上七節骨二百次，七節骨在第四腰椎到尾椎。

揉龜尾三百次，按揉足三里穴三分鐘。

濕熱瀉的推拿治療：濕熱瀉最大的特**點是腹痛即瀉，急迫暴注，色黃褐味臭，肛門灼熱，身熱，口渴，尿少色黃，苔黃膩，指紋色紅。**

父母用大拇指幫孩子清胃經二百次，胃經在大拇指面下方那一節，向手掌方向直

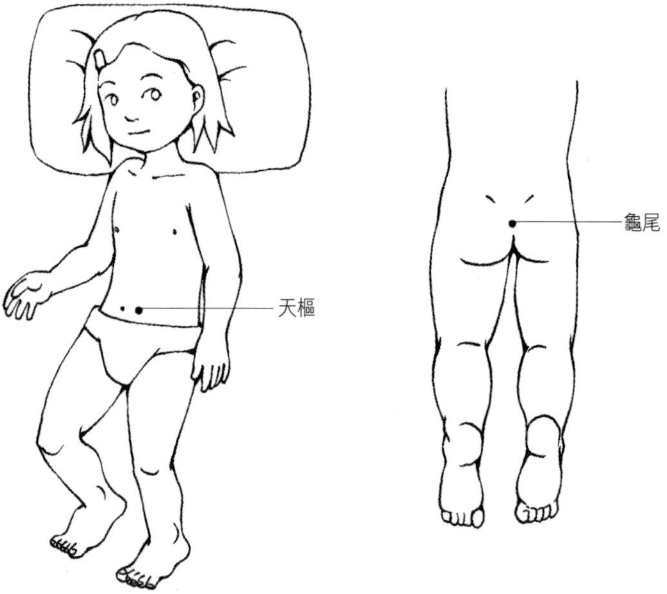

若是濕熱瀉的孩子，則需推拿天樞和龜尾穴

線推動。

清脾經二百次，脾經在大拇指面，由指端向指根方向直線推動為清脾經。清大腸二百次，自虎口向食指尖的外側直線推動。推三關穴一百次，三關在孩子前臂陽面靠大拇指那一直線，父母用大拇指或食中指指面從孩子的腕推向肘。推六腑二百次，六腑在孩子前臂陰面靠小指那條線，父母用大拇指面或食中指面自肘推向腕。按揉天樞穴二分鐘。孩子俯臥位，揉龜尾三分鐘。

傷食瀉的推拿治療：由於孩子本身脾虛加上飲食不節（制）造成的，所以會腹痛脹滿，瀉前哭鬧，瀉後痛減，大便量多酸臭，口臭或伴嘔吐酸餿，苔厚或垢膩。

父母用大拇指補脾經二百次，就是在孩子的大拇指面順時針方向的旋轉推動。清大腸三百次，自

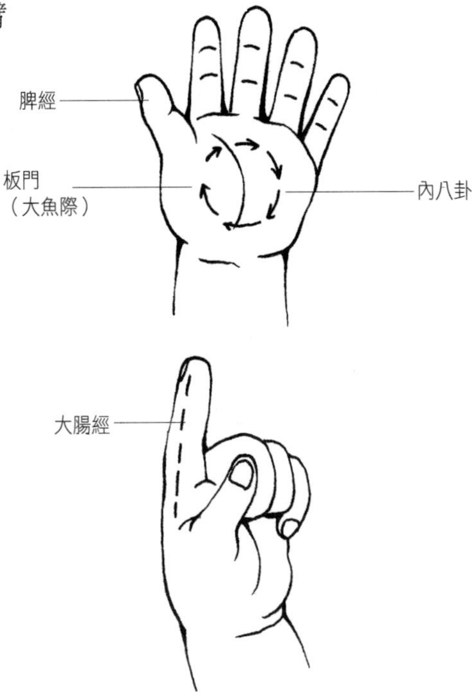

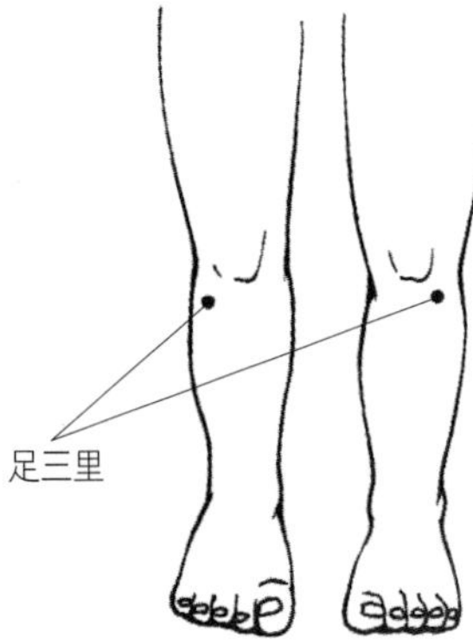

經絡

右圖：對於得傷食瀉的孩子要按摩脾經、大腸經、板門、內八卦、中腕和天樞穴
左圖：同時也要推揉足三里

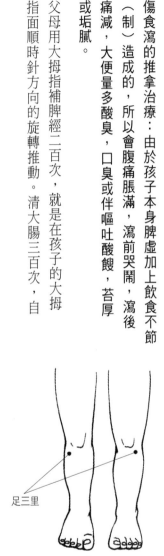

虎口向食指尖的外側直線推動。揉板門二百次，就是揉孩子手掌大魚際。運內八卦一百次，在孩子手掌面，以掌心為圓心，從圓心至中指根橫紋約三分之二處為半徑作圓，順時針方向圓圈推動。

摩腹三分鐘，揉中脘、揉天樞、按揉雙側天樞、足三里穴各一分鐘。

脾虛瀉的推拿治療：孩子瀉了很長一段時間都不見好，或者好了之後又經常反覆發作，面色蒼白，食欲不振，便稀含有奶塊及食物殘渣，有時候剛吃完東西後馬上腹瀉，舌淡苔薄。

父母用大拇指補脾經三百次，就是在孩子的大拇指面順時針方向旋轉推動。補大腸三百次，大腸經在食指外側緣，自食指尖至虎口成一直線，從食指尖直線推動向虎口。

推三關穴三百次，三關在孩子前臂陽面靠大拇指那一直線，父母用大拇指或食中指指面從孩子的腕推向肘。

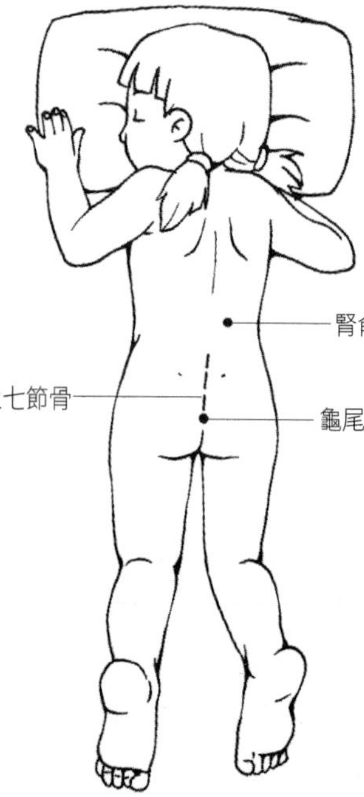

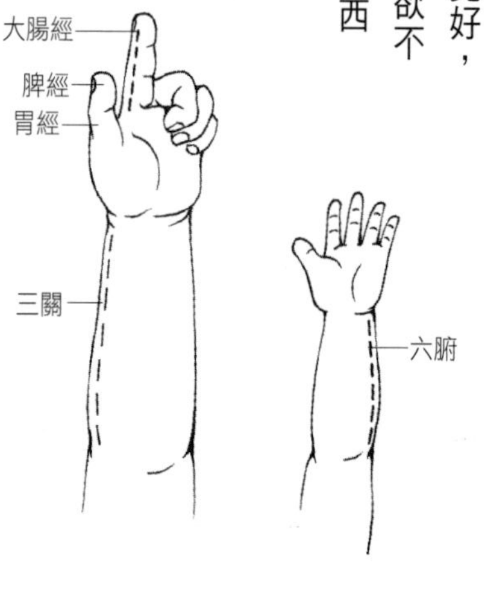

右圖：後背部位的腎俞、上七節骨、龜尾等穴位對治療脾虛瀉很重要
左圖：三關、六腑等穴主治脾虛引起的腹瀉

推板門三百次，就是揉孩子的手掌大魚際。摩腹、揉肚臍、足三里各二分鐘。讓孩子取俯臥位，家長用大拇指自下向上推上七節骨一百次，七節骨是第四腰椎至尾椎上端成的一直線。

捏脊五～十遍，揉龜尾、按揉腎俞二分鐘。

所有腹瀉的統一推拿治療手法：如果父母辨不清孩子腹瀉的類型，可以統一做這套手法。孩子仰臥位，家長用大魚際逆時針摩腹五分鐘。孩子俯臥位三百次，家長用大拇指自下向上推七節骨，七節骨是第四腰椎至尾椎上端成的一直線。

按揉脾俞、胃俞、大腸俞穴各一分鐘。

用生薑汁為介質推脾經穴三百次，脾經在大拇指面。在孩子的大拇指面順時針方向的旋轉推動為補；將孩子大拇指伸直，由指端向指根方向直線推動為清。兩者統稱推脾經。

揉板門穴二百次，就是揉孩子手掌大魚際。

推大腸一百次。用大拇指或食、中二指推三關穴一百次。暴露腹部，用小魚際摩

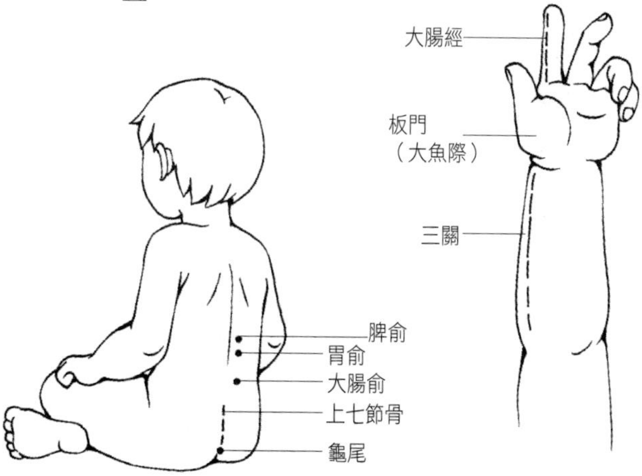

經絡

如果家長分不清腹瀉的類型，則可以按摩孩子手及手臂上的大腸經、板門和三關穴；以及後背部位的脾俞、胃俞、大腸俞、上七節骨和龜尾等穴位

腹，從中脘穴至神闕穴周圍，直到皮膚發熱，父母手部發熱即止。

孩子俯臥，用大拇指推七節骨穴一百次，從第四腰椎到尾椎，推到皮膚發紅。

重揉龜尾穴一分鐘。用大拇指掐兩側足三里穴各一分鐘。

在按摩治療後，應注意護理。孩子吃飯要定時定量，不吃不潔食物，不宜過食肥膩的食物。有一次，我給一個二歲的孩子治療腹瀉，給這孩子按摩了三次也不見好，就覺得很奇怪。我就問家長有沒有依我的囑咐，是不是給孩子吃了肥膩的食物，家長臉上有愧疚之色，不好意思地坦白：第一次按摩完後好多了，但第二天出去吃了烤鴨。對於腹瀉，無論是大人、孩子，都是要忌口的。

還要**注意保護腹部，勿使受涼，每次便後用溫水洗淨肛門，勤換尿布**。如果孩子眼眶比平時深陷，說明體內脫水嚴重，同時要**給孩子喝鹽水和糖水來補充腹瀉所失去的水分**。應及早發現、及早推拿，遷延日久可能影響兒童的營養、生長、發育。**要適當加強戶外活動**。

有一母親帶著三歲的兒子來求助，這孩子一直腹瀉不停，最多一天瀉十五次，腹瀉了三天。我一看孩子臉色蒼白，舌色淡，就懷疑是脾虛瀉了。我問了一句：「您兒子大便臭不臭？」孩子母親說：「不臭。」這無疑必是脾虛瀉了。我按摩這孩子的左手，先補脾經三百次，在拇指面順時針方向推動。

推大腸二百次，大腸經在食指外側緣，自食指尖至虎口成一直線。從食指尖直線推動向虎口為補，稱補大腸；自虎口向食指尖的外側直線推動為清，稱清大腸。

兩者統稱推大腸。

揉板門二百次，就是揉孩子手掌大魚際。推三關穴，三關在孩子前臂陽面靠大拇指那一直線，父母用大拇指或食中指指面從孩子的腕推向肘三百次。

推尾椎二分鐘，揉長強穴二分鐘，揉雙足三里一分鐘，捏脊五遍。只按摩一次，立見神效，孩子腹瀉馬上停止了，飲食也恢復正常，他的家人十分高興，還十分感謝我。

不打針、不吃藥就能治病，其中的學問很深奧，是很值得研究的。

我所治癒的腹瀉孩子中，還有一病例是這樣的：四個月的男嬰，一開始拉肚子是黃綠色的水和蛋花樣的大便，白天拉了三次，晚上拉了四次，父母給吃了一次「媽咪愛」，效果不好。第二天改吃「培菲康」，每次半袋，一日三次，還是沒有什麼效果。連續拉了兩天，第三天出來的是有點黑黃的水樣便，蛋花少了，而且氣味很臭。食欲很好，精神狀態也不錯。我詢問小傢伙的飲食習慣，家長說孩子喜歡吃雞蛋，有時一天能吃兩個雞蛋。以我診斷，這孩子屬於傷食瀉，我就運用治療傷食瀉的那套手法，效果很明顯，第二天就止住了小孩的腹瀉，我還囑咐家長以後在小孩拉肚子期間先不用添加輔食，多喝水，因為這孩子沒有脫水情況，所以不用急著給他喝鹽水和糖水。

古代中醫就提到，**夏天人們容易患腹瀉，因為夏天在五行理論中屬土，脾也屬土，所以夏天的氣候易傷脾臟**。孩子的胃腸道尚未發育成熟，特別是胃酸較低，殺菌能力差，更禁不起長夏的氣候影響。尤其出世的孩子是第一次經歷夏天，體內對一些微生物和細菌沒有產生抗體，極易被感染而導致腹瀉。

一進入夏季，明顯就看到不少孩子患上了腹瀉，這給年輕的父母們增添了不少心事。家長除了用上面介紹的腹瀉手法給孩子按摩，還要知道以下的事情。

很多父母對待孩子腹瀉，就是不給吃東西，以為沒東西進肚子，就沒有東西瀉出來，腹瀉就能好。這是極其錯誤的做法。**腹瀉孩子不應禁食。在腹瀉的前二～三天，孩子的飲食要清淡，應以澱粉類食物為主，可給孩子食用一些米粉、稀飯等易消化的食物。**

有的父母一見孩子有點腹瀉，就給孩子吃抗生素，其實這也是錯誤的。因為孩子腹瀉約一半以上的情況為病毒所致，或者由於飲食不當引起的。對這些原因引起的腹瀉，抗菌藥物不但無效，反而會殺死腸道中的正常菌群，引起菌群紊亂，加重腹瀉。如果確實需要服用，可以服用少量的黃連素。

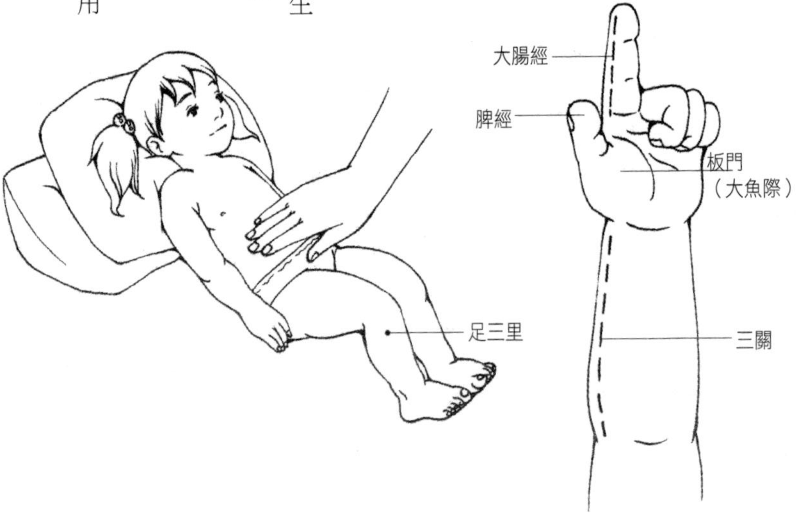

患腹瀉的孩子必須補脾經、大腸經，還要按摩三關、板門、足三里等穴位

我再給家長介紹一個小竅門來對付小兒腹瀉，就是給他們**喝米湯。米湯性甘平，有養胃生津的作用，喝熱米湯，發發汗，還能驅寒邪。用米湯對付小孩腹瀉既方便又有效，尤其適用於腸胃功能較弱的孩子。**用於治腹瀉的米湯有大米湯、糯米湯、玉米湯、小米湯、高粱米湯等，這些米湯熬得不要太稠也不要過稀。飲用的次數和用量要視腹瀉的次數而定，與腹瀉次數成正比。當腹瀉好轉後，仍需堅持飲用米湯二～三天，以補充體內損耗的水分和營養，使腹瀉徹底痊癒。

先補孩子的正氣——**小兒痢疾**的經絡療法

我曾經用小兒推拿治癒了一個患中毒性菌痢的孩子。這孩子腹痛便膿血，高燒攝氏四十度，降不下來，情況非常危急，治療不能有一刻的耽誤。孩子的父母急得滿頭大汗，求我救救這孩子。

我馬上整理治療思路。這孩子已經奄奄一息了，要想從鬼門關把他拉出來，**首先要刻不容緩地，要把孩子的正氣補起來，只有正氣在，才能驅邪**。我使出所有的招數來強健他的脾胃。我決定先取脾經，在小孩的左手，補脾經五百次。

補腎經二百次，推上三關三百次，補足孩子體內的氣血。

推脊三百次，捏脊五遍，激發體內陽氣，起急救的作用。

指壓雙足三里五百次，這裡是強壯大穴。孩子臉上馬上有了光澤，說明正氣補起來了。

然後才能驅毒：推大腸二百次。揉板門二百次，就是揉孩子手掌大魚際。

瀉肝木與心火各二百次。

瀉、補肺金各二百次，清天河水三百次。推六腑三百次。補正氣與驅邪毒雙管齊下，一次按摩，就使孩子溫度降到三十七．五度，三次熱度退清，一週之後，孩子的病就痊癒了。

這無疑是小兒推拿所創造的奇蹟，證明從退熱到治痢的效果來看，中醫實在大大超過西醫。我在心中感歎，只要掌握了兒童經絡的具體情況，這樣危重的痢疾，都能應付，何況日常小病。**即使父母沒有心思去透徹研究小兒推拿，但只要學幾招，照樣去做，維護孩子的健康絕對是順手拈來的事情。**可惜這片能讓孩子健康成長的沃土，直到今天仍然沒有得到普遍開發和使用，我相信，總有一天小兒推拿會成為每個家庭都離不開的當家之寶。

這裡我還要提一下，腹瀉和痢疾是不一樣的，雖然表面上都會肚子疼痛，大便次數增多，但痢疾是會**便白膿或膿血的一種腸道傳染性疾病**，這在孩子中比較常見。多發於夏秋季節，冬春兩季也可見到。病人或帶痢疾桿菌者的糞便汙染水、食物和手，進行傳播，還有蒼蠅來去於糞便、飲食之間，又散播痢疾桿菌。**如有營養不良，或者患有腸道寄生蟲症等身體虛弱的孩子，就容易得痢疾。**

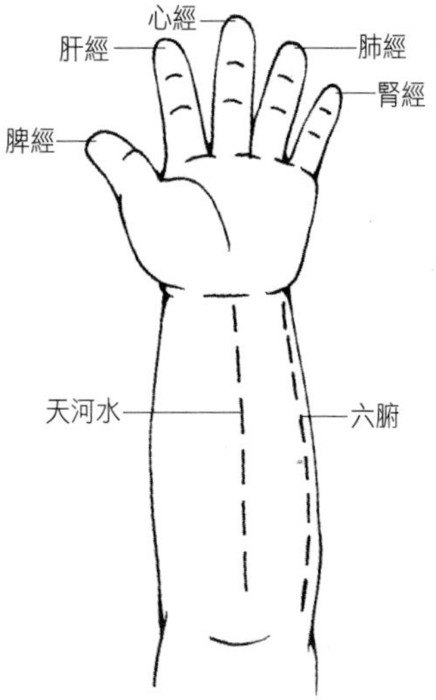

我藉由按摩五經、六腑以及天河水等穴位迅速地挽救了得痢疾孩子的生命

治療痢疾的基本手法：只要是痢疾，無論寒熱都可以用最基本的推拿知識來治療，父母可以自己親自動手，方便之至。孩子仰臥，家長用掌心對準中脘穴順時針摩動一分鐘。家長雙掌相疊，掌心對準臍部，輕輕按壓並震顫一分鐘，然後雙掌突然提起，如此一按一鬆，反覆操作五～十遍。

按揉天樞、足三里穴各一分鐘。

孩子俯臥位，按揉脾俞、胃俞、大腸俞穴各一分鐘。家長用單掌以掌根從孩子腰骶部向上直推至背部，以透熱為度。

如果孩子的痢疾症狀特別吻合以下的某一種分型，就可以輔以其他的手法，靈活運用。

濕熱痢的推拿治療：濕熱痢是痢疾最多見的，除了腹部疼痛，大便次數增多，但是每次量少，拉得不爽快外，還便膿血，發熱，口渴但不想喝水，小便少而且發黃，不想吃東西。

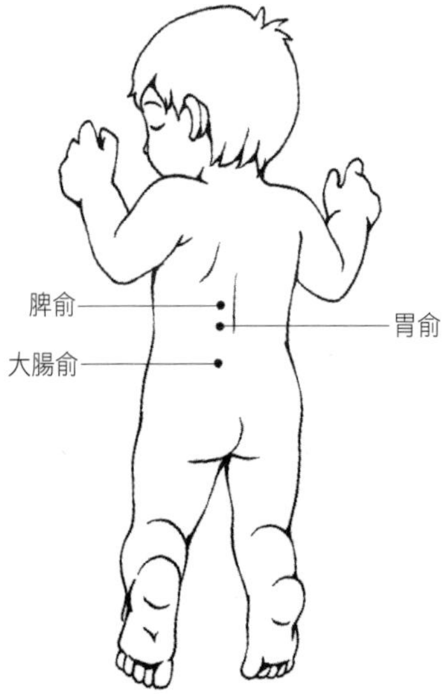

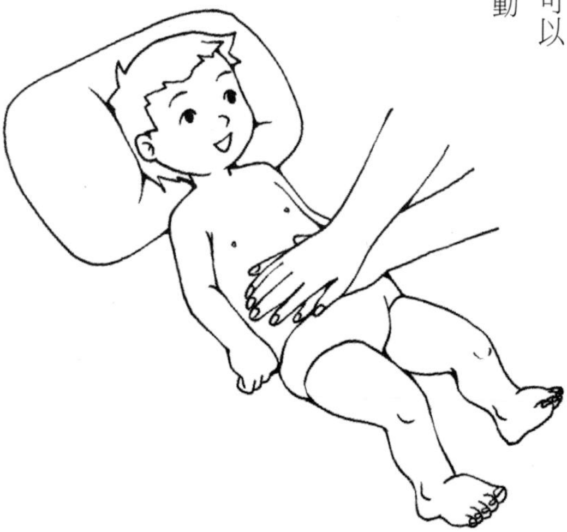

右圖：揉臍是治療小兒痢疾的最基本手法之一
左圖：治痢疾，背部還有三個大穴需要刺激：脾俞、胃俞、大腸俞

清大腸三百次，自虎口向食指尖外側直線推動。

推六腑三百次，六腑在孩子前臂陰面靠小指那條線，父母用大拇指面或食中指面自肘推向腕。

清小腸二百次，小腸經在小指外側緣，自指尖至指根成一直線，沿小指外側緣自指根向指尖直線推動。

推下七節骨三百次，七節骨在第四腰椎至尾椎上端成一直線，父母用大拇指自上而下直線推動。

按揉陽陵泉、三陰交穴各一分鐘。

寒濕痢的推拿治療：孩子拉的是黏滯白凍的大便，而且還有全身寒的症狀，怕冷喜暖，手腳冰涼。通常是受寒邪侵犯造成的，所以腹痛腸鳴，肢體痠痛。還伴有食少神疲、舌淡，苔薄白。

補脾經三百次，就是在孩子的大拇指面順時針方向的旋轉推動。補大腸一百次，大腸經在食指外側緣，自食指尖至虎口成一直線，從食指尖直線推動向虎口。

按揉上巨虛、曲池、合谷穴各一分鐘。補腎經，在孩子小指面順時針方向的旋轉推動二百次。揉丹田一百次，再掌摩二分鐘。

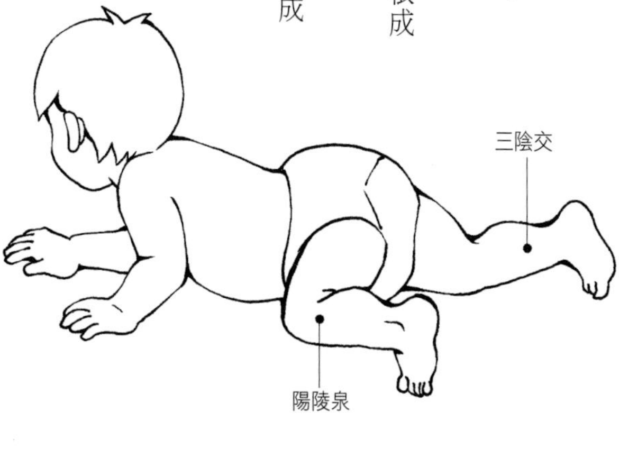

陽陵泉、三陰交穴分布在孩子的小腿上，家長要注意找準位置

按揉腎俞、命門穴各一分鐘。

有的孩子得的是**休息痢**。從名字上來說，就可以知道病情的特點是**間歇性發作，日久不癒，發作時便帶膿血，大便次數增多量少，拉得不爽快，腹部疼痛，飲食減少，倦怠畏寒。**

補脾經三百次，就是在孩子的大拇指面順時針方向的旋轉推動。

補大腸一百次，大腸經在食指外側緣，自食指尖至虎口成一直線，從食指尖直線推動向虎口。

推上七節骨三百次，七節骨在第四腰椎至尾椎上端成一直線，用大拇指自下而上直線推動稱推上七節骨。

噤口痢的症狀及治療手法：孩子飲食吃不下東西，進食則噁心嘔吐，同時下痢赤白，大便次數增多量少，拉得不爽快，腹痛隱隱，舌淡，苔膩。瀉心經三百次。

清肝經三百次，將孩子食指伸直，由指端向指根方向直線推動。

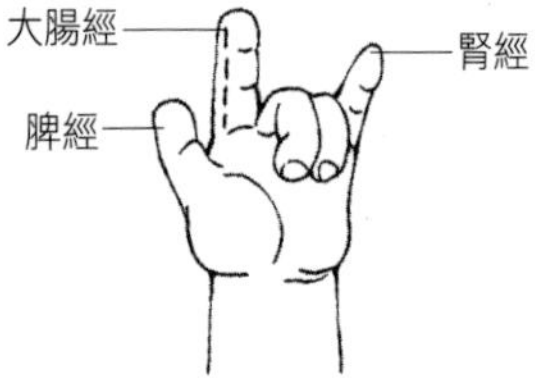

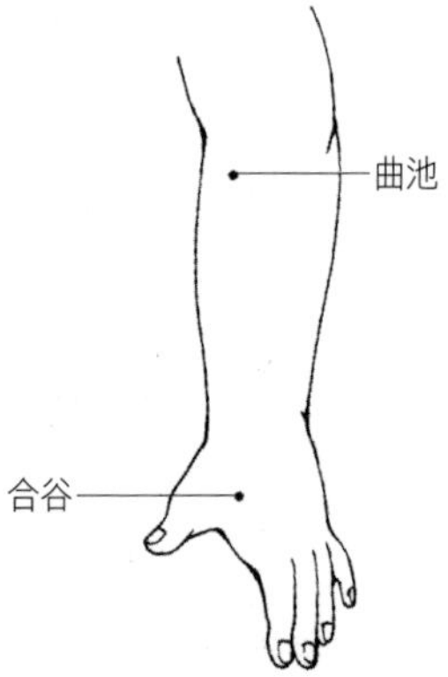

寒濕痢通常是受了寒邪侵犯所致，需要補三經，並按摩巨虛、曲池、合谷等穴位

運八卦，在孩子手掌面，以掌心為圓心，從圓心至中指根橫紋約三分之二處為半徑作圓。用運法，順時針方向掐運。

按揉委中、承山穴各一分鐘。掌擦腰骶部以透熱為度。

痢疾並發高熱的孩子應該在基本手法的基礎上再加推天河水五百次，推六腑三百次，補脾經三百次。

有位家長來求助，說寶寶大便的時候就哭鬧，可能因為肚子痛，拉出來的便還有點白膿，粘連著。我就用寒濕痢的那套手法施治，那位家長看我給孩子揉手、揉肚子覺得很好奇，不太相信這樣揉幾下就能治病，我就教了他幾招回家操作，結果孩子當天就止瀉了，第二天就好多了，第三天痊癒。

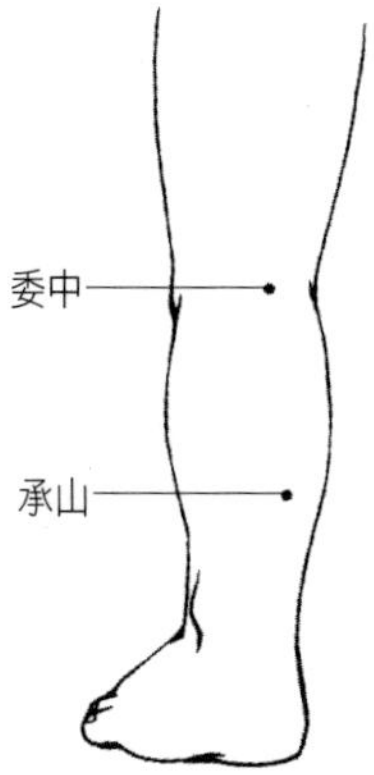

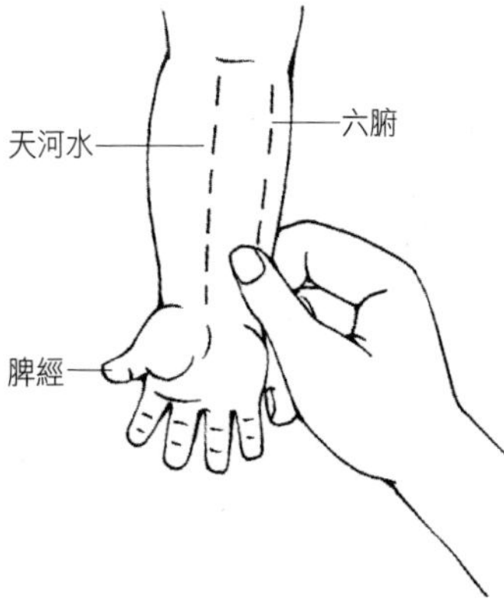

推天河水、推六腑、補脾經，對於驅寒邪、補正氣很有效果

小孩痊癒後，還要隔離至大便正常後一週。對於病兒的碗、杯、筷等餐具要進行消毒，衣服和被褥要勤洗勤曬。家長也要經常洗手，以防止傳染。室內要保持安靜、涼爽，以給病兒提供良好的休息條件。要給病兒多喝水，最好是糖、鹽水。

疏通孩子體內的河道——**小兒便祕**的經絡療法

孩子如果飲食和作息時間不規律、營養不良以及沒有養成按時排便習慣的話，大多都有便祕的現象。哺乳期的嬰兒和不怎麼吃米麵粗糧的孩子也可導致便祕。總之，大腸功能失常，糞便在腸道停留過久，水分被吸收，糞質就會乾燥、堅硬。下面不通，上面肯定就堵住，所以除了大便難解外，孩子還會腹脹，飲食不香，甚至脾氣暴躁，哭鬧不寧。

治療便祕的基本手法：用大拇指點揉中脘、天樞、足三里穴，每穴一分鐘。家長用兩手掌根自膻中

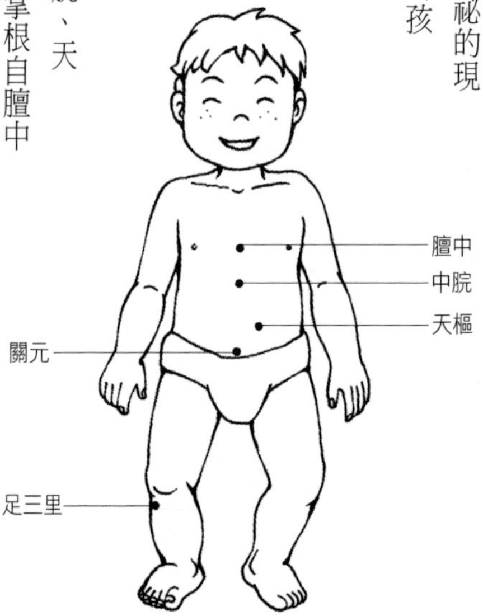

給便祕的小孩按摩中脘、天樞等穴，能迅速恢復大腸機能

穴開始，往下按撫至臍下關元穴，反覆操作十次，膻中穴在孩子的兩乳頭連線。然後順時針摩腹五分鐘。手法要輕快、柔和、深淺適度。孩子俯臥，用大拇指往下推七節骨五百次。揉龜尾一分鐘，點揉脾俞、大腸俞各一分鐘。

便祕分虛實兩類。

實祕的治療手法：孩子大便乾結，腹滿痛，而且口乾口臭，或經常噯氣（飽嗝），面紅身熱，小便黃少，舌紅，苔黃，這種情況屬於實祕。基本手法加清大腸三百次，即虎口推向食指尖。推六腑三百次。推三關三百次。掐揉足三里穴二分鐘。

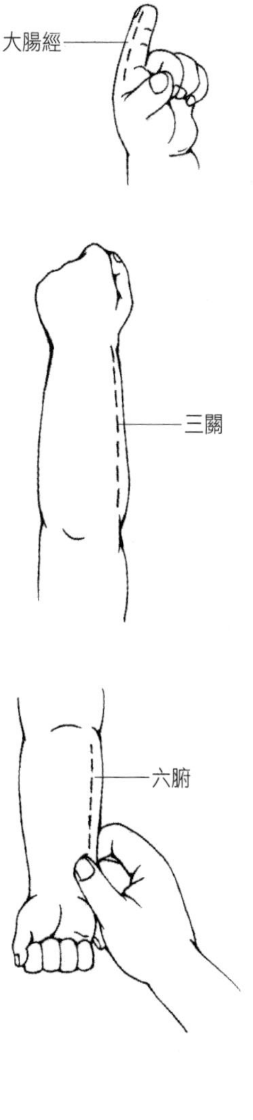

虛祕的治療手法：虛祕的孩子，大便並不硬，氣血虛，無力排出大便，伴有神疲乏力，面色發白，唇色淡，舌淡。

基本手法加補脾經三百次。補腎經三百次。揉足三里三分鐘。捏脊五遍。

我用這套方法治療孩子便祕的效果很好，推一兩次就能解下大便，屢試屢驗。此外，我建議天下父母應該改變孩子不好的飲食習慣，多給孩子吃粗糧、蔬菜；讓孩子養成定時排便的習慣。如果大便數天未解，父母給按摩後仍不能立即排便的孩子，可先用通便劑，來先緩解症狀，再用按摩調理大腸功能。

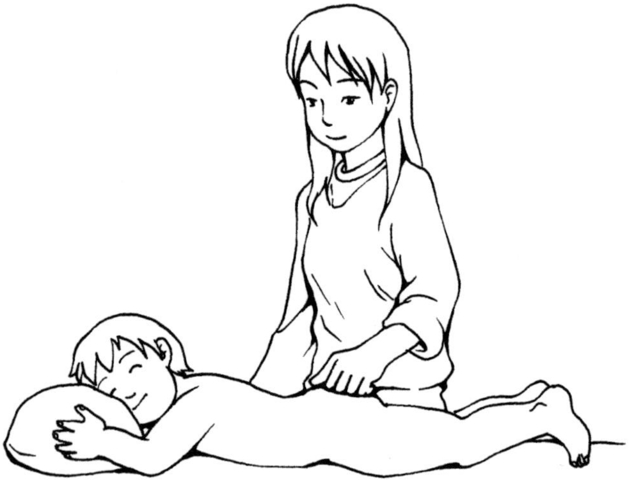

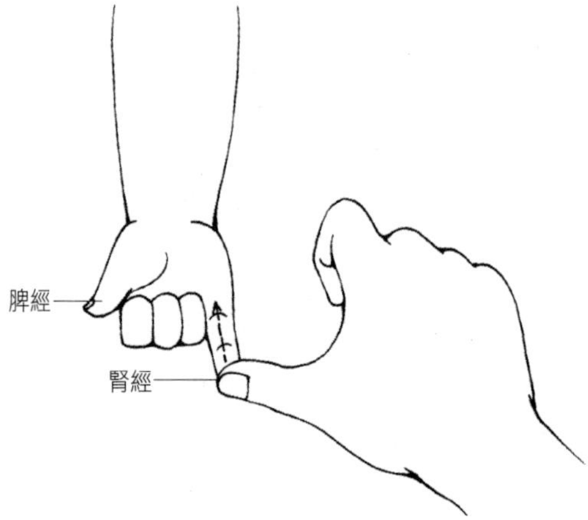

上圖：虛祕的小孩可以靠捏脊來補充氣血
下圖：推脾經、腎經治虛祕，見效極快

補好孩子的**漏「氣」**之處——**小兒遺尿**的經絡療法

五歲以下的孩子，由於心智尚未健全，正常的排尿習慣尚未養成，有時候因精神過度緊張、睡前多飲等原因偶爾尿床的話，不能算是病症。但是從理論上來講，五歲以上的兒童一般不應該再尿床了，如果經常入睡後遺尿，是先天腎氣不足，下元虛冷造成的。輕者隔幾夜尿床一次，重者每夜尿床一次或數次。有長期遺尿症狀的孩子，會面色萎黃，精神不振，智力減退，飲食無味。

治療遺尿的基本手法：揉百會三分鐘。百會穴在孩子兩耳朵尖連線的中點。家長用掌心按揉

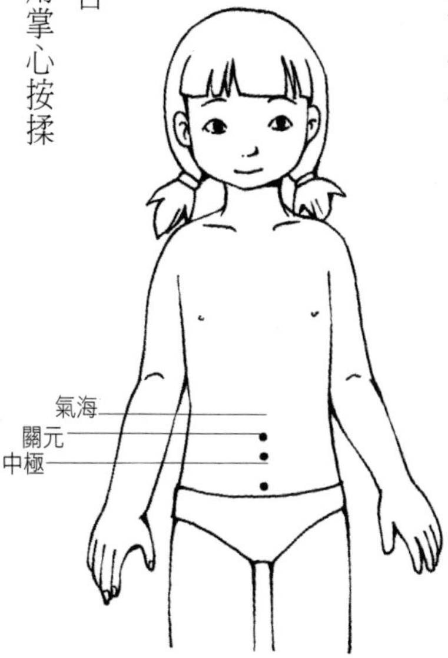

氣海、關元、中極都是主管腎氣的穴位，用它們來治療小孩尿床事半功倍

氣海、關元穴五分鐘。然後，用大拇指點揉中極穴一分鐘。家長向上推七節骨三百次，推到局部有溫熱感為宜。按揉太溪、三陰交穴各一分鐘。

腎虛：如果孩子除尿床外，還伴有表情呆板，反應遲鈍，肢冷怕寒，腰腿軟弱無力，小便色清量多的現象，這就是明顯的腎虛表現。

基本手法：加補腎經三百次，按揉腎俞、命門穴各一分鐘。

脾肺氣虛：孩子有明顯的脾肺氣虛的表現，如精神疲倦、形體消瘦、食欲不振、大便清稀、舌淡等症狀。用基本手法加補脾經、補肺經各三百次。推三關穴三百次。按揉脾俞、腎俞穴各一分鐘。

肝臟濕熱：遺尿表現為尿頻而短澀，尿色黃，性情急躁，面色紅赤，舌邊尖紅，苔薄黃。用基本手法加清肝經三百次，直推孩子的食指面。清小腸三百次。清天河水一百

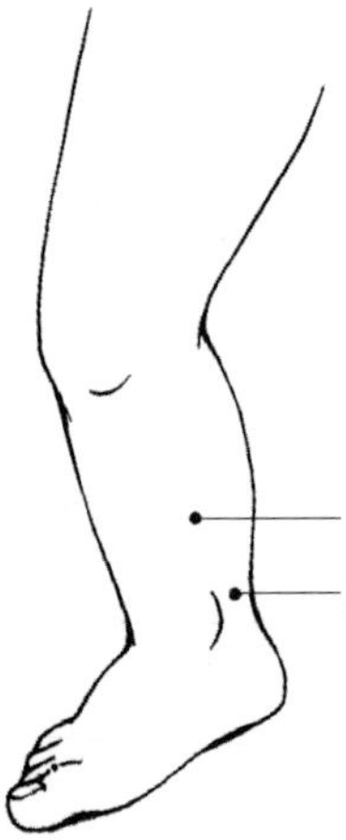

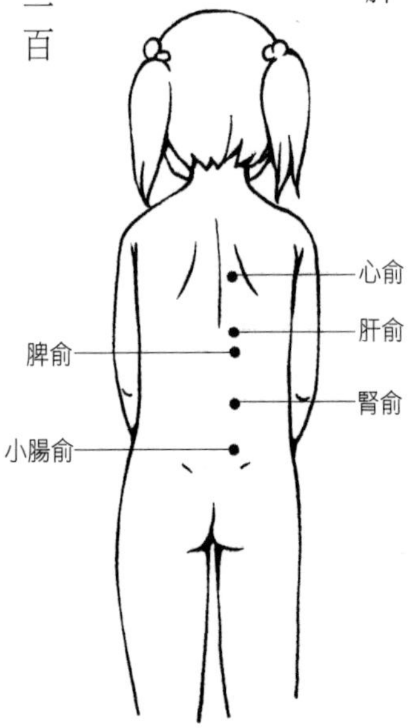

右圖：三陰交和太溪穴是小孩遺尿的剋星
左圖：揉肝俞、小腸俞、心俞等穴，可去除肝火，根治小兒尿床

次。按揉肝俞、小腸俞、心俞各一分鐘。

有一母親苦惱地跟我說，女兒五歲了，幾乎每晚尿床，她每天都要忙於洗換被褥。晚上孩子睡得很深，叫不起來，有時候一夜尿床好幾次。我看這孩子兩眼無神，衣服穿得挺厚，但摸摸小手卻是冰涼的。這肯定是體質虛弱所致，主要與腎、膀胱有關。我就用基本手法加補腎經，按壓腎俞、命門穴進行治療，當天晚上就未再尿床。她母親十分高興，持續治療一個月後，病全好了，再也沒犯過。

很多家長在孩子尿床了以後會譏笑或責怪他，這樣會使孩子精神緊張，增加治療的困難。應幫助孩子養成定時排尿的習慣及安排合理的作息時間，不讓孩子過度疲勞。我建議父母一發現孩子到四歲了還尿床，就應及早按摩治療。夜間入睡後應定時叫其起床排尿。按摩每天進行一次，連續按摩五~十次後，如已不尿床，還應再按摩十來次以鞏固療效。

把「歪脖子」變成乖孩子——小孩斜頸的經絡療法

孩子斜頸如果小時候不治好，大了就很影響外貌。孩子如果患有斜頸，在出生後兩週左右就能看出來，小兒推拿對於六個月以內的孩子療效最佳，所以這病應及早治療。一百個新生兒裡面，大概有三～五個發生斜頸，而且四分之一發生在右側。

預防和治療斜頸的基本手法：孩子仰臥，以拇食兩指揉捻胸鎖乳突肌，力量適中即可。在孩子頸部塗少量滑石粉，用大拇指沿胸鎖乳突肌的走行方向推捋。一手托住孩子後枕部，另一手扶住孩子下頜，稍用力牽引孩子頸部使其頸部逐漸向健側轉過來，面部向患側旋轉，以糾正斜頸。

妙手送香——**小兒厭食**的經絡療法

孩子厭食的原因很多，父母態度、家庭氣氛等因素，都對孩子的飲食態度有很大的影響，對於缺乏良好進食氣氛的家庭，則可造成孩子在飲食習慣方面的心理障礙。**如果父母自己挑剔食物，或在孩子面前講這種食物不好吃，那種食物太煩人，甚至盲目阻止孩子品嘗某種食品，孩子就會直接受到影響，逐漸養成挑剔食物的壞習慣。**

孩子脾胃薄弱，又不懂衛生常識，容易感染寄生蟲，若蟲體繁殖過多，可傷害脾胃，擾亂消化吸收機能，這也是導致孩子厭食的一大因素。

有的父母愛子心切，總過分擔憂孩子營養不夠或不夠胖，採用哄騙，甚至打罵等方法強迫孩子吃東西，孩子的逆反心理最強，長期如此，就算不當著父母的面揭竿而起，也會在心裡反抗，進而厭惡飲食，導致食慾減低。

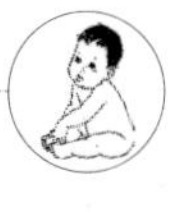

治療厭食的基本手法：補脾經二百次。揉板門一百次。揉孩子肚臍上三指處十分鐘。用手掌或四指撫摩孩子腹部十分鐘。按揉脾俞穴、胃俞穴、足三里穴各一分鐘。然後就主要是捏脊了：先輕輕在孩子背後沿著脊柱按摩幾下，然後從頸後開始自上而下捏脊柱後的脊皮至尾骨；第二遍時捏三下後將脊皮向上提一下，即捏三提一，共五遍。

飲食不節（制）導致的厭食：孩子吃東西一定要定時定量。如果沒有規律，會導致脾胃受傷，消化吸收功能減弱，或者孩子吃了過多肥厚油膩、難於消化的食物，使脾胃不能消化而腸胃積滯，都可能產生厭食。吃了過多寒涼的飲食，或喜歡吃生冷瓜果，影響消化機能，也會導致厭食，嚴重的甚至會嘔吐和發燒。由於飲食不節造成的厭食，可以用基本手法加上清大腸二百次。推六腑二百次。用手指順時針撫摸腹部二分鐘。

脾虛導致的厭食：由於脾虛引起的厭食，基本手法加運內八卦二百次，在孩子手

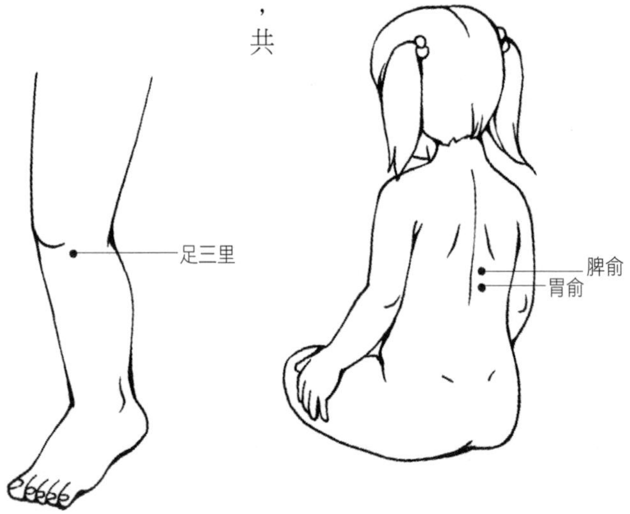

足三里、脾俞、胃俞是解決小孩厭食的靈藥

掌面以掌心為圓心，從掌心到中指指根橫紋約三分之二處為半徑，用大拇指指面作順時針方向圓圈推動。

我覺得有必要提醒一下，**父母吃飯時不能打罵孩子，不要讓孩子吃過多的零食及冷飲。父母要定期檢查孩子大便中是否有蟲卵，一旦有蟲卵就要服藥驅蟲。**

我曾為一個早產兒治療厭食。這嬰兒出生時體重非常輕，只有兩公斤左右，而且還一吃奶就吐，再這樣下去恐怕小生命保不住了。嬰兒的父母擔憂極了。我盡力幫小嬰兒治療，每天給這小嬰兒捏脊五遍，從下向上捏。補脾經、補肺經、補腎經各二百次。瀉肝經、瀉心經各一百次。揉板門二百次。推三關穴二百次。堅持了一個月的治療，小嬰兒一天天地好起來。由於小嬰兒的父母聽從我的吩咐，長期給他捏脊，幾年之後，孩子脾胃功能特好，從來不忌口，從來也不鬧腸胃病。如果在嬰兒時期就用小兒推拿為孩子健康服務，孩子不但能健康成長，而且受益一生。

每個孩子都是天使——**小兒腦癱（腦性麻痺）**的經絡療法

據報導，中國有二百萬～四百萬的腦癱（腦性麻痺）兒童。在我的朋友圈裡有的夫婦家裡就有腦癱的孩子，如果不進行恰當的治療，腦癱會嚴重影響孩子智力和運動能力，給家庭和社會造成極大的負擔。如果一開始就得到正確的治療，孩子走路、說話、學習都能恢復得跟普通孩子一樣。如果盡早發現並給予適當治療，大部分可以減輕孩子的功能障礙。腦癱的孩子，身體的抵抗力大都低下，要避免接觸患有傳染病和急性感染性疾病的人。

其實，對於腦癱孩子而言，父母就是他們最好、最貼心的醫生。孩子對自己的父母最親近，父母在對孩子進行治療時，最易解除孩子的各種心理障礙，最能得到孩子的積極配合。父母除了到醫院請專業的復健醫師治療外，還可以在家裡親自為腦癱孩子進行小兒推拿，兩者配合起來就會事半功倍。

我在這裡簡單介紹幾種家庭復健訓練的方法。

指導孩子行走。父母站在孩子背後，雙手握住其骨盆兩側，幫助其骨盆分別依次向前方旋轉，以帶動雙腿向前邁進。左右交替進行，以便讓孩子感受到交替步行和交替負重的感覺。在進行行走訓練時，父母要注意糾正孩子髖關節和膝關節的屈曲。只有在髖關節和膝關節充分伸展的情況下，才能保證孩子用全腳掌行走。

訓練腦癱孩子大小便。這項訓練不能過早，一般兩歲以後開始比較合適，過早往往容易失敗。

指導孩子說話。早期運用正確的方法指導孩子說話，能刺激孩子語言能力的發展，促進孩子語言交流能力的產生和運用。父母可以向孩子簡單提問，讓孩子理解問題，並作出正確的反應。

當然，如果在熟悉兒童經絡學的基礎上，運用推拿手法來治療腦癱，是最合適不過了。

治療腦癱的基本手法：補脾經、補腎經各三百次。孩子仰臥，家長以掌心對準中

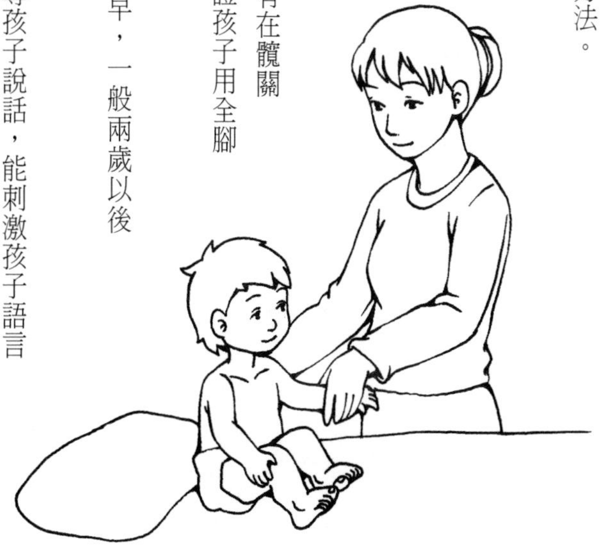

對於腦癱孩子而言，父母就是他們最好、最貼心的醫生

經絡

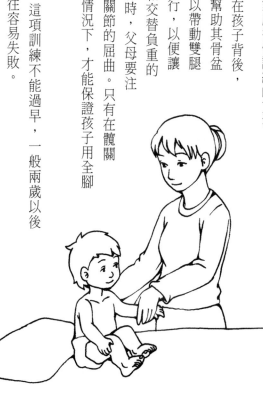

脘穴，順、逆時針各摩動一分鐘。雙手提捏雙側肩井穴各十次，肩井穴在肩膀上的中間點。按揉曲池、合谷、陽陵泉、足三里穴和風府各一分鐘。孩子俯臥，家長以虛掌叩擊脊柱兩側背、腰及骶部肌肉十遍，然後，以掌根輕揉上述部位三遍。家長以大拇指和其餘四指相對，拿揉孩子四肢處肌肉，反覆操作五分鐘。

肝腎虧虛：有的腦癱孩子屬於肝腎虧虛的體質，表現為**雙目無神，智力遲鈍，站立、行走、牙齒生長遲緩，甚至肢體癱軟無力，囟門寬大難合**。

基本手法加補肝經一百次，補腎經加至四百次，就是分別在孩子的食指面和小指面作順時針旋轉推動。按揉肝俞、腎俞各一分鐘。按揉太溪一分鐘。以掌搓擦孩子兩脅肋部二分鐘。

心氣不足體質：表現為語言發育遲緩，或手足顫動，舌淡白。

基本手法加補心經三百次，在孩子的中指面順時針旋轉推動。按揉膻中一分鐘，膻中在孩子的兩乳頭連線中點。按揉內關穴一分鐘，按揉心俞、厥陰俞各一分鐘。

氣血虛弱體質：表現為面色蒼白，精神委靡，疲倦乏力，頭髮稀疏萎黃，舌淡。

基本手法加補脾經至五百次。推三關穴三百次。捏脊七遍。揉血海一分鐘。分

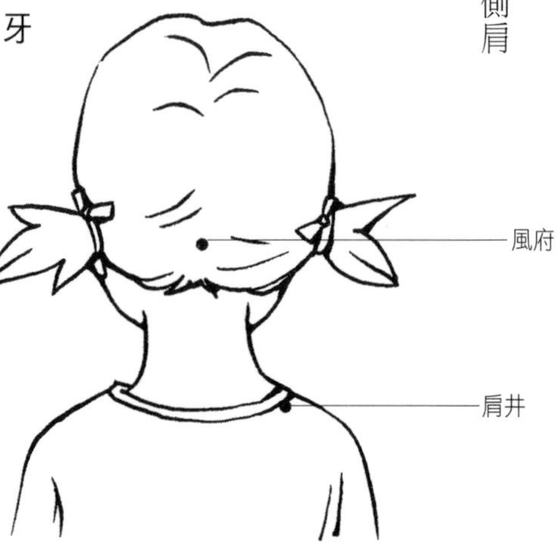

風府和肩井，治療小兒腦癱有奇效

推腹陰陽，沿肋弓角邊緣或自中脘至臍，向兩旁分推二十次。掐推四横紋一分鐘，四横紋穴有兩種不同的位置，是四個穴位的總稱，在孩子食指、中指、無名指、小指的靠近手掌的指關節横紋處，依次分別在上述部位進行推動。揉板門（大魚際）一百次。

我曾為一個三歲的小女孩治療，這孩子一出生就被確診為腦癱，父母帶她跑遍了各大城市的醫院，都無濟於事。當時孩子三歲了，還不會走路。我給這小女孩做小兒推拿時，要求父母不要停止醫院的復健治療，兩個方面配合起來才行，結果治了二個月孩子就蹣跚地走起路來了，一開始經常跌倒，漸漸地走得越來越好，後來連續走十分鐘都不會跌倒。她的父母高興得不得了，把這套手法學會了，天天在家給女兒做。現在小女孩已經四歲了，一切表現都和正常孩子一樣。

看來，小兒腦癱的經絡治療確是有效的，但必須長期堅持，不能因一時見效慢而灰心放棄，在我的經驗中，一般堅持三~四年，就能看到較好的效果。

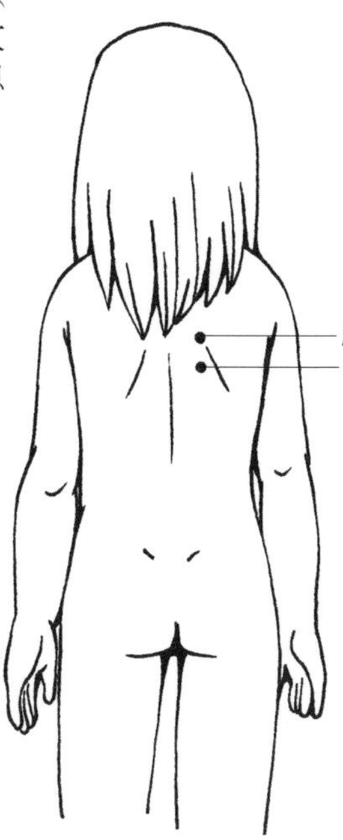

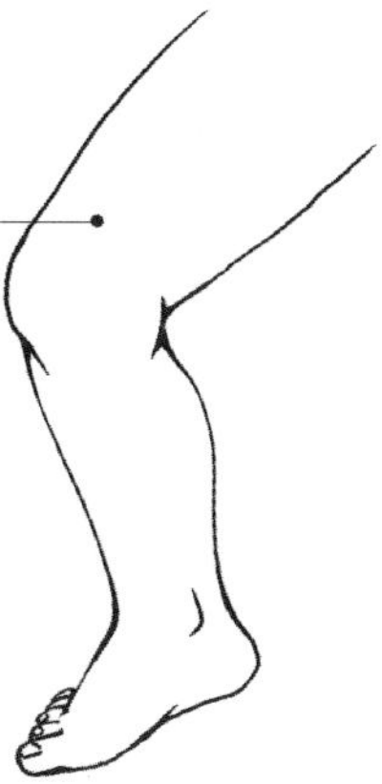

右圖：按揉心俞、厥陰俞，專治因心氣不足引起的腦癱
左圖：常按血海可以滋補氣血虛弱的孩子

讓孩子的咽喉清涼如水——**小兒咽炎**的經絡療法

得過咽炎的大人都知道這難受的滋味，嗓子發癢、灼熱、乾燥，好像有東西卡住但又咳不出來。孩子得了咽炎也是很難受的，只是有時候由於年紀小，表達不出來。如果家長發現孩子最近老哭鬧，哭聲嘶啞，早上起來較嚴重，聲粗甚至失音，口水比以前流得多，張開小嘴一看，發現咽部充血紅腫，那麼肯定是得了咽炎。

治療咽炎的基本手法：以拇、食、中三指擠捏天突穴三十～五十次，然後，以大拇指指腹輕輕按揉一分鐘。

以大拇指掐按風府穴一分鐘，再自上向下按揉頸部，反覆操作二～五分鐘。

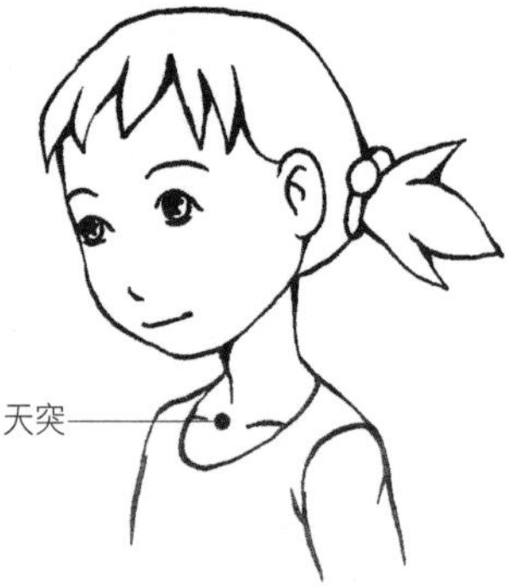

擠捏天突直到局部發紅，治咽喉發熱最好

按壓肩井穴一分鐘，穴位在肩膀上的中間點。按揉曲池、合谷穴各一分鐘。

風熱：被風熱侵犯咽部的孩子除了咽乾，嗓子疼，咽部灼熱外，常伴有發熱，稍微怕風或怕冷，偶爾有咳嗽，痰黏難咳，舌邊尖紅，苔薄黃。用基本手法加清肺經三百次。清天河水一百次。按揉大椎三百次。熱重可蘸酒直擦背部二分鐘。推湧泉二百次，穴位在孩子腳底板前三分之一凹陷處。

肺胃熱盛引發的咽炎：表現為咽部紅腫熱痛，吞嚥困難，伴高熱，口渴想喝水，咳嗽，咳痰黃稠，大便祕結，小便黃，舌紅，苔黃。用基本手法加清天河水三百次。清大腸三百次。推六腑三百次。推下七節骨三百次。搓擦湧泉一分鐘。按揉大椎穴一分鐘。

肺腎陰虛引發的咽炎：表現為咽部灼熱、乾燥、發癢、微痛等，可出現咳嗽，咳痰量少，氣短乏力，嚴重的還會耳鳴，舌淡紅，少苔。用基本手法加揉膻中二分鐘，膻中在孩子的兩乳頭連線的中點。按揉湧泉穴，以熱為度。按揉肺俞、腎俞各一分鐘。

父母平時注意保持孩子的口腔衛生，培養孩子良好的生活習慣，晨起、食後和臨睡前要刷牙漱口，或者用鹽水漱口，睡前不要吃糖果、糕點和甜飲料。避免粉塵、煙霧及有害氣體的刺激。鍛鍊身體，增強抵抗力，防止傷風感冒。飲食宜清淡，忌食辛辣之物。適當多吃梨、生蘿蔔、話梅等水果，以增強利咽作用。嚴重時，可以在按摩治療的同時，配合冰硼散等中成藥外用。

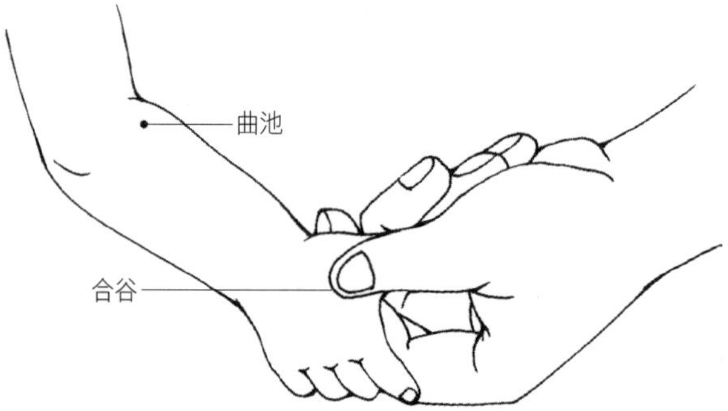

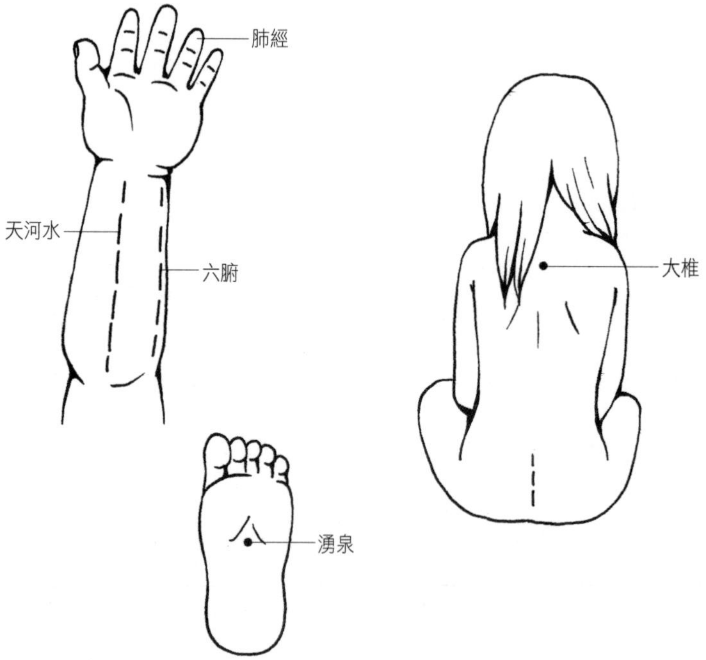

上圖：按合谷、曲池，治療咽炎最有效
下圖：肺胃熱盛和肺腎陰虛所引發的咽炎，其外部症狀區別並不十分明顯，給孩子推拿時要注意區分

關好孩子的「天窗」——**小兒囟門關閉晚**的經絡療法

剛剛出生的嬰兒頭頂有一塊地方是沒有顱骨的，摸上去很柔軟，好像是腦袋上的一扇窗戶，仔細觀察還可發現其隨著心臟的跳動而搏動。這個部位就叫囟門，這是觀察孩子健康狀況的重要窗口。

嬰兒的囟門一般於一歲至一歲半時閉合，如果六個月以內的孩子，囟門微陷，則不屬病。二歲以下的嬰幼兒，囟門還沒有閉合反而下陷，並見身體瘦弱、精神委靡、食欲不振等症狀就屬於囟門關閉晚。病情嚴重的孩子，會出現雙目凹陷、四肢冰冷、手足震顫等症狀。

以下介紹一套對付囟門關閉晚的手法，持續用這套手法，嬰兒囟門不但很快長好，而且會馬上精神起來。

治療囟門關閉晚的基本手法：從孩子的中脘穴開始緩慢向下揉至氣海、關元穴，往返五分鐘。雙掌相疊輕輕按壓孩子腹部，並振顫雙手一分鐘，然後雙掌突然抬起，如此一按一鬆，反覆操作五次。孩子俯臥，以大拇指指腹按揉背、腰部肌肉，重點按揉脾俞、胃俞、腎俞穴，反覆操作二分鐘。按揉足三里、太溪穴各一分鐘。

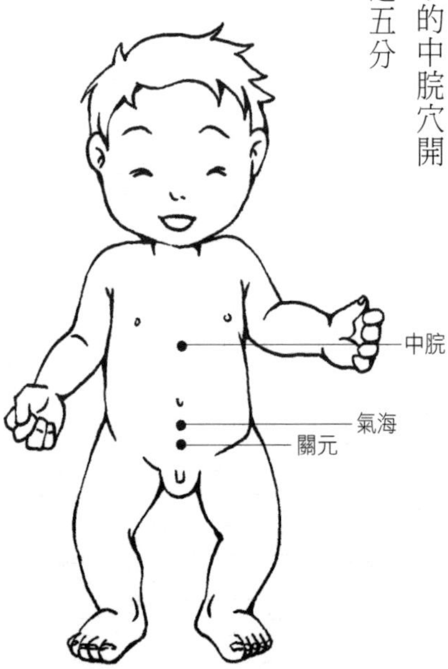

脾胃虛弱：脾胃虛弱的孩子容易囟門閉合晚的現象，**表現為孩子面色萎黃，身體消瘦，精神委靡，食欲不振，手腳冰涼，大便稀，舌淡**。可以用基本手法加補脾經三百次。揉板門三百次。推三關穴一百次。順、逆時針摩腹各五十次。捏脊五遍。

氣陰不足：有的孩子囟門閉合晚是由於體內氣陰不足，**孩子既有面色蒼白，精神疲倦的氣虛表現，又有口乾口渴，口唇乾燥，雙目凹陷，皮膚乾枯，臉部消瘦，舌紅，苔少而乾的陰虛表現**。用基本手法加補脾經三百次，在孩子的大拇指面順時針方向的旋轉推動。推三關穴一百次。揉外勞宮一分鐘。揉推四橫紋四分鐘。

我建議父母們要經常給營養不良的新生兒進行四肢按摩或捏脊。天氣暖和時，可

按中脘、氣海和關元，讓孩子的囟門固若金湯

帶孩子到室外，曬曬太陽，呼吸點新鮮空氣，以改善孩子的情緒和食欲，增加血液循環及全身的新陳代謝，以防孩子囟門關閉晚。對已患有囟門關閉晚的孩子要合理餵養，及時添加輔食，給孩子多吃新鮮的蔬菜湯、水果、稀米粥等富含維生素的食物，並堅持推拿治療。

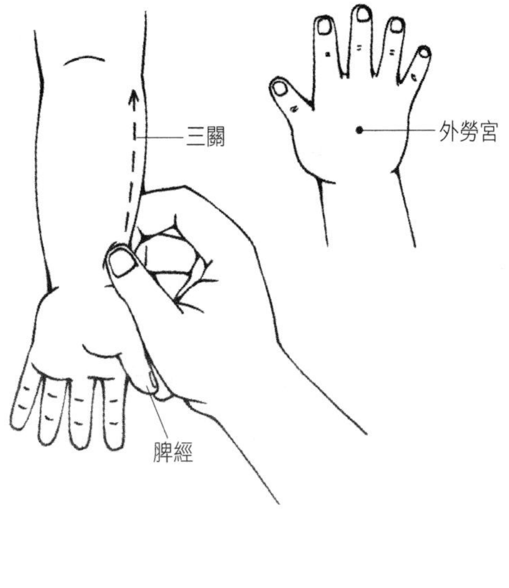

這幾個要穴主治小孩因氣陰不足而造成的囟門關閉晚

孩子，我不要你咳——**小兒哮喘**的經絡療法

有的孩子一出生就得了先天性哮喘，落地就整日哮喘不止，我曾治癒過一個罹患先天性哮喘的四個月大的嬰兒，效果很好。從中我體會到，先天性哮喘的孩子，年齡越小，治癒的機會越大，長大以後就比較難治了。

這孩子的父母一開始找到我時是這樣描述的：孩子哮喘前就會打幾個噴嚏，流鼻涕，然後開始呼吸不暢，張著小嘴喘，還發出像吹笛子的聲音，有時一會兒就沒事了，有時卻持續半個小時。我先給這嬰兒補脾土二百次。瀉心火、肝木各一百次。清肺金三百次。補腎水二百次。揉外勞宮六十分鐘。推三關穴二百次。掌根橫擦孩子肩胛骨內側部位五分鐘。做完這些，再按照以下總結的治療哮喘基本手法進行治療，連續治療五天後，這嬰兒不再喘了，再堅持按摩一週，就徹底治好了，從此再也沒有復發過。

從我的治病經驗來看，**孩子無論患上哪種慢性病，都是年齡越小，病程越短，治**

療作用越大；越拖延，治療就越費力。

哮喘一年四季都可能發病，寒冷季節氣候急劇變化時發病更多。嚴重時孩子可出現張口抬肩、不能平臥、大汗淋漓、四肢發涼、頸部靜脈僨張，出現這種情況要馬上送醫院搶救。

治療哮喘的基本手法：家長用掌根橫擦孩子肩胛骨內側部位，持續操作三分鐘。用大拇指點揉大椎、肺俞各一分鐘。用雙手大拇指與食、中二指提拿雙側肩井穴十次，肩井穴在肩膀上的中間點。家長用雙手指腹以任脈為中線，自天突穴起從上而下漸漸向兩側分推至整個胸部，持續二分鐘，然後擦胸部一分鐘。用中指點揉天突、膻中穴各一分鐘，膻中在孩子的兩乳頭連線中點。家長以掌心為肚臍摩動二分鐘。最後分推腹陰陽五十次，沿肋弓角邊緣或自中脘至臍，向兩旁分推。

寒喘：孩子除了喉中有哮鳴聲外，還咳痰稀白，怕寒無汗，面色蒼白，喜歡喝熱飲，小便顏色清。用基本手法加推三關穴三百次。點揉合谷、風池穴各一分鐘。分推肩胛骨一百次。

熱喘：孩子除了喉中有嗚嗚如吼的聲音外，還伴隨咳痰黃稠，喜歡喝冷飲，小便黃，便祕，發熱面紅，舌紅，苔薄黃等症狀。用基本手法加清大腸一百次。推六腑二百次。點揉豐隆穴二分鐘。

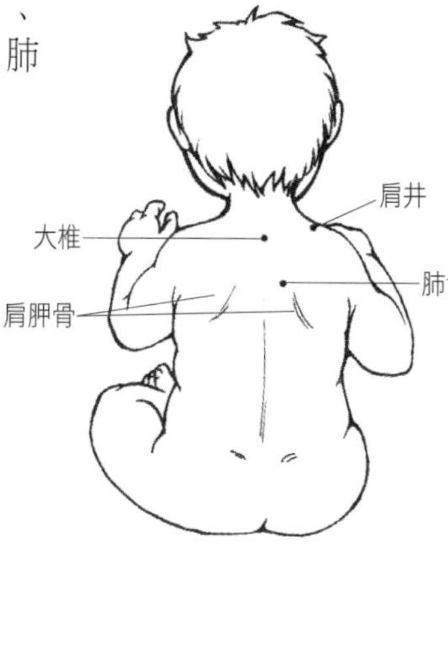

按揉大椎、肩井和肺俞等穴可根除小兒哮喘

虛喘：有的孩子得的是虛喘，**反覆發作，咳痰無力，聲低氣短，一活動就更厲害，口唇發紫，舌淡**。用基本手法加補脾經二百次。補腎經二百次。按揉關元、三陰交穴各一分鐘。揉脾俞、腎俞各二分鐘。

孩子是父母的心頭肉，不要等到得病了才知道著急。平時要注意給孩子保暖，防止患上哮喘，並增強身體抵抗力。

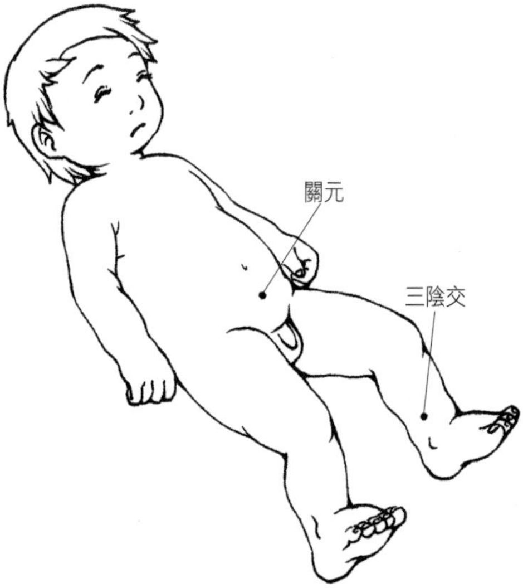

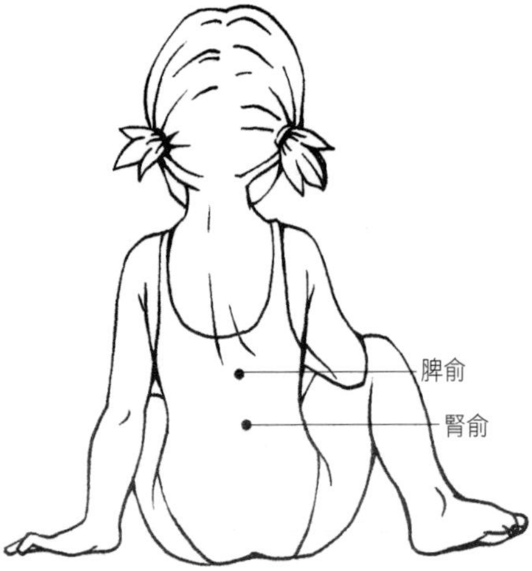

上圖：豐隆主治孩子熱喘，關元、三陰交主治小孩虛喘
下圖：脾俞和腎俞，是孩子自生的止喘良藥

輕搓肺經不再憂——**小兒感冒**的經絡療法

人生一世，罹患次數最多的病恐怕就是感冒了。孩子的抵抗力弱，當然更容易感冒。尤其一到冬春季，來找我給孩子治感冒的父母真是絡繹不絕。

父母們對待孩子感冒，除了給孩子吃各種感冒藥以外，就是去醫院打點滴。不久，症狀被暫時鎮壓下去了，但病毒的根子卻潛伏在體內了，病毒會不定時地報復孩子，反覆發作。所以，我現在這裡向大家介紹一些更速效、更實用的小兒感冒推拿手法。

治療感冒的基本手法：家長以手掌蘸少許生薑汁沿脊柱兩側膀胱經抹，用大魚際推搓背腰部，以紅熱為度。

在背部風門、肺俞穴分別按揉一分鐘。

推孩子鼻翼兩側各一分鐘，然後推印堂、攢竹穴，再向左右分抹額部，抹到太陽穴後用大拇指按揉。

如此反覆數遍，以皮膚微微發紅為度。然後再按揉曲池、合谷穴各一分鐘，保證立竿見影。

感冒的症狀為怕冷，發熱，頭痛，鼻塞，流涕，嗓子疼，咳嗽，這些都是大家熟識的了。嚴重的時候孩子出現高燒，煩躁不安或老睡覺，甚至出現抽搐。

如果用小兒推拿來給孩子治病的話，必須分清風寒感冒和風熱感冒兩大類型，根據症狀的不同，對症下「手」。

「風寒」感冒的特點及推拿治療手法：風寒感冒有個很大的特點，**就是孩子怕冷，發熱，而且無汗，四肢關節痠痛，流清涕，咳痰清稀，舌淡。**

基本手法加推三關穴五百次。揉外勞宮一分鐘。雙手提拿肩井穴部位肌肉十次。用食、中指揉二扇門五十次，二扇門位於中指與無名指之指蹼緣，父母用大拇指指甲掐那指蹼緣。

「風熱」感冒的特點及推拿治療手法：風熱感冒也有一個很大的特點，**就是孩子**

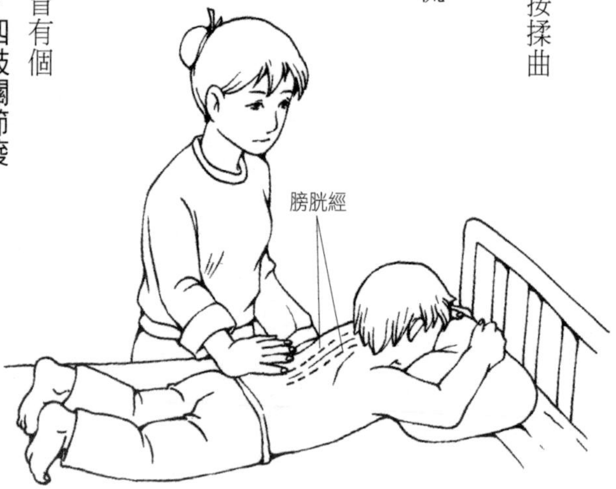

按孩子脊柱兩側的膀胱經，勝過一切感冒藥

發熱重，微怕風或怕冷，嗓子疼，口乾，而且有汗，流黃涕，咳嗽痰黃，舌邊尖紅，苔薄黃。

基本手法加清肺經三百次，在孩子無名指面向手掌方向直線推動。

清天河水一百次，天河水在孩子前臂內側正中線，自腕至肘成一直線，父母用食、中二指沿那條線從孩子的腕推向肘。

按揉大椎穴二分鐘。用掌橫擦骶尾部，以透熱為度。拿肩井五次。

咳嗽痰多：基本手法加按揉天突、豐隆穴各一分鐘。按揉膻中一百次，膻中在孩子的兩乳頭連線的中點。

高熱：基本手法加瀉肺經三百次。瀉心經三百次。推湧泉二百次。清天河水五百次。直推脊柱十次。

食欲不振：基本手法加揉板門一百次。摩中脘三分鐘。按揉足三里穴一分鐘。補脾經一百次。推三關穴一百次。按揉中脘、足三里穴各一分鐘。

重感冒：對於流鼻涕、嗓子疼等症狀比較重的孩子，用基本手法加點揉風池穴一分鐘。按揉曲池、合谷穴各一分鐘。揉太陽穴三分鐘。

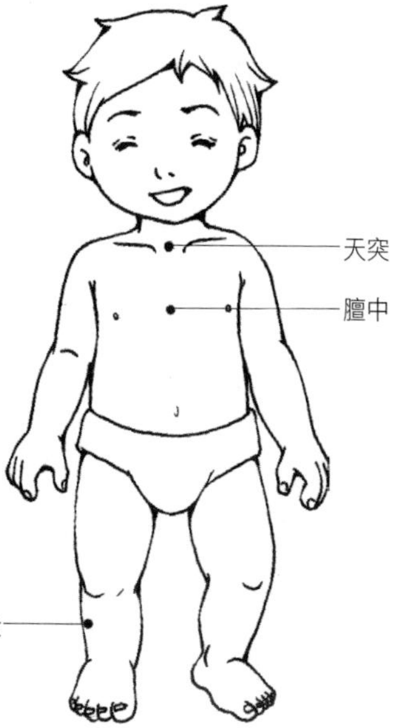

經絡

天突、膻中加豐隆，是給感冒的小孩去痰的法寶

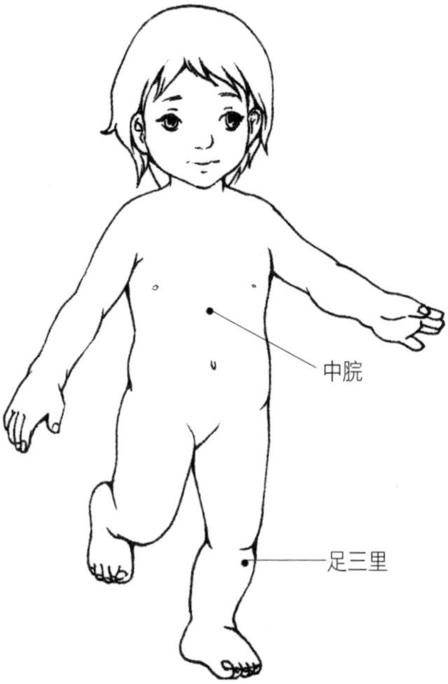

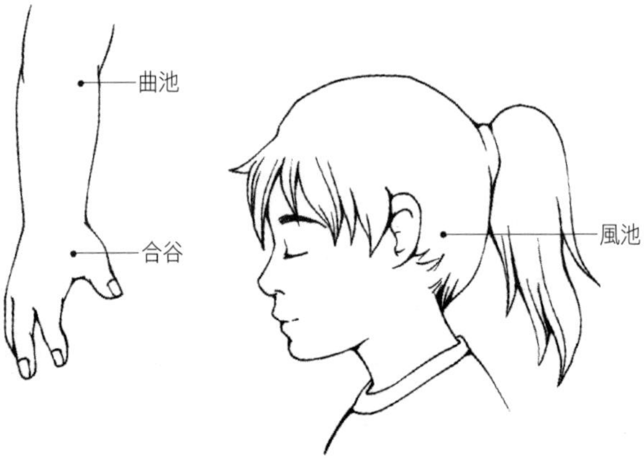

上圖：中脘、足三里專治得感冒後的食欲不振
下圖：對於感冒的孩子，可為其按風池、曲池、合谷

孩子在感冒期間，家長要注意讓其臥床休息。孩子的居室要保證空氣新鮮濕潤，以防空氣乾燥。因為塵土飛揚刺激孩子的鼻子和咽喉，會引起咳嗽。孩子感冒期間，家長要給其吃清淡易消化的半流食，如稀小米粥等，忌食油膩的食品，並注意讓孩子多喝水，多吃青菜、水果。

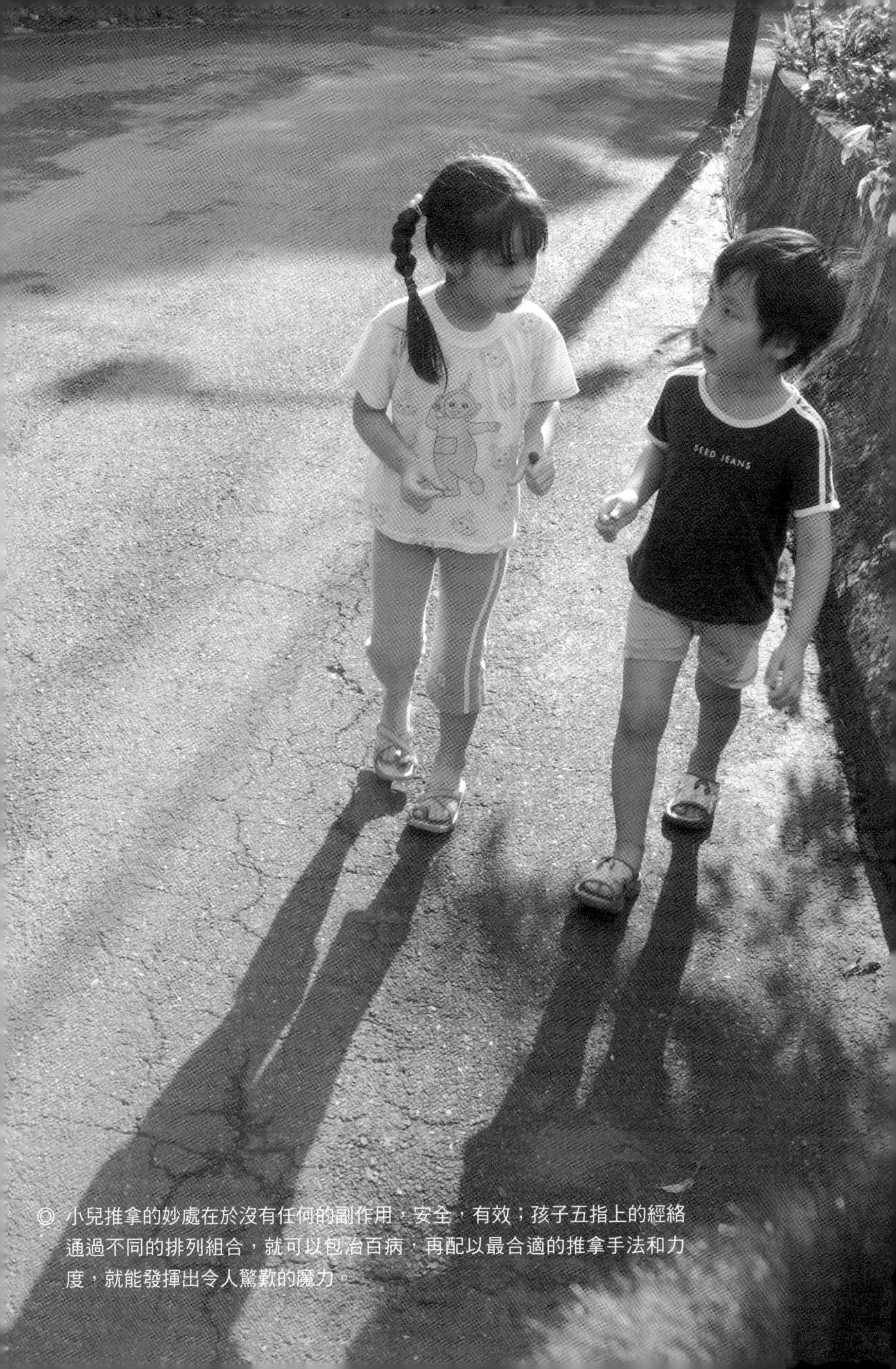

◎ 小兒推拿的妙處在於沒有任何的副作用，安全，有效；孩子五指上的經絡通過不同的排列組合，就可以包治百病，再配以最合適的推拿手法和力度，就能發揮出令人驚歎的魔力。

第六章

父母是孩子最好的家庭醫生（二）

孩子一旦有個頭疼腦熱，父母們就恨不得替他生病，心疼卻又手足無措，第一時間把孩子送進醫院，打點滴、吃西藥，任由醫生處置。如果中國的父母都能及早明白兒童經絡的偉大神妙之處，這一切讓人牽腸掛肚的事情又怎會發生呢？

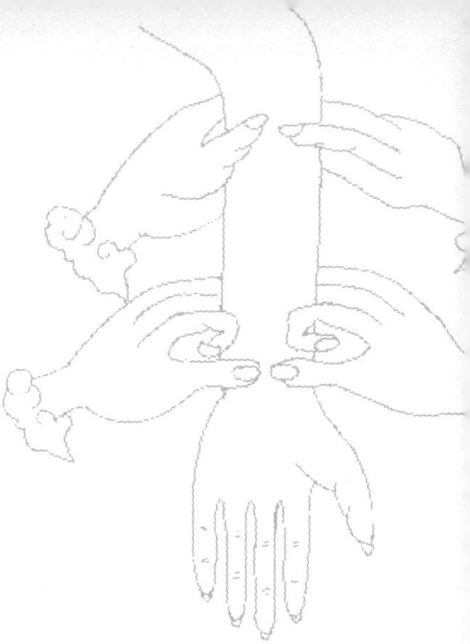

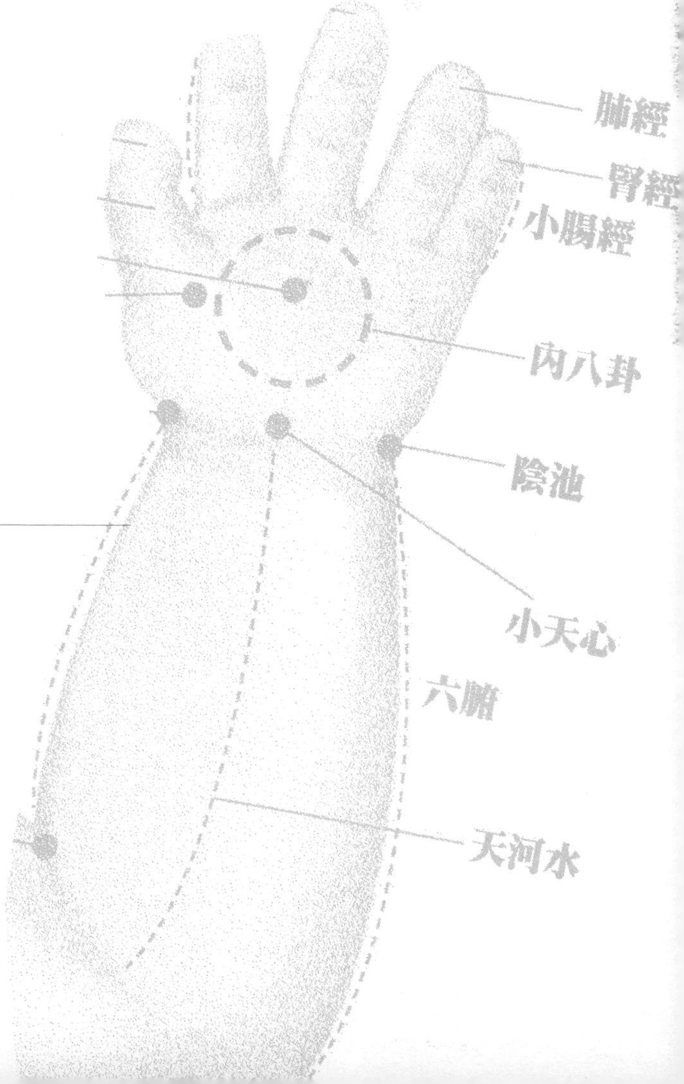

推拿脾胃出痘快——**小兒水痘**的經絡療法

半歲以內嬰兒，體內有來自母體的抗體保護，很少患水痘。大一些的孩子，一次患水痘以後就可獲得終身免疫力。在二十世紀八〇年代，得水痘的孩子非常多。現在得水痘的孩子少多了，但要注意的是，如果在幼稚園或小學裡，有孩子得水痘，很快就會傳染開。

有一天，兩個母親一起帶著兩個四歲左右的孩子來找我。這倆母親是好朋友，其中一個的孩子得水痘了，開始有一點點流鼻涕和咳嗽，以為是不小心著涼了，沒在意，仍然互相串門，一起玩。結果第二天，兩個孩子都**在胸腹背及頭面部皮膚出現皮疹，數小時內演變成水泡**，這下子也都顧不上玩了，疼得直哭。

水痘有癢感，通常一～三天後變乾和結痂。在三～四天內先後分批出現，在四肢分布較少。水痘一般病情較輕，個別可發生肺炎、中耳炎等。發水痘與脾經、肺經有關，因為脾和肺負責管理人體的體液代謝。

治療水痘的基本手法：清肺經三百次。清胃經二百次。揉外勞宮一分鐘。推四橫紋四分鐘。按揉脾俞、肺俞各一分鐘。按揉曲池一分鐘。

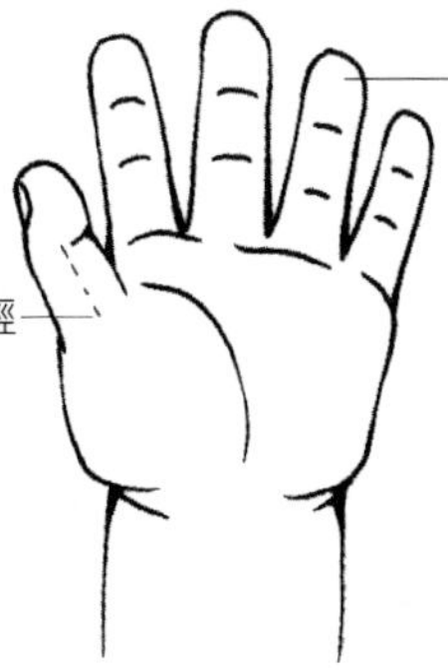

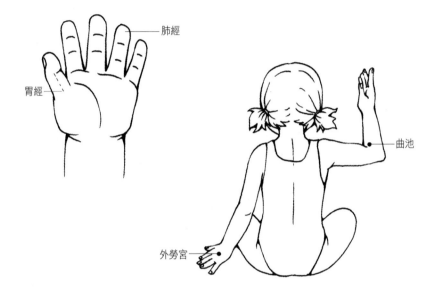

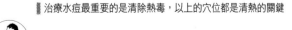

治療水痘最重要的是清除熱毒，以上的穴位都是清熱的關鍵

如果伴有**發熱、咳嗽、鼻塞流涕**，用基本手法加清天河水三百次。揉二扇門三十次。推六腑一百次。按揉大椎穴一分鐘。

如果伴有**高熱，心煩，口渴，牙齦腫痛，大便乾，小便黃，舌苔黃膩**的孩子，用基本手法加清天河水五百次。清小腸三百次。清心經三百次。推六腑一百次。搓擦湧泉穴三分鐘。

父母如果發現孩子染上了水痘應立即隔離，隔離期限為從發病到皮疹全部結痂為止。患水痘期間的孩子應注意臥床休息，加強護理，勤洗手，把指甲剪短，避免抓破皮疹引起繼發感染。注意飲食調養，多吃清淡易消化的食物，多飲開水，忌食辛辣、油膩食物。

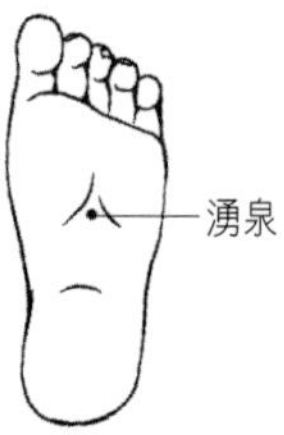

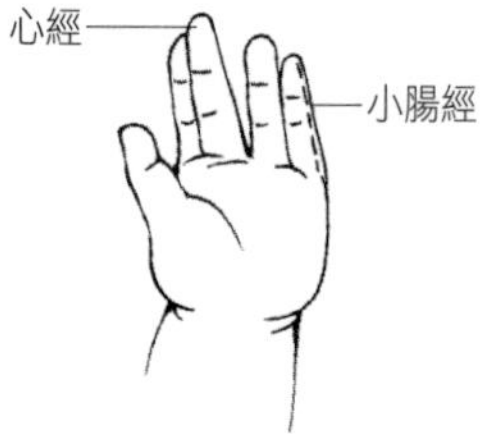

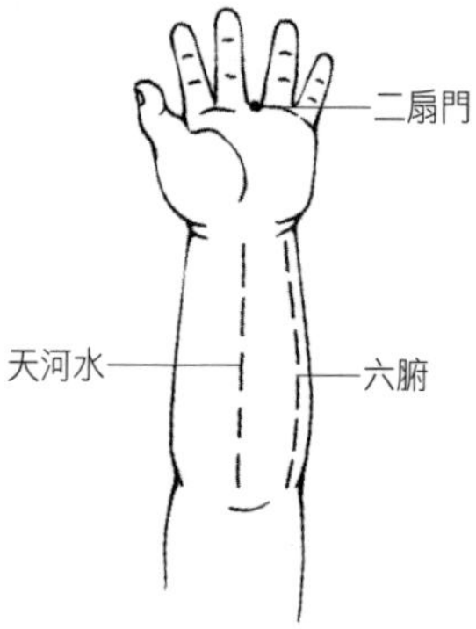

右圖：得了水痘的孩子發熱是很危險的，要立刻清天河水退熱
左二圖：如果熱毒在腹部的話，最有效的就是給孩子清心經和小腸經，並且再多擦湧泉穴

永遠趕走孩子身上的「**癢**」——**小兒濕疹**的經絡療法

孩子濕疹是父母們覺得很心煩的事情，因為這種病通常時輕時重，反反覆覆，發作時瘙癢難忍，夜間更會加重，孩子因此常煩躁哭鬧，從而影響進食和睡眠。濕疹在孩子滿月時即可發生，六個月至一歲時較重，一歲後才可能好轉。一旦患濕疹，小孩面頰上會出現小紅疹，很快就會波及到額、頸、胸等處，小紅疹亦可變為小水泡，破潰後流水，最後結成黃色的痂皮。

小兒濕疹多見於用牛奶餵養的孩子，所以媽媽們最好用母乳餵孩子。如果父母雙方均有過敏體質，孩子百分之七十左右會是過敏體質；而其中一方過敏，一半孩子有過敏的可能。過敏體質的孩子大多都會長濕疹。

有一次，我的診所來了一位心焦的母親，懷裡的小嬰兒才六個月大，脖子上長了很多濕疹。我問明情況，原來這孩子流口水把衣服領子浸濕了。母親太年輕，難免有點粗枝大葉，沒有及時給換上乾衣服就抱著孩子上街，天氣比較冷，還颳

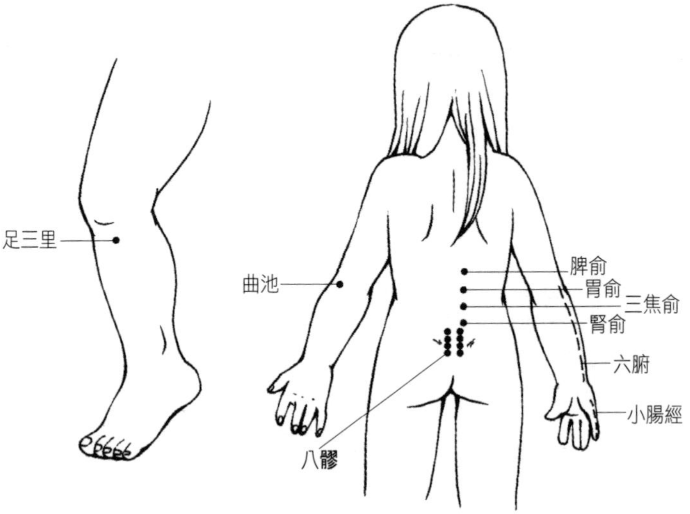

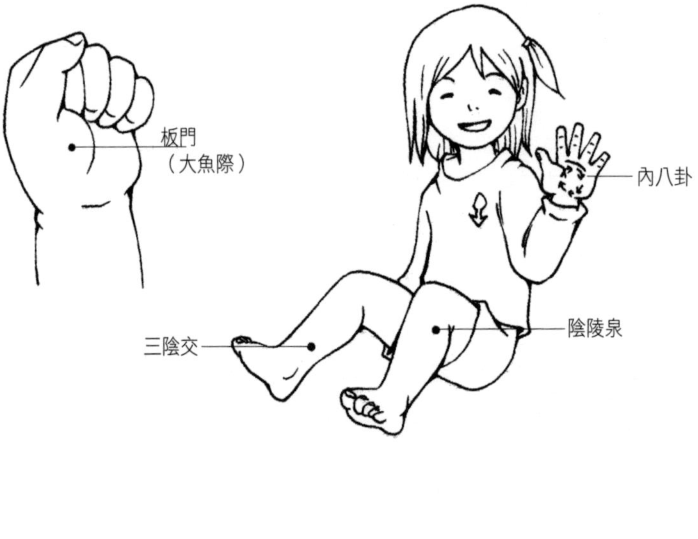

上圖：三焦俞的作用是將水濕之氣導向膀胱，排出體外
下圖：陰陵泉是至陰之穴，是治療小兒濕疹的重要穴位

風，結果晚上小孩脖子上就長了很多小紅疹。這就是風邪、寒邪和濕邪一起侵犯的結果，孩子那麼柔弱的身體，哪裡禁得起這麼多「壞人」一起搞破壞啊。我按我的治療手法給孩子做好了推拿以後，還提醒這母親**不要讓寶寶接觸肥皂、硬水等刺激物，不要讓他亂抓，流口水時要及時輕輕擦乾，避免加重濕疹。**

治療濕疹的基本手法：清肺經三百次。清大腸一百次。按揉曲池、足三里穴各一分鐘。孩子俯臥，以雙手拇指沿脊柱兩側從肺俞開始向下揉，沿脾俞、胃俞、三焦俞、腎俞到八髎穴，往返治療，時間約五分鐘。

伴有**哭鬧口渴**、**精神倦怠**、**大便不暢**、**小便黃**、**舌紅**、**苔黃膩**等症狀的孩子，要用基本手法加清小腸三百次。推六腑一百次。按揉陰陵泉、三陰交穴各一分鐘。

伴有**厭食**，**肚腹脹痛**，**大便酸臭**、**舌苔厚膩**等症狀的孩子，用基本手法加按揉中脘穴一分鐘。揉板門二百次。運內八卦二百次。推下七節骨一百次。

濕疹病程較長，並容易反覆，飲食宜清淡，忌食辛辣肥甘之物。家長一定要堅持給小兒推拿，以免轉為慢性。

怎樣杜絕濕疹呢？尤其過敏體質的孩子，千萬不要餵他牛奶，以及蛋黃、魚蝦類食物。內衣應選純棉製品，減少化纖和羊毛織物的刺激。用溫清水洗臉、洗澡，保持皮膚清潔，有的家長認為孩子有濕疹，應減少洗臉、洗澡的次數，這觀點是錯的；避免孩子抓搔，防止病情擴散才是重中之重。

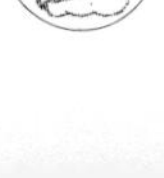

梳理胃經就會好──小兒嘔吐的經絡療法

年輕的父母們經常會覺得很奇怪，為什麼孩子總是動不動就嘔吐？這是因為孩子胃的位置較成年人淺。

治療嘔吐的基本手法：以大拇指按揉膻中穴二分鐘，膻中在孩子的兩乳頭連線的中點。用兩大拇指，自中脘至臍向兩旁分推三十～五十次。順、逆時針摩腹各一分鐘。以大拇指端按揉足三里、內關穴各約一分鐘。

食滯：如果孩子表現為口臭，嘔吐物常伴未消化的乳塊或食物殘渣，大便量多，氣味酸臭，腹部脹滿，舌苔厚膩，這是由於孩子有食滯造成的，可用清瀉的方法。基

六腑
內關
脾經

膻中
三關
天樞

大腸經

板門
（大魚際）

足三里

小孩嘔吐是常見病，不要先急著給他打消炎針，對待嬌嫩的身體，推拿更有效

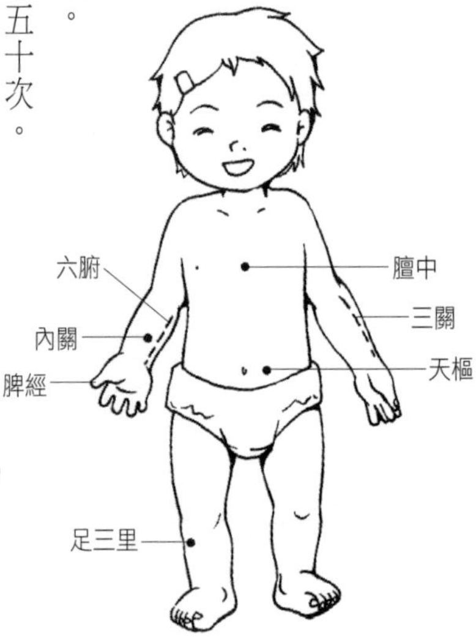

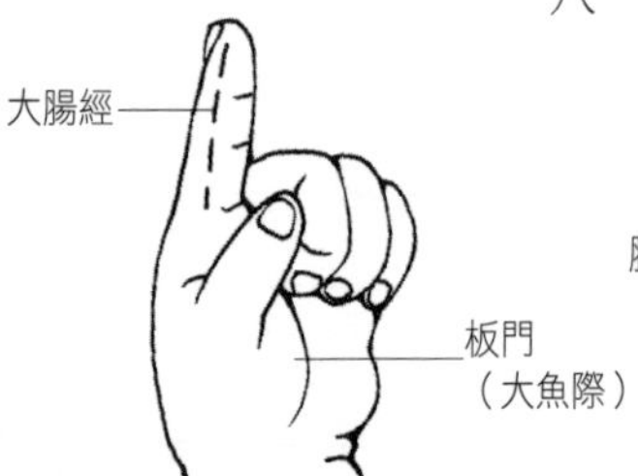

本手法加清脾經一百次。揉板門三百次。清大腸二百次，自虎口向食指尖的外側直線推動。以指點揉中脘穴二分鐘。

氣寒：如果孩子**嘔吐清稀黏液，無臭味，精神不振，面色蒼白，手腳冰涼，大便溏薄，小便色清**，屬於寒性嘔吐，用溫補的方法。用基本手法加補脾經三百次。揉板門二百次。揉外勞宮五十次。推三關穴三百次。點揉關元穴一分鐘。以掌橫擦肩背、腰骶部。

氣熱：如果孩子**嘔吐物酸臭或為黃水，身熱口乾口渴，煩躁不安，大便稀薄臭穢或便祕，小便色黃量少**，屬於熱性嘔吐，用清瀉的方法。用基本手法加瀉脾經二百次。清大腸二百次。推六腑三百次。按揉雙側天樞穴各一分鐘。推下七節骨一百次。

虛火：如果孩子**兩顴發紅，手足心熱，大便乾、小便黃，苔少而乾**，屬於虛火嘔吐，應該用

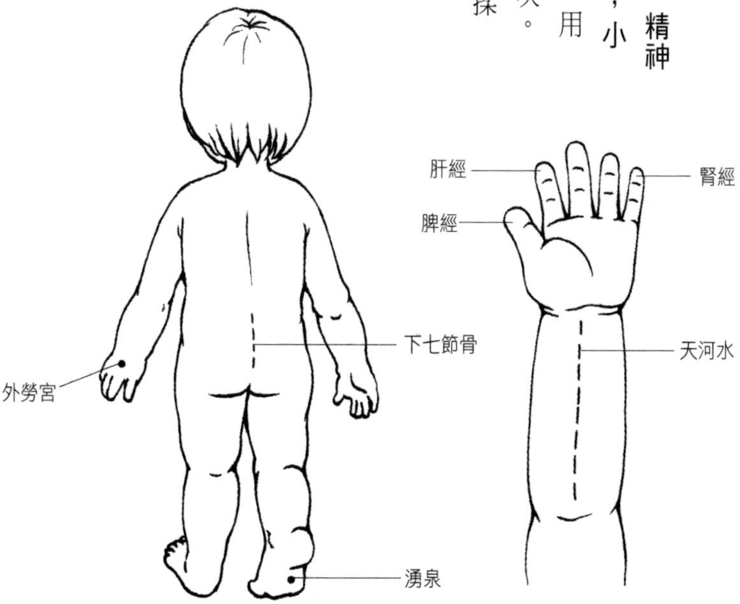

經絡

推下七節骨能調理脾胃，相當於給孩子喝用黨蔘、熟地煮的養胃粥

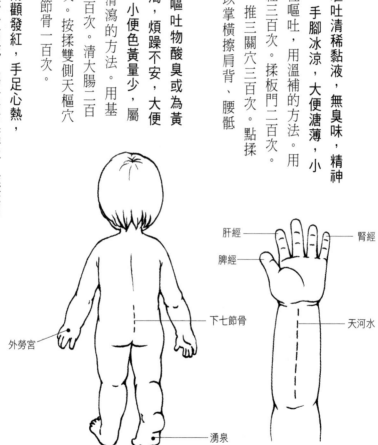

清火與滋陰的方法。用基本手法加清天河水二百次。瀉肝經二百次。補腎經三百次。推湧泉三百次。

感冒：因患感冒而嘔吐的孩子，用基本手法加按揉曲池、合谷穴各一分鐘。推揉太陽穴一分鐘。瀉肺經二百次。

脾虛：脾胃虛弱，神疲乏力的孩子，用基本手法加補脾經三百次。揉板門三百次。捏脊五遍。按揉足三里穴二分鐘。

飲食不當：對於因為吃得太多或吃了不乾淨食物而造成嘔吐的孩子，用基本手法加清胃經三百次，胃經就在大拇指面下方那一節，向手掌方向直線推動為清。清大腸三百次，大腸經在食指外側緣，自食指尖至虎口成一直線，自虎口向食指尖的外側直線推動為清。揉板門一百次，板門就在手掌大魚際。運內八卦一百次，在孩子手掌面，以掌心為圓心，從圓心至中指根橫紋約三分之二處為半徑作圓，順時針方向掐運。推下七節骨一百次，七節骨在第四腰椎至尾椎上端成一直線，自上而下直線推動稱推下七節骨。

嘔吐時，家長要立即將孩子的頭側向一邊，以免嘔吐物嗆入氣管引起吸入性肺炎，另外，不要隨意讓孩子亂動，少給他吃肥膩的食物。

警鐘為病而響——**小兒咳嗽**的經絡療法

咳嗽是機體對抗侵入氣道的病邪的保護性反應。西醫治咳嗽用鎮咳西藥強制性地使人不咳，以為這就是止咳成功，其實這樣做就好比對抗敵人時用繩子捆住自己的哨兵一樣荒謬。我認為只要邪氣祛走了，人體就自然不咳了，就如同沒有敵人，警鐘自然不會響。

當風、寒、暑、濕、燥等外邪侵襲人體的時候，肺、脾、腎三臟功能失調，孩子就會咳嗽。同時會伴有發熱、鼻塞、乾咳少痰或咳嗽痰多、神情疲憊等症狀。

治療咳嗽的基本手法：按揉孩子背部的肺俞穴五分鐘。然後，向兩側分推肩胛骨一百次。用大拇指點揉天突穴五十次。揉膻中一分鐘。按揉孩子足三里、豐隆穴各一分鐘。

風寒：有的孩子得的是風寒咳嗽，**痰稀色白，發熱怕冷，無汗**。這類咳嗽的治療

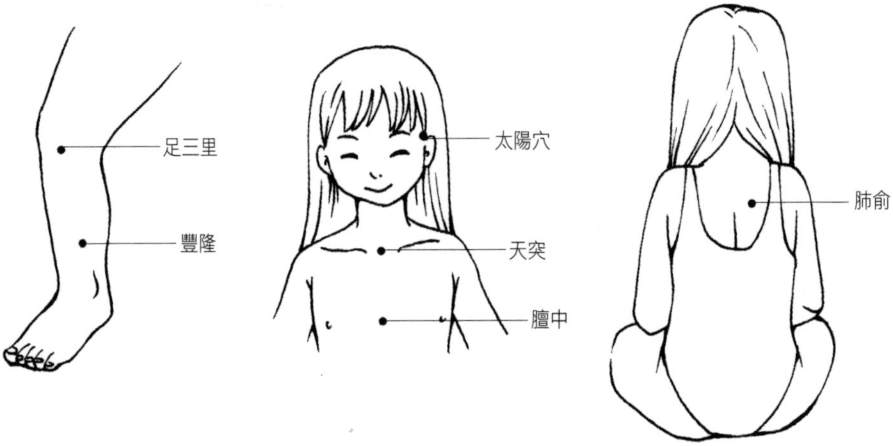

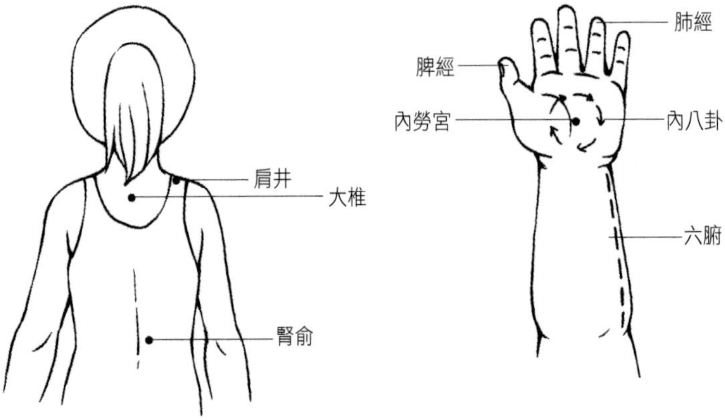

上圖：天突、肺俞和膻中等穴可治小兒咳嗽
下圖：大椎是風熱型咳嗽的剋星

手法則需：基本手法加推三關穴三百次。拿風池、合谷穴各一百次。推太陽穴三百次。

風熱：有的孩子得的是風熱咳嗽，**痰黃咯吐不暢**，**嗓子疼**，**發熱汗出**，**舌苔薄黃**。相應的治療手法需：基本手法加清肺經三百次。推六腑三百次。揉大椎一分鐘。用大拇指在肩井穴上作按揉法十次，最後用雙手大拇指與食、中二指提拿五次。

痰多：如果孩子**痰白而多**，用基本手法加補脾經三百次。掐揉推四橫紋四分鐘。運內八卦一百次。

乾咳：如果孩子**乾咳少痰**，用基本手法加揉內勞宮五十次。推湧泉穴二百次。揉腎俞一分鐘。

父母要特別注意給孩子保暖，以防風寒再次侵襲，否則咳嗽就會持續不斷，同時也應該避免讓咳嗽的孩子去公共場所。

我曾經指導一位母親給她五歲的兒子治咳嗽，因為距離遠，我們不能直接見面，只能通過電話傳達信息。她說她的兒子連續二年從秋冬季咳嗽到春季。發病的一般症狀是：大便乾燥，腹脹，食欲不佳，夜裡咳嗽，甚至不能入睡，十天前還連續發了三天燒，流鼻血，小便黃。

我綜合考慮了這些症狀，判斷這孩子是熱性體質，就按照上面所講的治療咳嗽的基本手法加上治風熱咳嗽的手法來治。沒過兩天，孩子的母親打來電話，十分高興地跟我說：「按摩了三次就不咳了，這小兒按摩真的很靈！」

驅散孩子肺經上的**寒氣**——**小兒百日咳**的經絡療法

此病多見於五歲以下孩子，年齡越小，病情大多越重，病程一般較長，可拖延三個月之久，故有「百日咳」之稱。患病後就終身免疫了。

我在講五行生剋關係的時候專門講了我治療百日咳的思路。為了方便讀者操作，在這裡再作一次系統的歸納，還要補充一下當出現各種伴隨症狀時所加用的特殊治療手法。

治療百日咳的基本手法：補脾經、補腎經三百次。清肝經二百次。清心經二百次。清肺經三百次。推三關三百次。推天河水一百次。推六腑二百次。反覆擠捏膻中穴處的肌肉，以局部發紅為止。按揉孩子足三里、豐隆穴各一分鐘。孩子俯臥，家長用全掌橫擦肩胛骨內側緣，以透熱為度。按揉大椎、肺俞、定喘穴各一分鐘。

風寒：同時得了風寒感冒的孩子，伴有**怕冷發熱，頭身疼痛，無汗**等症狀。基本手法加推三關穴三百次。拿風池、合谷各一分鐘。橫擦胸部一分鐘。

風熱：同時得了風熱感冒的孩子，會出現**高熱，咽紅，面紅**。治療手法需：基本手法加清肺經三百次。推六腑三百次。按揉曲池、合谷各一分鐘。

痰熱：痰熱重的孩子，**痰黏稠，色黃，口鼻氣熱**。用基本手法加按揉風池、曲池、合谷穴各一分鐘。點按膻中穴一分鐘。擦搓胸脅三分鐘。拿揉頸椎兩側的肌肉，反覆操作十遍。

脾肺氣虛：表現為咳聲無力，疲倦乏力，食欲不振，大便溏稀。用基本手法加補脾經三百次。補肺經三百次。按揉脾俞、肺俞、胃俞穴各一分鐘。摩中脘穴三分鐘。捏脊三遍。

患百日咳的初期有感冒症狀：用基本手法加推攢竹一分鐘。揉太陽穴一分鐘。拿風池一分鐘，拿肩井一分鐘。

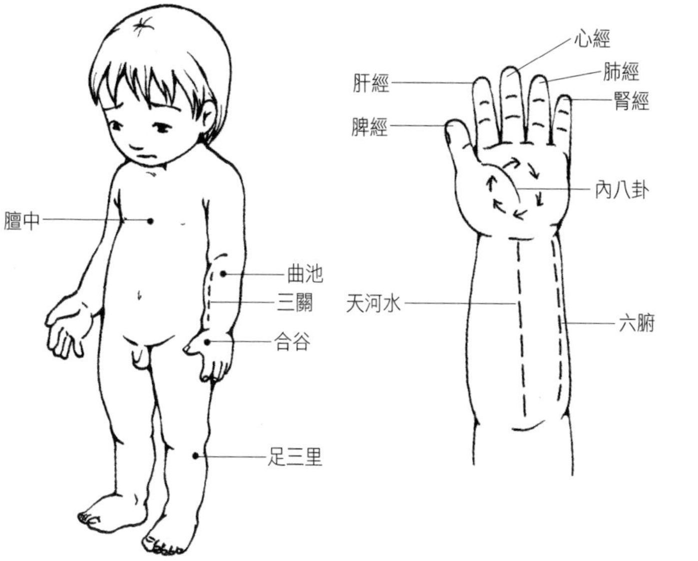

治療百日咳的基本穴位

咳嗽期：用基本手法加揉魚際三百次，運內八卦一百次。

恢復期：用基本手法加摩中脘五分鐘，按揉足三里穴一分鐘，橫擦背部一分鐘。

另外，父母們應及時為孩子注射百日咳疫苗，在本病流行季節時盡量少帶孩子去公共場所，保持孩子心情舒暢。

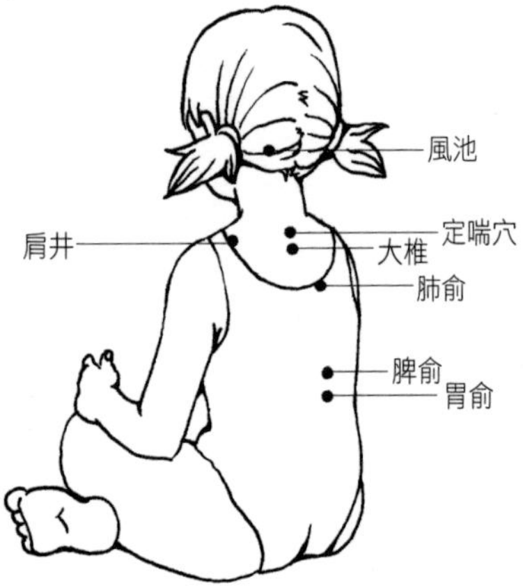

治療百日咳的穴位有很多分布在孩子背部

我有「夜啼郎」，推拿保安康——小兒夜啼的經絡療法

一對父母帶著他們的小嬰兒來看病，一進門我就看見這夫妻倆沒精打采、十分疲勞，妻子還忍不住地在打呵欠。我就此判斷十有八九是這小嬰兒得了夜啼。沒等夫妻倆開口，我就說：「你們孩子晚上老哭哭啼啼吧？」這對父母感到很詫異，他們不知道是他們的倦容告訴我的。妻子就對我說：「是啊，有時候這孩子能哭上一通宵，白天還好好的，但一到晚上就開始哭，一開始我們以為他餓了，就給他餵奶，可是才吃完一會兒又接著哭，我們又以為是尿布濕了的原因，但換完還是哭，找了各種各樣的原因都不行。這一個月裡，我們基本上沒一天睡過好覺。」

夜啼多見於三個月以內的幼小嬰兒。有人說：「孩子在睡夢中成長」，可見孩子夜啼不僅使父母疲憊不堪，更重要的是會影響孩子的生長發育。我在這裡介紹一下治療夜啼的基本手法，持續為夜啼的孩子操作，保證孩子踏踏實實一覺睡到天

經絡

亮，父母很快就能脫離苦海了。

治療夜啼的基本手法：補脾經二百次。清心經二百次。清肝經二百次。用掌心順時針摩腹、揉臍各三分鐘。按揉足三里穴一分鐘。

脾虛：如果孩子啼哭聲弱，手腳冰涼，吃得少而且便溏，面色青白，唇舌淡白，是脾虛引起的夜啼。用基本手法加揉板門三百次。推三關穴一百次。掐揉推四橫紋四分鐘。摩中脘穴三分鐘。

心火旺：如果孩子哭聲響亮，面紅目赤，煩躁不安，怕見燈光，大便乾，小便黃，是心火旺引起的夜啼。用基本手法加清天河水二百次。推六腑二百次。清小腸三百次。

驚恐：有的孩子因為驚恐而夜啼，聲慘而緊，面色泛青，心神不安，時睡時醒。用基本手法加按神門穴、揉百會穴各一分鐘。清心經二百次。補肝經一百次。

食積：有的孩子由於食積而夜啼，伴有厭食吐乳，腹脹而拒絕按壓，大便酸臭，舌苔厚膩。用基本手法加揉板門一百次。運內八卦一百次。清大腸三百次。揉中脘三分鐘。

中脘
三關
脾經
肝經
心經
足三里

兒童

用小兒推拿治療小兒夜啼，父母就再不會勞神了

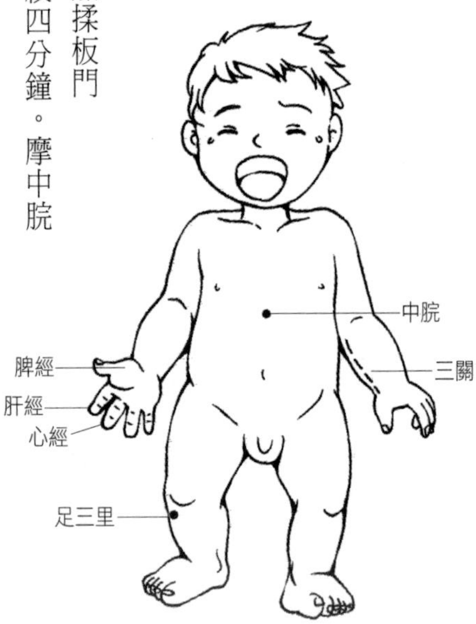

父母要注意避免讓孩子受驚，餵養孩子要有時有節，定時定量，以防食積。還要培養孩子按時而眠的良好習慣，有少數孩子白天呼呼大睡，到了晚上來了精神，嬉耍不停或者哭鬧不休，弄得家長十分疲憊。總之，孩子健康的身體要以良好的生活習慣和規律為前提，這需要家長從小就悉心調理和培養。

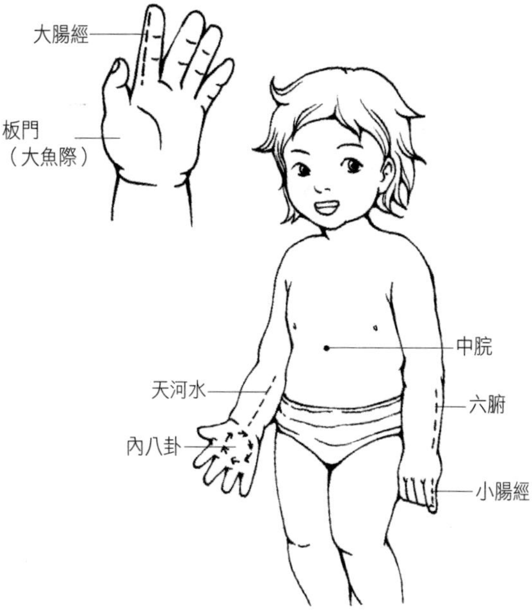

孩子夜啼的原因多種多樣，要注意選準穴位，對症下手

絕不讓**心陰虛**留下後果——**小兒流口水**的經絡療法

中醫認為「唾為心之液」，所以孩子如果老流口水，就會損耗心的津液，導致心陰虛，引發其他更嚴重的疾病。對於流口水這個不好的習慣，中醫有一個保健招數，叫**「蒼龍攪海」，就是教孩子用舌頭攪動口腔十來下，然後把口水嚥下去，有保健的作用**。

剛出生的小孩，因為口腔淺，不能調節口內過多的唾液，偶爾發生流涎，這屬正常的生理現象，不算是病，但超過一歲的孩子還總是流口水就屬於病。如果長期流口水就會導致孩子心陰虛，所以父母們不能認為孩子流口水不是什麼大事，就掉以輕心不管了。

治療流口水的基本手法：以掌心在腹部作順時針方向團摩五分鐘。以兩手大拇指自中脘至臍向兩旁分推二十～五十次。清補脾經各一百次。揉板門三百次。以中指指腹按揉脾俞、胃俞各一分鐘。按揉足三里、三陰交穴各一分鐘。

脾胃虛寒：由於脾胃虛寒導致流口水的孩子，**涎液清稀，面色蒼白，手腳冰涼，大便稀薄、小便清長，舌淡**。用基本手法加清脾經一百次。加補脾經至三百次。掐揉推四橫紋四分鐘。揉外勞宮一分鐘。推三關穴一百次。

脾胃氣虛：由於脾胃氣虛而流口水的孩子，**面色萎黃，食欲不振，體倦乏力**。用基本手法加補脾經至三百次。補肺經三百次。推三關穴三百次。推四橫紋四分鐘。運內八卦一百次。

脾胃積熱：由於脾胃積熱而流口水的孩子，**口水熱而黏，口角糜爛，口臭而渴，煩躁不安，大便祕結，小便短赤，舌紅，苔黃**。用基本手法加推六腑三百次。清天河水一百次。清胃經二百次。揉湧泉一百次。

心脾鬱熱：由於心脾鬱熱而導致流口水的孩子，**口水黏稠而熱，心煩不安，口臭，大便乾結，小便短黃，舌紅，苔薄黃**。用基本手法加清小腸三百次。推六腑三百次。清心經二百次。

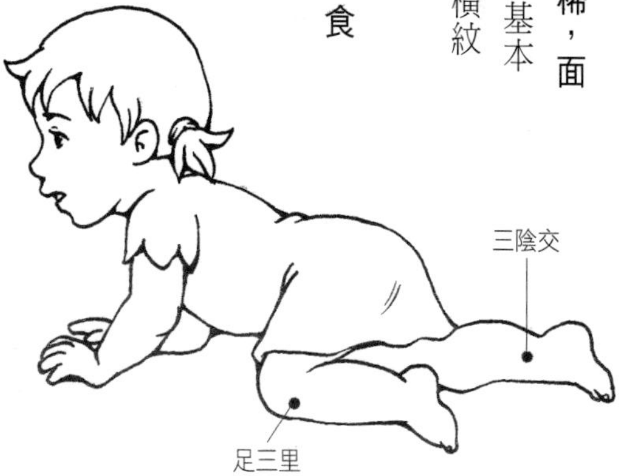

足三里、三陰交可根治小孩流口水

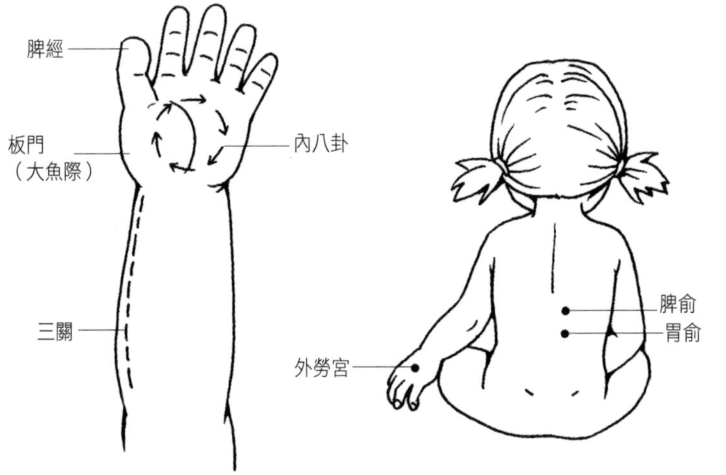

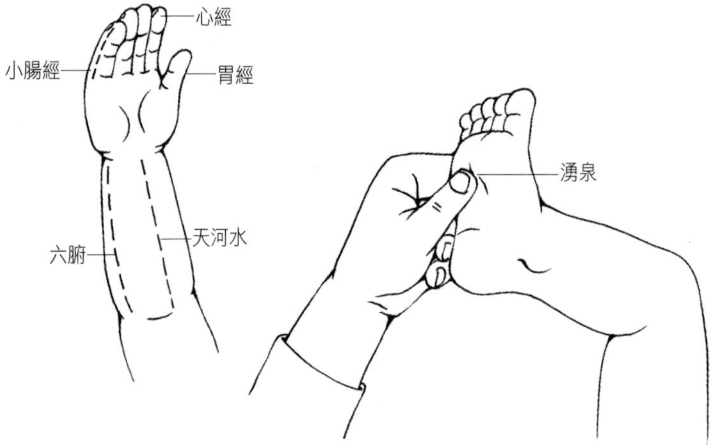

上圖：父母經常覺得孩子愛流口水是再正常不過的事，其實其中的祕密深奧得很
下圖：孩子流口水就是到了需要為他清熱解毒的時候了，去按天河水，立刻就好

把孩子的**濁氣**往下引——
小兒呃逆（打嗝）的經絡療法

有位母親抱著一歲的孩子來我這裡，這孩子正打著嗝，聲短而頻。這母親十分擔心地說，她孩子已經打了一上午了，以前沒有過這種情況。我安慰這位母親，叫她不用擔心，並用治療呃逆的手法給孩子按摩，做完後，孩子就停止打嗝了，這位母親很高興地感謝我。其實如果孩子打嗝偶然發作，大多比較輕微，可以不治自癒。**但如果孩子打嗝持續不斷或反覆發作，是病情危重的徵兆，應馬上去找中醫做檢查。**

治療呃逆的基本手法：孩子仰臥，家長用兩手大拇指由輕到重持續按壓攢竹穴五～八分鐘。家長用大拇指點揉天突、膻中各一分鐘。用掌心對準中脘穴，順時針方向揉摩五分鐘。用掌心對準臍順時針摩動五～十分鐘。點揉雙側內關穴各一分鐘。孩子俯臥，家長用大拇指按揉膈俞、胃俞、大腸俞穴各一分鐘。用全掌橫

經絡

擦背部，以透熱為度。

胃寒的孩子打嗝，**喝熱飲則減輕，喝冷飲則加重**。相應的治療手法需：加推三關穴三百次。按揉氣海、足三里各一分鐘。

胃熱的孩子打嗝，**嗝聲洪亮，口臭煩渴，喜歡冷飲，小便短赤，大便祕結，舌紅，苔黃**。此類呃逆的治療手法需：加清胃經三百次。推六腑三百次。按揉足三里穴二分鐘。

食滯的孩子打嗝，**同時伴有厭食，脘腹脹滿，噯腐吞酸，舌苔厚膩**。則相應的治療手法需：加清補脾經各二百次。清大腸二百次。揉板門五十次。按揉足三里穴一分鐘。

氣鬱的孩子，**心情不高興時就容易打嗝，心情好的時候就能緩解**。對這種孩子，應保持家庭氣氛愉快，再配合小兒推拿，很快就會徹底治癒打嗝。推拿手法：加揉膻中一百次。分推腹陰陽二百次，沿肋弓角邊緣或自中脘至臍，向兩旁分推。按揉內關、足三里穴各一分鐘。

正氣虧虛的孩子打嗝，**嗝聲低沉無力，氣短，面色蒼白，手腳冰冷，食少睏倦**。

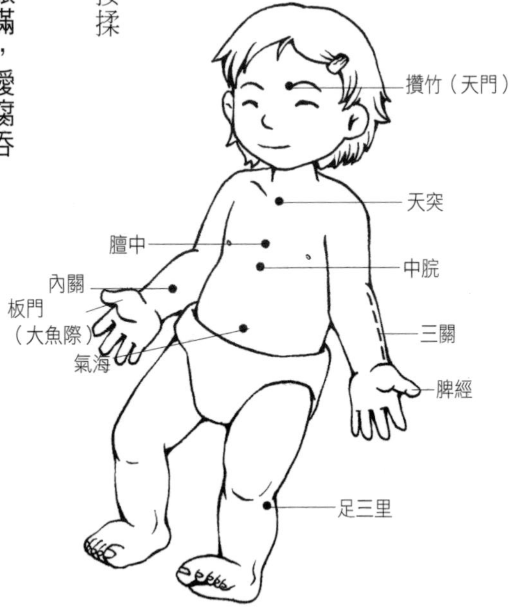

主治小兒呃逆的穴位

則治療手法需：加摩臍五分鐘。揉氣海穴一分鐘。按揉脾俞、胃俞各一分鐘。

如果家裡的孩子經常打嗝，**父母們應該注意培養他們良好的飲食習慣，避免暴飲暴食**。按摩期間，禁食冷飲及酸、辣等刺激性食物。我體會到，按摩治療打嗝時，手法要重才有效，但不可猛然用力，要由輕到重，以孩子能忍受為度。

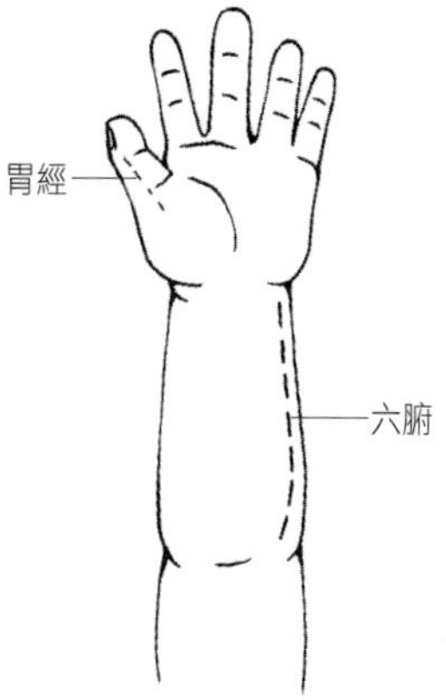

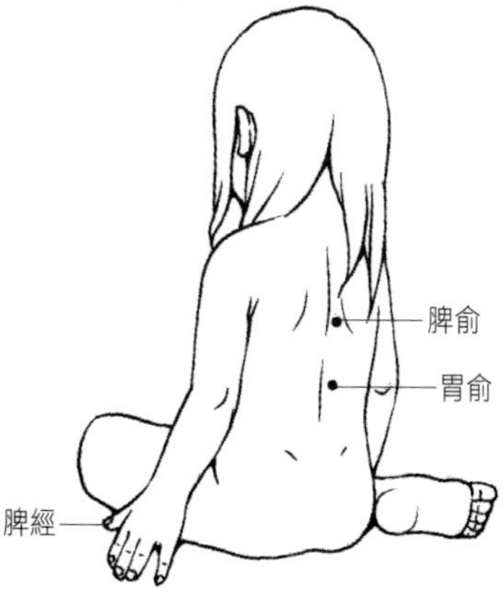

孩子打嗝，光做推拿還不夠，還要盡量保持家庭的和諧氣氛

把「疹」出透——**小兒麻疹**的經絡療法

麻疹有高度傳染性。民間稱為「痧子」，為兒科四大症之一。**以冬末早春為多見。七個月至五歲的孩子最易患病**。因為嬰兒受到來自母體的抗體保護，所以半歲以內反倒很少發病。病後多獲持久性免疫。

有一天，一對父母帶著五歲的孩子來看病，母親說：「前幾天孩子感冒了，現在還沒好，昨晚量體溫，發熱到三十八度，還咳嗽、打噴嚏，請您給孩子看看吧。」我大概檢查了一下，發現這孩子耳後有幾個色如玫瑰，針尖大小的皮疹，就懷疑這孩子不是感冒，應該是得了麻疹。我讓這孩子張嘴，果然看見口腔壁有麻疹黏膜斑。我跟這母親說：「孩子得的不是感冒，是麻疹，你看看他耳朵後面的疹子。估計再過一天，頭面部、胸背及四肢也會陸續出現疹子了。」

我用治療麻疹的手法給這孩子按摩，效果很好，治療了三天，疹子就按出疹順序消退，熱度也慢慢降下來了，孩子食欲增加，咳嗽等症狀也逐漸消失。

治療麻疹的基本手法：以兩手大拇指自眉頭向眉梢作分推法，反覆操作五十次，然後揉太陽穴一分鐘。用全掌推擦兩個背部風門穴之間的部位，以透熱為度。用兩大拇指分別在兩旁肩胛骨內側緣從上向下作八字式推動，反覆操作一百次。按揉肺俞、大椎穴各一分鐘。

出疹前期：小孩早上起來身體發熱，咳嗽，流鼻涕，眼淚汪汪，疲倦思睡，口腔出現麻疹黏膜斑。這階段的手法需：加推三關穴三百次。揉外勞宮一百次。按揉風池、合谷穴各一分鐘。拿肩井穴五次。

出疹期：疹點循序透發，先見於耳後及頸部，漸及頭面、胸背、四肢，自上而下遍布全身，以手足心見疹為透齊。疹色逐漸加深，摸之礙手，伴高熱煩躁，眼屎增多，怕光，咳嗽劇烈，大便稀。出疹期的推拿手法需：加清肺經三百次。

清胃經、肝經各二百次。

清天河水一百次。

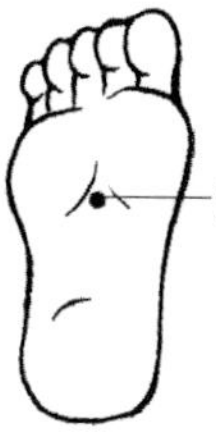

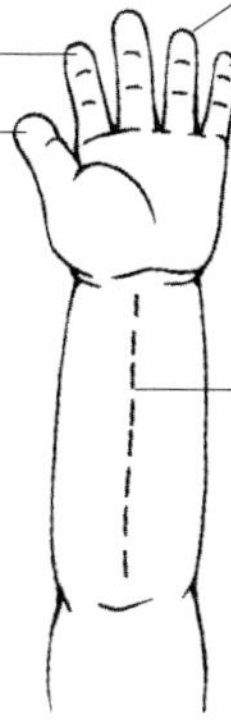

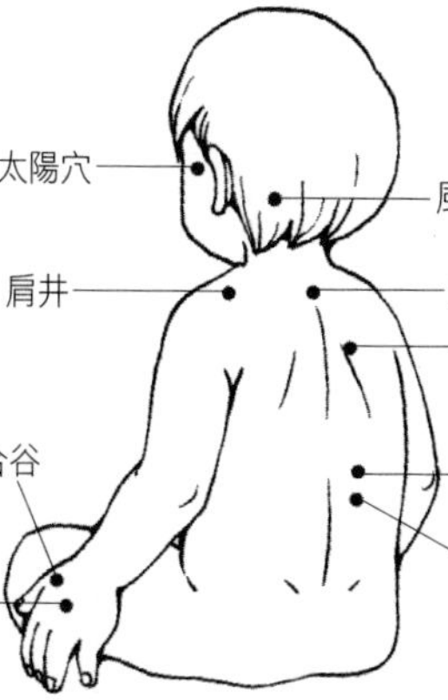

經絡

推湧泉三百次。

推脊五遍。

疹回期：疹點按出疹順序依次收沒，體溫開始下降，症狀逐漸減輕，可能遺留有低熱，咳嗽，口乾，舌紅，苔白等症狀。此階段的手法需：加補脾經、補肺經、補腎經各三百次。

按揉足三里、脾俞、胃俞各一分鐘。

摩中脘五分鐘。

捏脊五遍。

這裡我提醒一下父母們：一旦發現孩子得痲疹了，就應該**及時隔離患兒，不要出門、及早治療**。要保持室內空氣新鮮，燈光要柔和，避免強光刺激孩子眼睛。在出疹期給孩子吃一些清淡、易消化的食物。

驅除「風邪」就不癢——小兒蕁麻疹的經絡療法

蕁麻疹俗稱**「風團」**，孩子先有皮膚瘙癢，然後出現紅或白色風團，是孩子常見的過敏反應。

一旦出現皮膚瘙癢，中醫就認為有「風」在體內作怪，運用祛風的藥或針灸或推拿祛風的穴位，就能發揮奇效。很多人就不能理解，明明是食物引起過敏，怎麼就說是風呢？這裡的「風」，不是自然現象的風，這是一種比喻，一種對複雜內涵的概括。

對很多父母來講，要想弄明白中醫學的原理，實在是困難，時間也搭不起，這需要數年的積累，所以應該先按照我的方法去做，**在治療、保養孩子和訓練自己的過程中慢慢地去理解這些方法的正確性，不要耽誤了孩子。**先要保證孩子的身心健康，有時間再去琢磨其中的深奧道理。

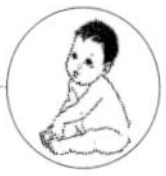

當孩子機體處於一種敏感狀態時，許多因素可以誘發「風」，如食用魚、蝦、蟹等動物性食品；接觸花粉；受到冷、熱、風、日光等的刺激，另外，精神因素也很有關係，有的孩子平時吃蝦不過敏，但某一天吃蝦就過敏了，肯定是因為精神狀態不對勁才會這樣的。

治療蕁麻疹的基本手法：按揉並推擦孩子頸項部，以透熱為度。

以一手扶住孩子前額，用另一手的大拇指及食指點揉雙側風池穴，使穴位局部和頭側部有痠脹感為度。

點揉膻中穴三分鐘，膻中在孩子的兩乳頭連線的中點。

摩肚臍五分鐘。

家長用大拇指和食、中二指對稱地捏拿位於孩子膝上內側肌肉豐厚處的百蟲穴，左右各一分鐘。

按揉足三里穴一分鐘。

揉三陰交穴各二分鐘，並使痠脹感向上下擴散為最佳。

孩子俯臥，以單掌橫擦膈俞穴處的肌肉一分鐘，然後，以大拇指及食、中二指捏擠該處一分鐘。

家長用單掌橫擦腎俞至大腸俞的部位，以局部透熱為度。

被風熱侵犯的孩子：**皮疹色紅，皮膚灼熱、瘙癢劇烈，伴咽喉紅腫，口渴心煩，舌紅，苔薄黃**。

基本手法加清肺經三百次，將孩子無名指伸直，由指端向手掌方向直線推動為清。推六腑三百次，六腑在孩子前臂陰面靠小指那條線，父母用大拇指面或食中指面自肘推向腕。按揉大椎穴一分鐘。

被風寒侵犯的孩子：**疹色淡紅或蒼白，遇冷或受風後加劇，以暴露部位為重**。

基本手法加推三關穴三百次，三關在孩子前臂陽面靠大拇指那一直線，父母用大拇指或食中指指面從孩子的腕推向肘。按揉風池、合谷一分鐘，拿肩井一分鐘，在孩子肩膀上的中間點。

被風濕侵犯的孩子：**風團上有丘疹或大皰出現，苔白膩**。

基本手法加補脾經二百次，在孩子的大拇指面順時針方向的旋轉推動為補。揉外勞宮一分鐘，外勞宮穴在掌背正對掌心勞宮穴處。按揉風門、肺俞、脾俞穴各一分鐘。

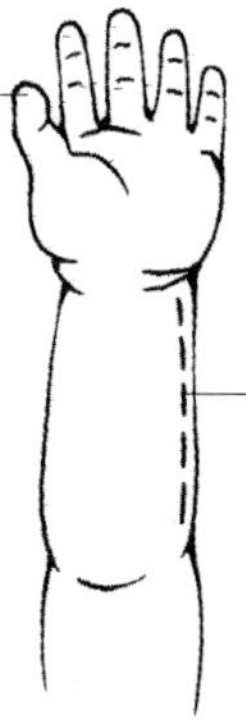

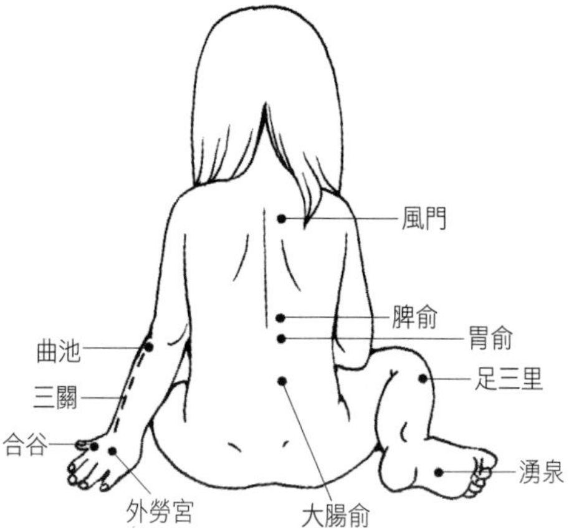

經絡

蕁麻疹的推拿治療手法比較複雜，家長應多加研究

脾胃不和的孩子：孩子會伴有**噁心嘔吐，腹痛腹脹、大便稀，苔白膩。**

基本手法加摩中脘五分鐘。按揉脾俞、胃俞、大腸俞，每穴操作一分鐘。補脾經三百次，在孩子的大拇指面順時針方向的旋轉推動為補。揉板門一百次，板門就在手掌大魚際。

血熱的孩子：瘙抓皮膚後隨即出現紅紫條塊，可融合成片，舌紅，苔黃。

基本手法：加清大腸二百次，大腸經在食指外側緣，自食指尖至虎口成一直線，自虎口向食指尖的外側直線推動為清。推六腑一百次，六腑在孩子前臂陰面靠小指那條線，父母用大拇指面或食中指面自肘推向腕。清脾經五十次，將孩子大拇指伸直，由指端向指根方向直線推動為清。按揉三陰交穴一分鐘。按揉湧泉一分鐘，湧泉穴在孩子腳底板的前三分之一凹陷處。

體內有**血瘀**的孩子：**病程較長，疹色暗紅或淡紅，面色晦暗，口唇色紫，眼眶發黑，舌紫暗。**

基本手法加按揉膻中穴二分鐘，膻中在孩子兩乳頭連線中點。雙掌從腋下向下推擦至腰側部二十次。

藉由小兒推拿治療蕁麻疹有極佳療效，然而對突發性的嚴重蕁麻疹伴有高熱、頭痛、哮喘、喉頭水腫、噁心、嘔吐、腹痛、腹瀉，甚至發生過敏性休克，則應配合相關抗過敏藥物。家長應給孩子多吃清淡易消化的食物，如蔬菜、水果等，多喝茶水，不吃魚、蝦、蟹等食物，避免受風著涼。

還是「風邪」惹的禍——小兒風疹的經絡療法

我在這裡先講一下風疹跟麻疹的區別，最關鍵的一點就是：得風疹的孩子口裡沒有麻疹黏膜斑。其他的表現，風疹跟麻疹相差不多，也是一開始有類似感冒的症狀。通常疹子在三天內迅速消退，一般無色素沉澱。用小兒推拿來治療風疹可以減輕孩子的生理痛苦，加快身體恢復。

治療風疹的基本手法：以雙手大拇指在背部肺俞穴按揉二分鐘，然後沿孩子脊柱兩側，上下推擦背、腰部，以透熱為度。點揉雙側風池穴二分鐘。

按揉合谷、曲池穴，每穴各二分鐘。

以大拇指和其餘四指相對，拿揉四肢肌肉五～十次。

提拿肩井穴部位肌肉十次。

被風邪侵犯的孩子：疹色淺紅，稀疏細小。常伴發熱，怕風，食欲不振，咳嗽，流涕。

相應的推拿手法需：

加清肺經三百次。

推天河水三百次。

推六腑三百次。

按揉大椎穴一分鐘。

推擦湧泉一分鐘。

按揉風府、太陽穴各一分鐘。

以大拇指揉鼻翼兩側、印堂、攢竹穴各一分鐘，再左右分抹額部，抹到太陽穴後用大拇指點揉法。如此反覆操作五次。

揉膻中穴一分鐘。

孩子俯臥，家長以拇、食、中三指捏拿大椎穴處的肌肉組織，以皮膚紅紫為度。

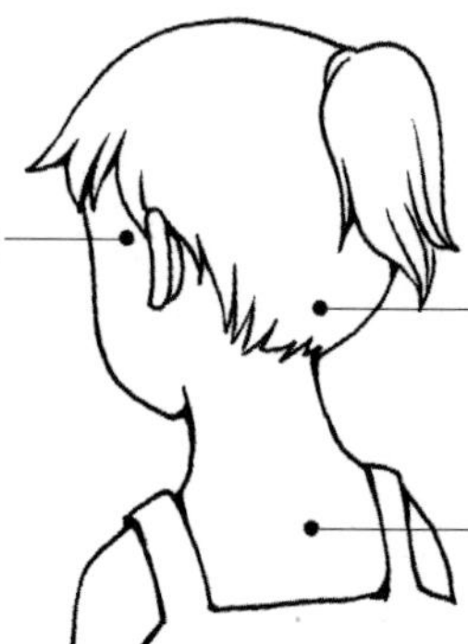

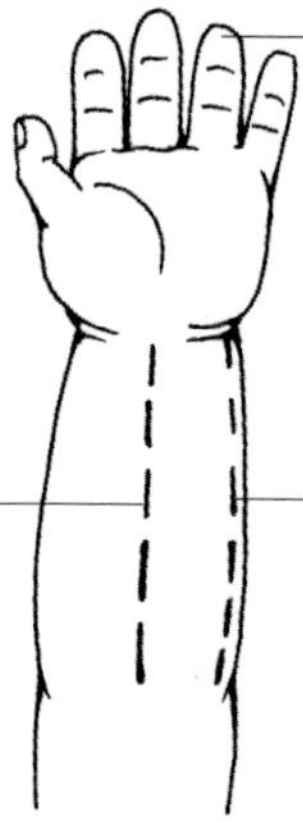

治療小兒風疹的主要穴位

邪熱熾盛的孩子：疹色鮮紅或暗紫，伴高熱口渴，煩躁不寧，口唇乾燥，大便乾，小便短赤。此類風疹治療的手法需：

加清大腸三百次。

清心經三百次。

推六腑五百次。

推天河水五百次。

推擦湧泉五百次。

最後，我還要提醒一下父母們，出疹五天內不要讓孩子出門，以免傳染其他孩子。對於患兒用過的被褥、衣服、玩具等，可在陽光下曝曬一～二小時消毒滅菌。生病的孩子要注意休息，發熱和出疹期要給孩子吃小米粥、豆漿、水煮湯麵等清淡流質食物，盡量讓孩子多喝水，多吃水果和蔬菜。如果病期出現高熱不下的情況，要及時就醫。

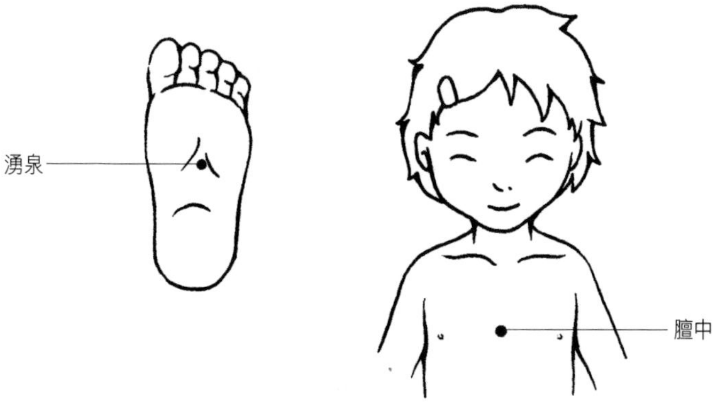

膻中和湧泉可治風邪侵犯所造成的風疹

趕走「熱邪」臉不腫——小兒痄腮（腮腺炎）的經絡療法

如果孩子患痄腮（腮腺炎），家長一眼就能看出來，腮幫子很快就腫得很厲害，甚至像饅頭那麼大。痄腮一般都是五～十五歲的孩子容易得，會告訴你嗓子疼，不想吃東西。一般一～二週就會好，但生病期間孩子會發熱、頭疼、全身不舒服。給孩子做推拿會緩解孩子的病痛，而且好得快。

治療痄腮的基本手法：用左手掌扶住孩子前額，右手大拇指、中指同時點揉兩側風池穴一分鐘。

按揉合谷穴一分鐘，按揉翳風穴十次。

一手固定孩子手部，用另一手大拇指推擦雙側外關穴，以局部透熱為度。

捏擠大椎穴二十次。

用全掌橫擦雙側肩胛骨內側緣的部位，以局部透熱為度。

伴有**怕冷發熱，頭痛，輕微咳嗽**的孩子：加按揉風府、曲池穴、太陽穴各一分鐘。

提拿肩井穴五次。

清肺經三百次。

伴有**高熱頭痛，煩躁口渴，食欲不振，精神倦怠**的孩子：治療的手法需以基本手法加推六腑五百次。

清天河水三百次。

沿脊柱兩旁直擦腰脊部，以熱為度。

點按雙側曲池穴各一分鐘。

按揉足三里穴二分鐘。

如果孩子伴有**睪丸一側或雙側腫脹疼痛**：家長必

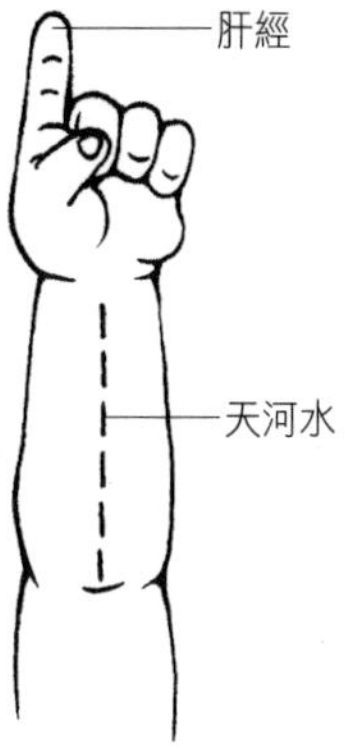

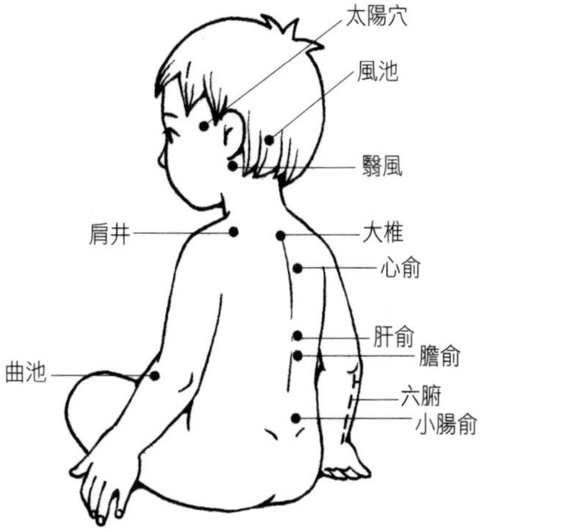

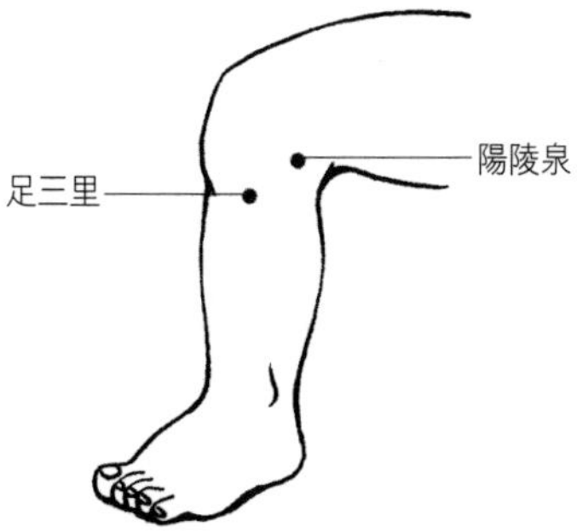

經絡

主治痄腮的經絡和穴位都是以清熱為主的，相當於給孩子吃銀花、連翹、桔梗

須馬上送孩子去醫院檢查、治療。另外家長可配合小兒推拿，使用基本手法再加清肝經四百次。

按揉陽陵泉穴二分鐘。

按揉肝俞、膽俞、小腸俞、心俞穴，每穴操作一分鐘。

掐揉三陰交穴一分鐘。

得痄腮的孩子應臥床休息，要多飲開水。因為孩子一嚼東西，腮部就會很痛，所**以盡量給孩子吃有營養的流質或半流質食物，過八～十天病情好轉後，可改為比較清淡的軟飯。每次飯後要用鹽水漱口。**

痄腮傳染性也很強，如果孩子得痄腮了，最好留在家裡休息，等好了再去幼稚園或小學，以免病情流行開來。

澆滅「虛火」和「脾熱」——小兒口瘡的經絡療法

一位母親帶著六歲的孩子來找我，她說，孩子從小就常長口瘡，吃牛黃解毒片也不管用，家裡的OK繃都是為孩子準備的。孩子嘴裡老疼，吃東西也挺難受。我讓這孩子張嘴，一看，果然在口腔內有多個淡黃色或白色的小潰瘍面，邊沿整齊而有紅暈。孩子有輕微口臭，兩顴發紅，舌紅少苔。我由此斷定這孩子的口瘡是虛火引起的，由於身體陰虛而產生，宜以滋陰為主，不應該只清火，所以光吃牛黃解毒片不能解決問題。

我就用治療口瘡的基本手法加擦湧泉、按三陰交等滋陰的穴位給這個孩子按摩，效果非常好，治療三天，口瘡就全下去了。

不只孩子，很多大人也經常長口瘡。大人們熬夜、休息不夠、作息不規律或吃煎炸油膩的食物過多，都很容易長口瘡，一吃東西碰到就很疼。**長口瘡是很煩心的事情，孩子長口瘡就更易煩躁不安。孩子患感冒時，口腔不清潔，口腔黏膜乾**

燥，也會引起口瘡；營養不良的孩子口瘡發病率也很高。

孩子得口瘡主要是因為機體內脾胃積熱，虛火上到口腔，從而出現口舌糜爛，所以我用滋陰手法結合清熱手法來治療，效果很好，孩子的口瘡幾天就能下去，而且很少復發。

治療口瘡的基本手法為：

補腎經三百次。

清天河水二百次。

清小腸三百次。

推六腑三百次。

以指按揉合谷穴二分鐘。

按揉雙側足三里各一分鐘。

推擦湧泉穴一分鐘。

屬於**心脾積熱**的孩子：**口臭流涎，便祕，小便短赤，舌紅、苔黃。**治療手法則：加清心經三百次。

清大腸二百次。

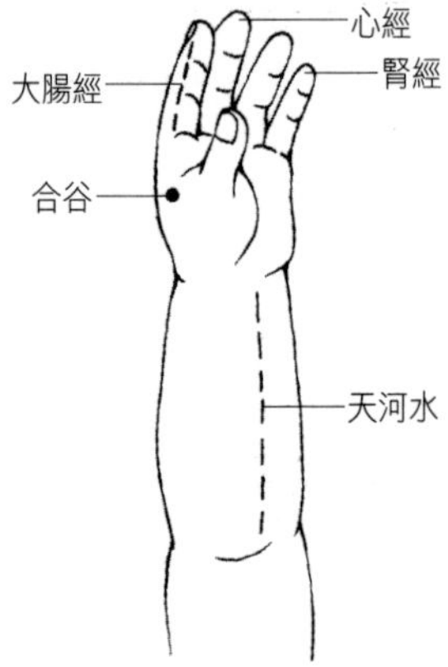

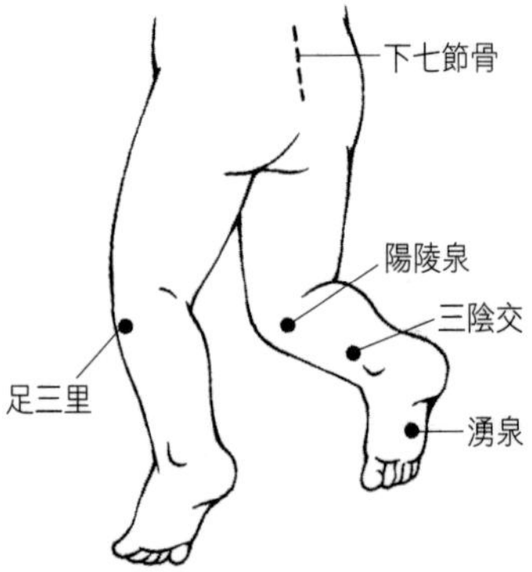

直擦腰背至骶部，往返五次。

推下七節骨三百次。

屬於**虛火上炎**的孩子：**身體消瘦，兩顴發紅，口乾口渴，口臭不顯，舌紅，苔少**。此類口瘡的治療手法需：

加推擦湧泉穴加至一百次。

橫擦腎俞、命門穴處，以透熱為度。

指揉雙側三陰交穴、陰陵泉各一分鐘。

我知道如果孩子口瘡反覆發作的話，一定會很不舒服；吃東西，說話都很難受。所以如果孩子經常長口瘡，即使口瘡暫時好了，家長也要按照治療口瘡的推拿手法堅持做一個月，鞏固療效。此外，不要給孩子吃過熱、過硬及刺激性的食物。注意口腔衛生，飯後要漱口。

經絡

護腎通膀胱——**小兒中耳炎**的經絡療法

據我觀察，多數孩子從出生到發育成熟，至少會患一次中耳炎。這是因為孩子的耳道寬而平直，容易被髒東西侵入，而發生感染。有的家長在給孩子挖耳朵取耳屎的過程裡，不注意損傷了耳膜，細菌就長驅直入，也可能引起中耳炎。

一旦患了中耳炎，較大的兒童可喊叫「耳痛」；嬰幼兒則常表現為啼哭不止，抓耳搖頭，或時常從睡中驚醒，哭鬧不安，一餵奶就哭得更厲害。耳膜穿孔流膿後，症狀會逐漸減輕消退。這時極易轉為慢性中耳炎，表現為耳朵反覆流膿，聽力減退。

治療中耳炎的基本手法為：以大拇指對準耳垂後腎經上的翳風穴，先點後按二分鐘。

按揉雙側腎經上的太溪穴各一分鐘。

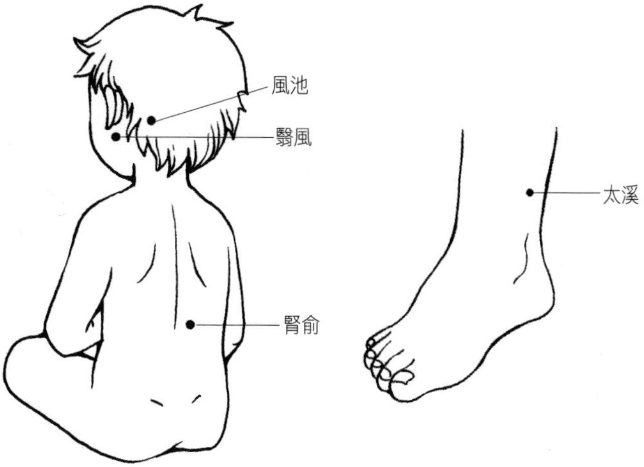

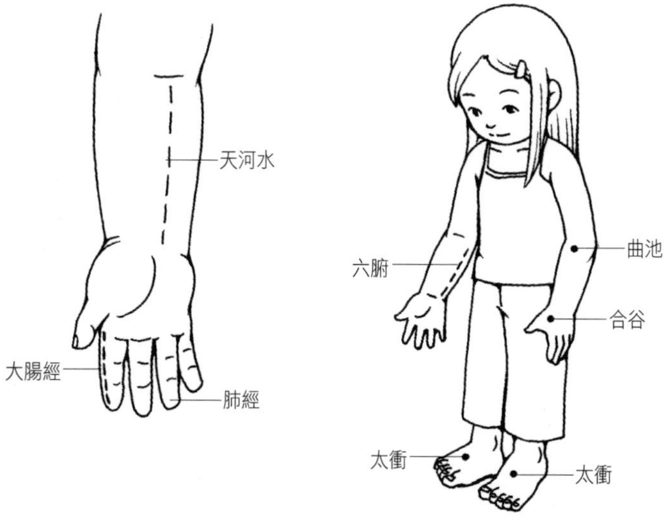

經絡

上圖：利用小兒推拿治療中耳炎的手法中不可缺少的幾個關鍵穴位
下圖：按摩合谷、曲池對風熱侵襲的中耳炎十分有效

點揉膀胱經上的風池穴二分鐘。孩子俯臥，家長以掌根直推脊柱兩側，重點推腎俞穴，反覆操作二分鐘。

被風熱侵襲而引起的急性中耳炎：症狀呈跳痛或針刺樣痛，嬰幼兒則表現為哭鬧不安，可伴有發熱，怕冷，頭痛。此症的治療手法需：加清肺經三百次。

清天河水三百次。

清大腸一百次。

推六腑三百次。

按揉合谷、曲池穴各一分鐘。

搓擦湧泉一百次。

掐雙側太衝穴各一分鐘。

孩子俯臥，家長以掌，從上向下直擦背部，反覆操作以透熱為度。

屬於**肝膽濕熱**的孩子，**膿多而稠，有腥臭氣，伴發熱，口苦咽乾，便祕，小便黃赤，舌紅，苔黃膩**。相應的治療手法則需：加清肝經三百次。

清天河水三百次。

揉內勞宮一百次。

清小腸二百次。

按揉三陰交穴一分鐘。

推下七節骨三百次。

屬於**肝腎陰虛型**的孩子，多是已經轉變成慢性中耳炎。**膿液稀薄，時出時止，纏綿不癒，聽力減退，面色淡白**。治療手法需：

加補肝經二百次。

補腎經二百次。

推擦湧泉穴一分鐘。

按揉三陰交一分鐘。

按揉肝俞、腎俞各一分鐘。

有一位母親特別苦惱，求助於我：最近她六個月大的寶寶總是不肯吃奶，而且整天哭鬧，夜夜煩躁不安，她自己睡不好覺不說，更是十分心疼孩子。我一看這小孩耳朵流膿，就知道是患上了中耳炎。摸摸額頭有點發熱，我就按照風熱型給孩子按摩，孩子當天晚上就睡得很安穩了。

當鼓膜穿孔後，要讓孩子向患側躺下，以便使患耳膿汁排出。飲食上宜給予清淡易消化的流質或半流質食物，以免因咀嚼而導致疼痛。如果孩子有不肯吃奶、夜

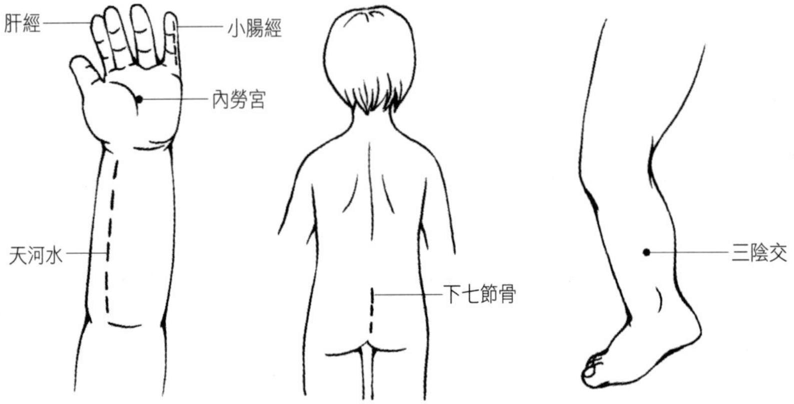

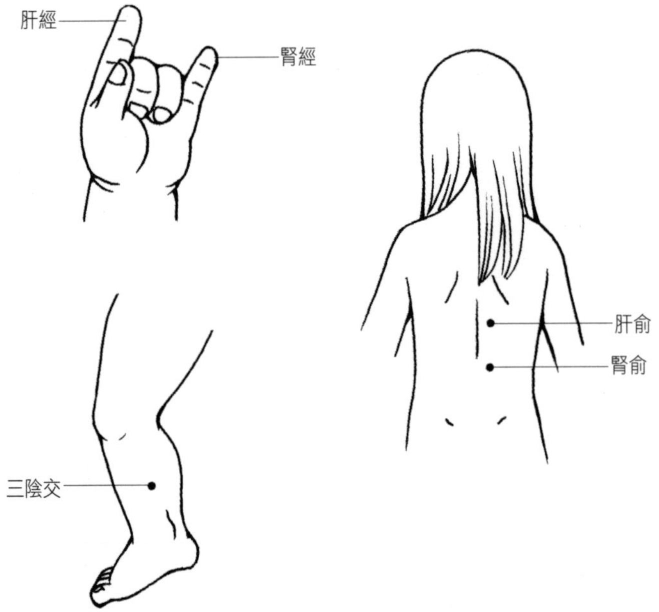

上三圖：肝膽濕熱所引起的中耳炎，應從肝經入手治療
下三圖：肝俞和三陰交配合其他穴位，能治肝腎陰虛型的中耳炎

間啼哭、抓單側耳朵、耳內流膿水等情況出現，聰明的母親應該想到孩子可能患上了中耳炎。

嚴重的情況下，耳內滲出的積液如果留存達三個月，孩子就可能喪失部分聽力。因此，不論是急性還是慢性中耳炎，家長都應十分重視，及時帶孩子進行治療，不可拖延。

用手揉開孩子**腹內的「氣」**——**小兒腹脹**的經絡療法

如果孩子不想吃東西，還時不時噯氣（打飽嗝），甚至嘔吐，家長應該摸摸孩子的肚子，做個簡單檢查，如果孩子肚子比平時脹大，敲腹時就像在敲鼓一樣，裡

經絡

面有氣鼓著，那麼家長就可以用以下介紹的手法給小孩推拿，很快就會恢復正常。

治療腹脹的基本手法：用大拇指運內八卦一百次。

推板門二百次。

以中指端揉膻中一分鐘。

分推腹陰陽三十次。

沿肋弓角邊緣或自中脘至臍，向兩旁分推。

摩中脘五分鐘。

點揉水分穴一分鐘。

按揉足三里穴二分鐘。

由於**食積**而引起腹脹的孩子：**噯氣（飽嗝），嘔吐，大便不通，腹痛拒絕按揉，舌苔厚膩**。主要採用手上的穴位，推拿手法需：加揉板門一百次。

清大腸二百次。

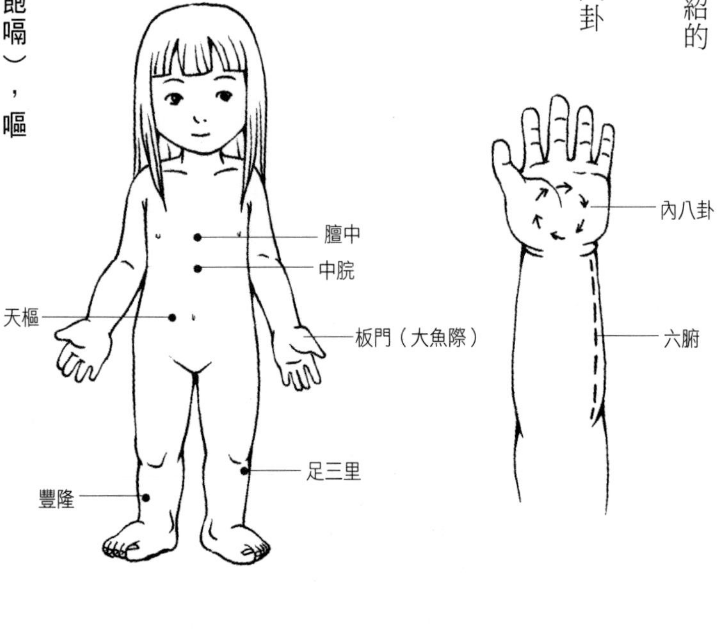

治療腹脹的基本手法

按揉天樞穴二分鐘。

體內有**痰阻**而引起腹脹的孩子：**倦怠乏力，咳嗽吐痰，痰黏**。治療此類腹脹手法需：加推六腑三百次。按揉豐隆、脾俞穴一分鐘。

脾虛引起腹脹的孩子：**吃飯不香，喜歡溫暖，喜歡父母幫他揉肚子，大便溏，手腳冰涼**。相應的治療手法：加補脾經三百次。

補大腸一百次。

揉板門一百次。

按揉脾俞、胃俞各一分鐘。

捏脊五～十遍。

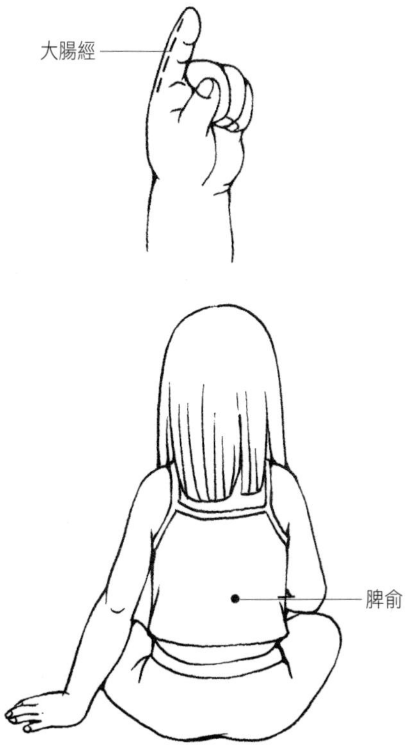

大腸經和脾俞專治由脾虛引起的腹脹

疏通孩子的排泄管道——**小兒肥胖症**的經絡療法

在第二章中講孩子體質的五種類型裡，談到了濕型孩子的肥胖問題，這裡我再具體講講。任何年齡段的孩子都有肥胖的可能，但最常見於嬰兒期、學齡前期及青春期。得了肥胖症的孩子的食欲非常好，飯量也大；喜歡食用甘肥的食品；而進食蔬菜則較少，常不好動。如此暴飲暴食、勞逸不當致使脾胃虛弱，痰濕積聚於體內而導致肥胖。

治療肥胖的基本手法：摩中脘五分鐘，力量宜稍重。

揉雙側天樞穴二分鐘。

以雙手的大拇指，食、中指稍用力，同時提拿臍上、臍下兩部位的肌肉組織，拿起時可加捻壓動作，放下時動作應緩慢，反覆操作十～二十次。

揉氣海穴一分鐘。

按揉足三里。

點按豐隆穴各二分鐘。

揉合谷穴一分鐘。

按揉脾俞、胃俞各一分鐘。

肥胖孩子氣短、乏力的推拿手法：加按揉膻中穴一分鐘，捏脊五遍，橫擦胸上方，以透熱為度，補脾經三百次，補肺經一百次。

肥胖孩子便祕的推拿手法：加推下七節骨三百次。

揉龜尾一分鐘。

搓擦兩脅三十~五十次。

家長們應認識到孩子肥胖絕對不代表身體強壯健康。餵養孩子，不要認為孩子哭鬧就是餓了，隨時要餵飯。對食欲旺盛的孩子，應挑選體積較大而所含熱量較少的食物，如蔬菜、瓜果等，盡量避免油膩甜食以及鹽份較多的膳食。家長還應該鼓勵孩子

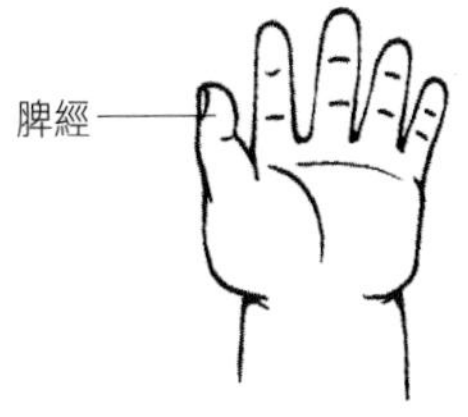

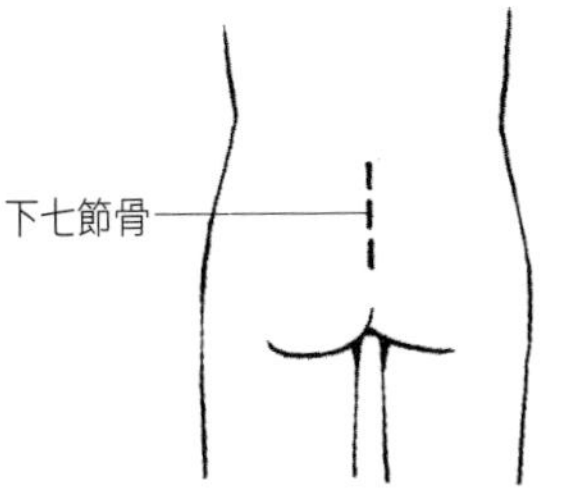

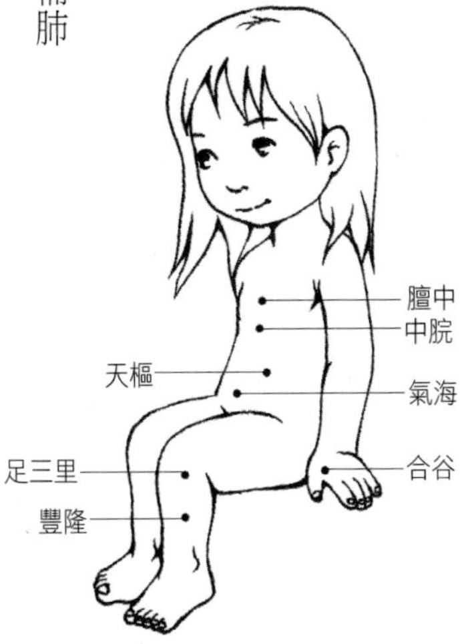

治療小兒肥胖的主要穴位

堅持進行體育鍛鍊，最初以採取散步、體操或慢跑等強度不高的體育活動為宜，之後逐漸增加運動量及運動時間。

腹內有「毒」用手解——小兒腹痛的經絡療法

有的家長以為孩子腹痛一定是肚裡有蛔蟲，給他吃了打蟲藥就會好起來，其實這種認識太片面了，做法也並不妥當。

孩子說自己肚子疼是常有的事情，而腹痛的原因有很多，也很複雜。很多腹痛症狀與孩子的心情有關係，別以為孩子不懂事，心情的好壞就不重要。你會發現活潑開朗的孩子，很少說自己肚子疼，但是老是鬱鬱寡歡的孩子就會經常腹痛。一定要讓孩子在愉快的氣氛中生活。另外，孩子飲食不規律、日常衣服增減不當以及蟲積，也是導致腹痛的原因。還有，如果孩子是陽虛體質的話，腹痛也會經常出現。

治療腹痛的基本手法：按揉中脘穴一分鐘。

捏拿背部脾俞、胃俞、至陽穴處肌肉各一分鐘。

按揉足三里、內關穴各一分鐘。

順、逆時針摩腹各三分鐘。

然後橫擦背部，以透熱為度。

實寒腹痛的孩子：**腹痛較劇，啼叫不安，喜歡家長給他肚子上敷熱水袋，得熱就舒服點，面色蒼白，手腳冰涼，大便稀，小便清。**此種腹痛的治療手法需：加推三關穴二百次。

揉外勞宮一分鐘。

虛寒腹痛的孩子：**腹痛隱隱不止，腹部喜歡溫暖，喜歡父母幫他揉肚子，手腳冰涼，大便溏，形體消瘦。**治療此類腹痛手

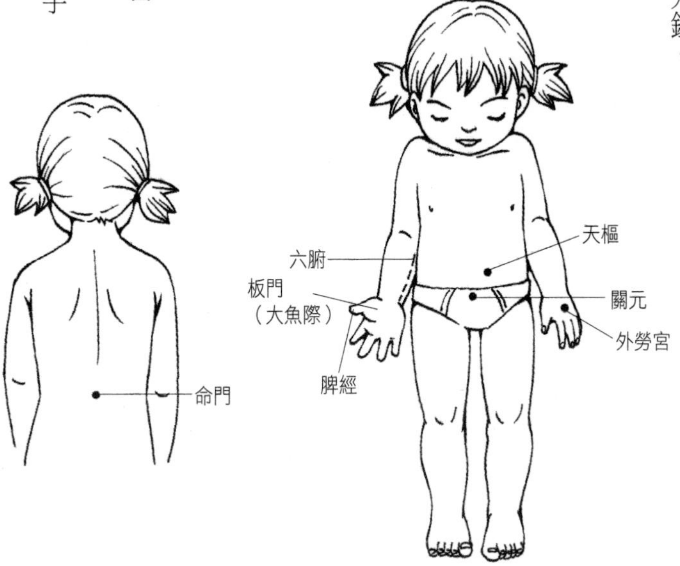

治療小兒腹痛的關鍵穴位

經絡

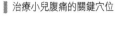

法：加補脾經三百次。

揉板門一分鐘。

按揉關元、命門穴各一分鐘。

由於**吃了不乾淨的食物**而腹痛的孩子，**會抗拒大人按他的腹部，不想吃東西，經常噯氣（打飽嗝），氣味腐臭，有一定表達能力的孩子還會說自己經常返酸，肚子一痛就想大便，便後肚子的疼痛感減輕。**這樣的情況應這樣治療：加清大腸一百次。

推六腑一百次。

揉板門一百次，按天樞一分鐘。

因為**蟲積**引起腹痛的孩子，有一個很大的特點就是**臍周痛，時痛時止，喜歡吃東西但面黃肌瘦，睡時咬牙**。如果帶孩子去醫院做大便化驗，就能看見蛔蟲卵。這種情況先給孩子吃驅蟲藥；然後堅持做按摩調理身體，治療手法需：加清補脾經各一百次。清大腸二百次。

腹痛的孩子要注意保暖，避免受外邪侵襲，飲食有節，勿暴飲暴食及過食生冷等。若腹痛的孩子出現面色蒼白，冷汗淋漓，四肢發涼等症狀時，應馬上到醫院檢查、治療。

補足孩子的陽氣——**小兒凍瘡**的經絡療法

冬天為什麼孩子容易長凍瘡呢？我認為是孩子陽氣不足，肌膚嬌嫩，禁不起寒濕之邪的侵犯。一被侵犯，陽氣就不能使氣血正常運行，瘀血阻滯就容易生凍瘡。凍瘡多長在身體上沒有衣服保護的地方，例如手、足、鼻尖、耳邊、耳垂和面頰部。凍瘡邊緣鮮紅，中央青紫，觸之冰冷，又脹又癢。遇熱後更甚，嚴重的會出現水泡，破潰後形成潰瘍、很久都無法癒合。如果孩子手足容易出汗以及慢性營養不良者更容易發生凍瘡。一般隨著氣候的轉暖可逐漸痊癒。

治療凍瘡的基本手法：揉凍瘡，時間為五分鐘。手法要輕快柔和，切忌生硬粗暴。如果局部發生了水泡或潰瘍，在操作時要避開破潰的局部，先在其四周操作，待潰瘍癒合、血脈流通後，再在局部進行操作。另外揉關元穴五分鐘，以溫陽散寒。

耳部發生凍瘡的孩子：加按揉翳風穴各一分鐘。家長以雙手的大拇指和食指，相

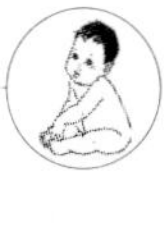

對用力地搓擦孩子的耳部，時間為三分鐘。

鼻尖處發生凍瘡的孩子：加按揉迎香穴一分鐘。揉合谷一分鐘。家長以大拇指指腹輕擦孩子鼻部，以微微透熱為度。

面部發生凍瘡的孩子：加按揉合谷穴二分鐘。

按揉下關穴一分鐘。

家長以大魚際輕擦孩子面部，以透熱為度。

手部發生凍瘡的孩子：加按揉曲池、合谷穴各一分鐘。

按壓患側的缺盆穴處一分鐘，然後慢慢鬆手以兩手掌相對，橫搓上肢二分鐘。

足部發生凍瘡的孩子：加按揉足三里穴一分鐘。

以單掌搓擦孩子患側的足底，以局部發熱為度。

以手掌按壓大腿內側面，持續按壓一分鐘，然後慢慢鬆開手。用同樣的方法操作另一側。

這裡有一點提醒：孩子從室外返回時，不要立即讓孩子靠在電暖器附近取暖，應**先慢慢把手足活動一下，然後再逐漸靠近熱源取暖。**

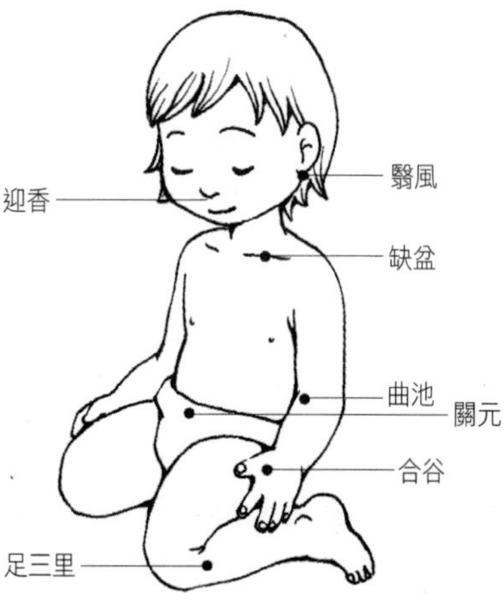

治療凍瘡要以按摩驅寒的穴位為主

孩子的身體自有防盜門——**小兒扁桃腺炎**的經絡療法

扁桃腺就像一扇防盜門，正常情況下它能抵抗進入鼻和咽腔裡的細菌，對人體發揮保護作用。孩子由於身體抵抗力較弱，一受涼感冒，細菌就會侵入扁桃腺，發生炎症，甚至化膿。因為扁桃腺化膿易引起腎炎，所以西醫對待扁桃腺經常腫大的孩子，就乾脆動手術把扁桃腺切除。我是極不同意這種削足適履的做法的，**沒有扁桃腺這扇防盜門，細菌就會肆無忌憚地進入體內。**

我表姊的兒子就是經常扁桃腺腫大，有時候甚至化膿，有醫生讓他做扁桃腺切除，由於我不同意，表姊就聽從了我的意見，沒有動手術。當時小外甥五歲大，體質不算很好，經常感冒，一感冒嗓子就腫。男孩子一玩就玩瘋了，總是玩著玩著就忘乎所以地大聲叫喊。我教育他不要大聲喊，因為這樣嗓子會越來越腫。我用治療扁桃腺炎的推拿手法給他按摩了幾天就好多了，之後也沒有再復發。現在外甥十二歲了，長得又壯又高，很少感冒。

經絡

其實扁桃腺的生長過程是：一般在孩子四~五歲後逐漸長大，到十二歲以後又開始逐漸萎縮。只要經常給小兒推拿就可以防止它發炎，根本不需要切除。

治療扁桃腺炎的基本手法：清肺經三百次。清天河水二百次。用大拇指甲掐雙側少商穴二分鐘。按揉合谷穴二分鐘。搓擦孩子雙側大魚際處，反覆操作五分鐘。以大拇指從腕關節外側緣向虎口直線推動一百次。孩子仰臥，家長以大拇指、食指的指腹分別置於咽喉部兩側，由上向下輕輕推擦二百次。孩子俯臥，家長以手掌直線推動脊柱兩側的肌肉，以透熱為度。以手掌直擦腰骶部，以透熱為度。點按太溪、湧泉穴各一分鐘。

被風熱侵犯的小孩：**發熱怕冷，嗓子疼難下嚥，鼻塞，頭身疼痛，咳嗽有痰**。相應的治療手法需：加推六腑三百次。

按揉大椎穴三百次。

按揉曲池、合谷穴各一分鐘。

提拿肩井穴一百二十次。

肺胃有熱的小孩：**高熱，口渴，喝水很多，嗓子疼明顯，咳痰黃稠，口臭，便祕，小便黃赤，舌**

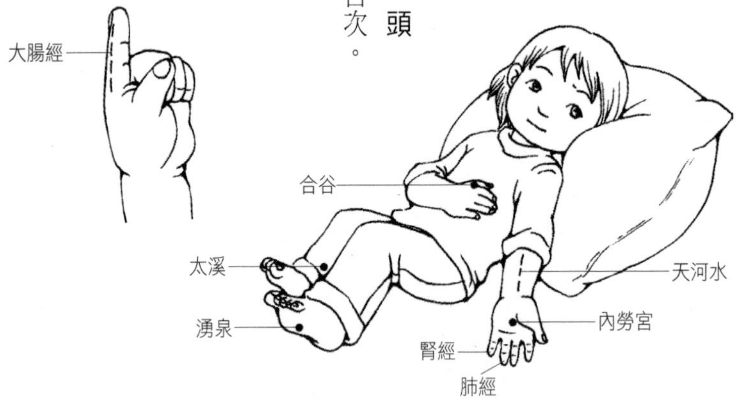

治療扁桃腺炎的主要穴位

兒童

紅，苔黃。扁桃腺炎易反覆發作。治療手法需：加清大腸三百次。

推六腑三百次。

清小腸二百次。

推湧泉三百次。

推下七節骨三百次。

按揉大椎穴一分鐘。

陰虛火旺的小孩：**經常低熱，下午較顯，輕微嗓子疼，過量發音或食辛辣後加重，乾咳無痰，舌紅，舌苔少。**治療手法需：加補腎經三百次。運內勞宮一百次。推湧泉三百次。按揉肺俞、腎俞穴各一分鐘。

得了扁桃腺炎的孩子應注意休息，保持口腔衛生，多喝開水。大人也要注意不要在有孩子的室內抽菸，不要帶孩子到電影院、商場等人口密集的公共場所。

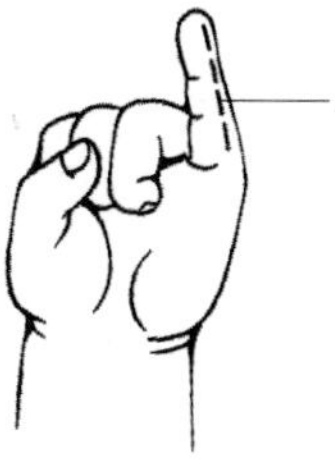

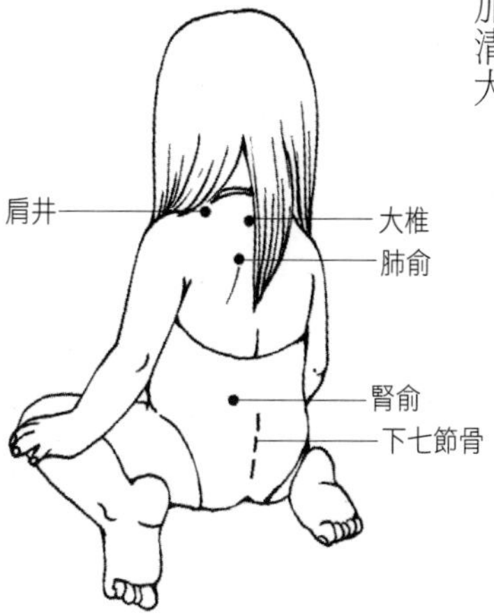

經絡

聞香識臭不再愁——**小兒慢性鼻炎**的經絡療法

氣溫的突然變化、空氣過於乾燥、通風不良、空氣汙染、粉塵煙霧以及有害氣體的長期刺激，都可導致人患上鼻炎。由於這些常見的因素，現在得鼻炎的人非常多，也包括很多孩子。

如果孩子經常鼻塞，有時候聞不到香臭；運動出汗時鼻通暢，靜坐或遇冷時鼻塞加重，鼻涕較多，父母們就要提防孩子是不是得了鼻炎。

我鄰居家的一個小女孩剛七歲，得了鼻炎。一感冒就犯，等感冒好了，鼻炎還不好，鼻涕發黏，經常說頭痛，吃了很多鼻炎藥都不管用。我就給她用治鼻炎的推拿手法來治療，連續治療了一個月，現在，她再也不犯鼻炎了。

治療鼻炎的基本手法：以雙手大拇指指腹，從印堂穴開始，向上直線推動至髮際一百次。

以雙手大拇指從印堂穴沿上眼眶，分推至雙側太陽穴處，推二十次。

按揉太陽穴一分鐘。

揉雙側鼻翼旁的迎香穴各二分鐘。

家長以食指指腹在鼻兩側快速推擦，以局部產生灼熱感為度。

家長以拇、食二指點按鼻唇溝上端盡處（在迎香穴上一點），時間為二分鐘。

按揉雙側合谷穴各二分鐘。

孩子坐著，家長以一手扶住孩子前額，用另一手的拇、食二指點揉雙側風池穴二分鐘。

孩子俯臥，家長以單掌橫擦背，以透熱為度。

被風寒侵襲的孩子：**鼻塞嚴重，流涕色白清稀，怕冷發熱，無汗，頭身疼痛**。治療的手法需：加推三關穴三百次。

清肺經一百次。

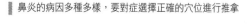

按揉曲池穴一分鐘。

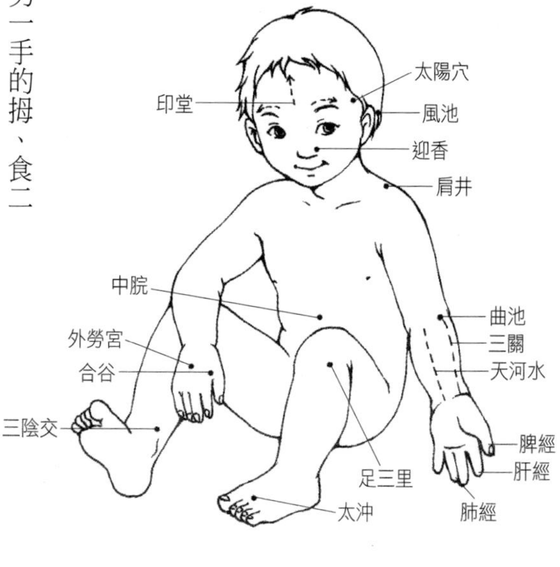

經絡

鼻炎的病因多種多樣，要對症選擇正確的穴位進行推拿

以手掌直線推動脊柱兩側的肌肉組織，以透熱為度。

點揉大椎穴二分鐘。

被風熱侵犯的孩子：**口鼻呼氣熱，流涕色黃而稠，發熱怕風，有汗，口渴，有時咳嗽**。治療此類鼻炎的手法需：加清肺經二百次。

清天河水三百次。

按揉風府、曲池穴各一分鐘。

提拿肩井穴部位十次。手法刺激應稍輕。可蘸酒平擦背部二分鐘。

膽有熱的孩子：**鼻涕黃濁黏稠，有臭味，嗅覺差，頭痛，伴心煩不安，口苦脅痛，舌紅，苔黃**。相應的治療手法需：加清肝經三百次。

清肺經三百次。

清天河水三百次。

按揉太衝、三陰交穴各一分鐘。

推擦湧泉一分鐘。

脾氣虛弱的孩子：**鼻涕量多而稀，伴有疲倦乏力，食欲不振，腹脹便溏，面色萎黃**。治療手法

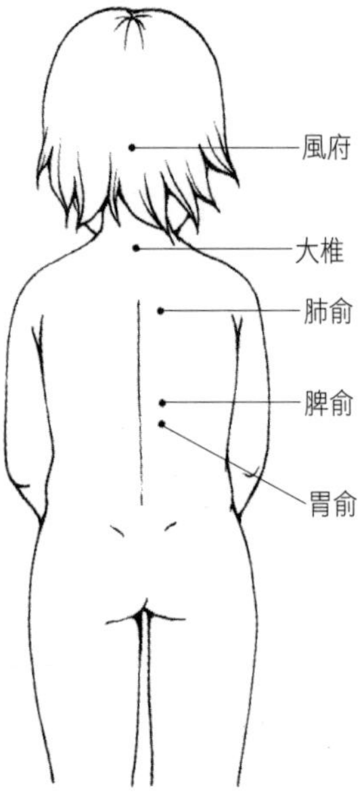

這幾個穴位對防止鼻炎復發有奇效

需：加補脾經三百次。

揉板門三百次。

摩中脘穴五分鐘。

按揉足三里穴二分鐘。

按揉脾俞、胃俞各一分鐘。

肺氣虛的孩子：**鼻涕色白量多，無臭味，手腳發涼，咳嗽有痰。**治療手法需：加揉外勞宮一分鐘。

推三關穴三百次。

摩肚臍五分鐘。

按揉肺俞、脾俞各一分鐘。

按揉足三里穴一分鐘。

有鼻炎病史的孩子通常一感冒就犯鼻炎，所以**要想控制鼻炎，預防感冒是關鍵。**還要避免吸入刺激性的氣體、粉塵、煙霧等。飲食宜清淡易消化，少食辛辣厚味的食物。

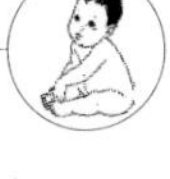

清肺瀉肝最見效——**小兒肺炎**的經絡療法

孩子得了肺炎，父母必須帶孩子到醫院治療。同時，父母也可以輔助為孩子按摩，讓孩子快點好起來。孩子病了，做父母的都會很心疼，如果不會按摩，除了給孩子吃藥就做不了什麼了，只能乾著急，如果學會了按摩，就能為孩子增加一份抗病的力量。按摩完後，孩子會感到舒服很多。

治療肺炎的基本手法：清肺經三百次。

推六腑三百次。

推三關穴一百次。

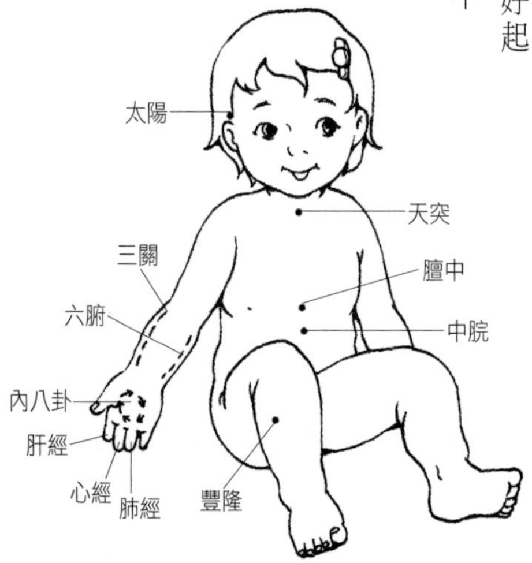

治療小兒肺炎的主要穴位

清肝經三百次。

運內八卦一百次。

點揉天突穴、膻中穴各一分鐘。

點揉豐隆穴一分鐘。

孩子俯臥，分推肩胛骨一百次。

按揉肺俞、大椎各一分鐘。

被風熱侵犯的孩子：發熱怕冷、口渴，痰黏色白量少，胸脅隱痛，苔薄黃。相應的治療手法需：加揉太陽穴一分鐘。

推三關穴三百次。

揉風池一分鐘。

拿肩井穴十次。

痰熱的孩子：高熱面赤，總想喝水，咳嗽痰黃而黏，或夾血絲，或為鐵鏽色痰，呼吸氣粗，舌紅，苔黃膩。相應的治療手法需：加推六腑三百次。

清心經一百次。

風池

肩井

大椎

肺俞

第一腰椎

外勞宮

經
絡

▌這幾個看似平常的穴位搭配在一起，就能使孩子起死回生

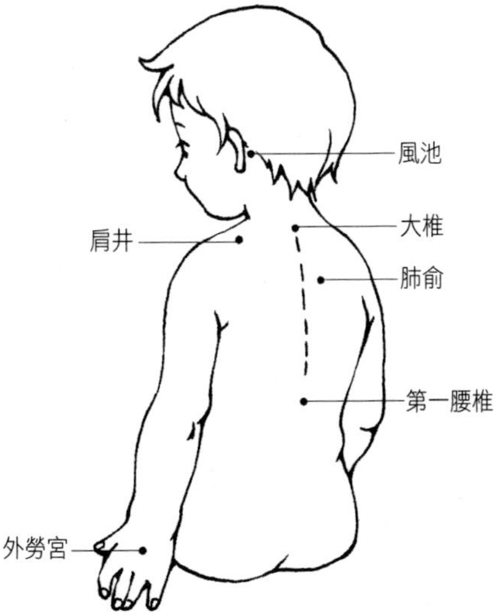

揉豐隆一分鐘。

揉中脘三分鐘。

如果孩子**高熱不退**，則還要擠捏天突至劍突的連線（胸骨中間豎線）和大椎至第一腰椎及兩側，至皮下輕度瘀血為止。

雖然用推拿治療孩子肺炎效果很好，但由於家長可能對小兒推拿技術還不精通，所以必須先到醫院就診，家長可以用小兒推拿作為輔助，來調理孩子的身體。

我曾經用小兒推拿治癒了一個患嚴重肺炎的小女孩。我看見這女孩的時候，她已經只能張嘴呼吸，並且呼吸非常急促，體溫高達攝氏四十一度，處於休克狀態，情況非常危急。如果高燒還不能趕快退下來，那距離死亡邊緣就越來越近。我的首要任務就是把她的體溫降下來。先給她清肺經、清脾經、清肝經、清心經各三百次。然後補腎經四百次。揉外勞宮二百次。推三關穴三百次。推六腑三百次。

按摩完馬上出現奇蹟，小女孩的高燒由四十一度降到三十九度，三天之後，體溫完全恢復了正常。

這就是小兒推拿的妙用，這就是中醫學的偉大與神奇之處。生命是最寶貴的，既然小兒推拿能挽救孩子的生命，我們就要去研究它，開發它，絕對不能讓歷史的塵土遮住人們的眼睛，把這金礦看成是廢礦！

清心**清肺**清脾胃——**小兒暑熱症**的經絡療法

夏天的炎熱，有時候就連大人都吃不消，更何況小孩那麼嬌嫩的體質。三歲以下的小孩，汗腺分泌缺乏、易導致散熱不夠，得上暑熱症。由於身體的溫度調節能力差，患暑熱症的小孩持續高熱，體溫在三十八~四十度之間，可持續二個月之久。

我給大家介紹的這套治療暑熱症的手法，主要能給孩子清熱，加強孩子的散熱功能，就像大熱天給孩子喝些冰水，但這冰水又絕對不會傷脾胃。

治療暑熱症的基本手法：清肺經三百次。

清天河水五百次。

推六腑三百次。

按揉足三里一分鐘。

揉內勞宮一分鐘。

擦湧泉一分鐘。

孩子俯臥，以食、中二指自上向下直線推動天柱一百次，就是推頸椎。

點揉大椎穴二分鐘。

沿脊柱兩側著力推擦背、腰部，以熱透為度。

按揉脾俞、胃俞穴各一分鐘。捏脊五遍。

被**暑邪傷到肺胃**的孩子：**口渴多飲，皮膚乾燥無汗或少汗，煩躁較明顯，唇紅乾燥，舌紅**。治療手法需：加清大腸一百次。

上熱下虛的孩子：**多尿，無汗，精神委靡，煩躁不安**。此症手法則需加：補脾經三百次。

揉板門三百次。

擦湧泉五分鐘。

以掌摩中脘三分鐘。

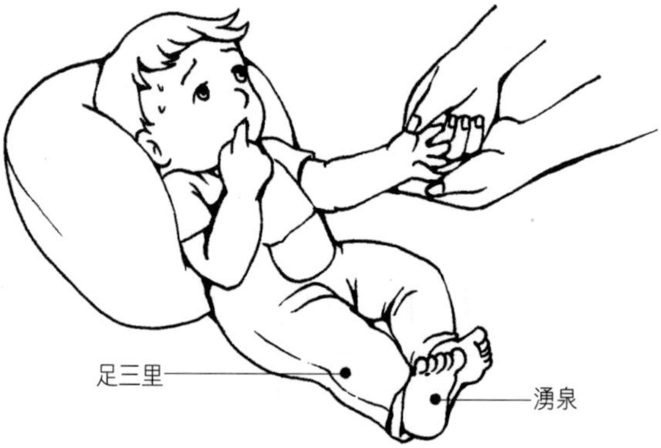

足三里和湧泉是治療小兒中暑的良方

中暑初期同時患上感冒的孩子：治療暑熱症手法加揉太陽穴一分鐘。

揉曲池、合谷、大椎穴各一分鐘。

拿肩井一分鐘。

中暑後期快痊癒時：一般來說，孩子體內已是氣陰兩虛了，應該補補身體。這時需加補脾經三百次。

補腎經三百次。

摩中脘五分鐘。

按揉足三里二分鐘。

患暑熱症的孩子要臥床休息，保持室內涼爽通風。吃綠豆稀飯、米粥等清淡流質食物。

對於高熱的孩子，做相應的治療暑熱症的推拿手法的同時，還可用酒精擦孩子的後背正中線，就是督脈，來幫助孩子散熱。

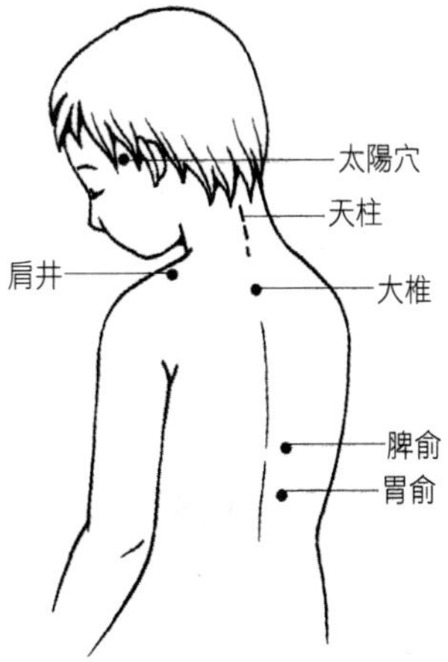

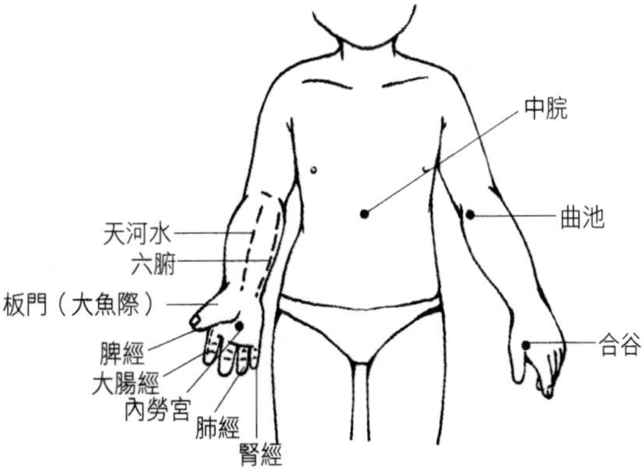

中暑的不同階段，應選擇不同的穴位來為小孩治療

經絡

幫孩子護好肝——**小兒近視眼**的經絡療法

我在第五章裡講到了眼睛按摩保健法，適用於沒有近視但天天看書寫字的孩子，或者近視不深的孩子。如果孩子近視比較厲害，就要用這一部分講的推拿手法來調理。**高度近視的小孩眼球較為突出，會影響容貌**，所以家長一旦發現孩子近視，就要堅持用此推拿手法，不要讓近視加重。我總結出來近視孩子的體質大多都是肝腎精血不足，因此我主要用補肝腎的推拿手法，效果很好。

我能總結出這套近視手法，還要多虧我的侄女。當時我的侄女剛上小學三年級，近視就已經達到六百度，家長給她買了很昂貴的近視治療儀器，還讓孩子吃了很多的護眼保健品，但是都不管用，度數是平均每半年就加深五十度。

我就開始研究小兒推拿來治療近視，想出的每套方案都試行一個月，然後查看其治療效果。經過不斷摸索和思考，最後總結出了這套治療近視的推拿手法。侄女經過我的治療，過了三年，度數沒再往上升，反倒降低到了現在的五百度。同時我還注意糾正侄女不正確的用眼姿勢，囑咐她看書寫字時周圍要光線明亮。

治療近視的基本手法為：孩子仰臥，閉上眼睛，家長以兩手大拇指從印堂開始沿眉向兩側分推至太陽穴處，反覆操作二分鐘。

按揉太陽、攢竹、睛明、魚腰、四白穴，每穴一分鐘。

按揉合谷、足三里各一分鐘。

孩子俯臥，然後拿捏頸椎兩側的肌肉組織，從上往下反覆操作十五次。

按揉風池穴、翳風穴各一分鐘。

拿肩井穴一分鐘。

以大拇指按揉心俞、肝俞、腎俞穴各一分鐘。

以雙手大拇指，從印堂穴開始向頭部兩側分抹一分鐘。

手指微屈，用指尖按揉頭皮一分鐘。

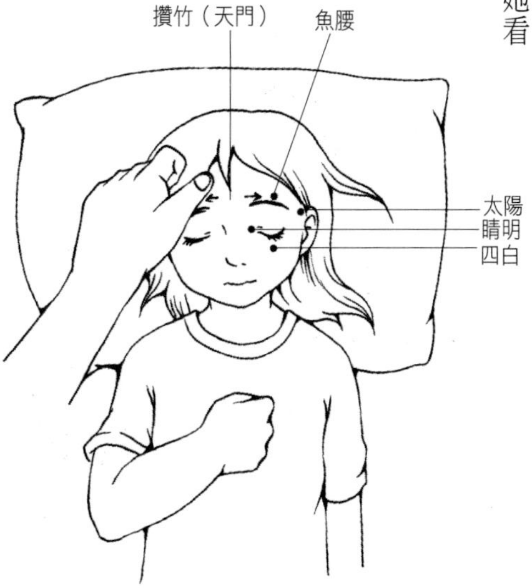

這幾個穴位是預防和治療近視的要穴

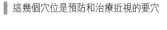

以雙手拇、食兩指，輕輕揉按孩子的耳朵，以發熱發紅為度。

雙目乾澀，眼眶脹痛的孩子：基本手法加按揉腎俞、肝俞二分鐘。

按揉百會穴二分鐘。

補腎經、補肝經各三百次。

體質較差，脾胃虛弱的孩子：基本手法加按揉脾俞、胃俞穴各一分鐘。

摩中脘二十次。

按揉三陰交穴一分鐘。

小兒推拿對治療假性近視效果比較好，對真性近視則主要起改善視力的作用，比如我侄女就是真性近視，能降低一百度，已經是很好的效果了。只要能堅持按摩下去，肯定能降得更多。

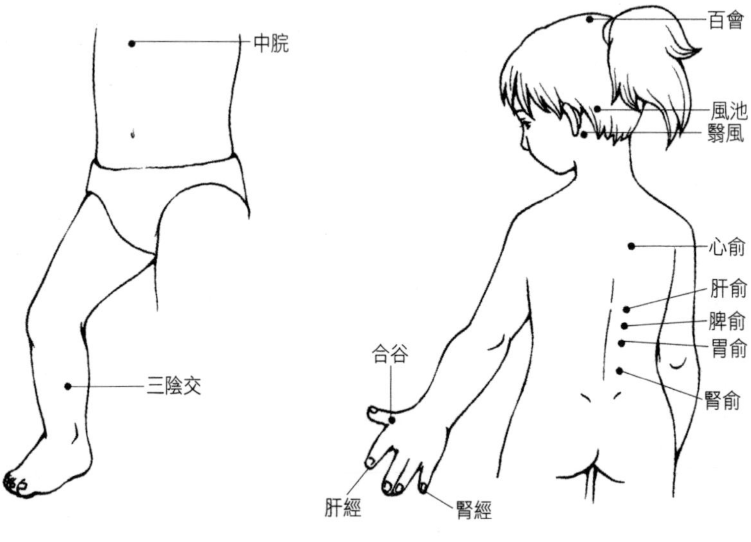

近視其實並不只是肝腎的問題，脾胃不好也是導致小孩近視的原因之一

補足孩子的脾和腎——**小兒佝僂病**的經絡療法

佝僂病就是孩子的虛弱病，是孩子體內氣血陰陽全虛的表現，表現為睡眠易驚，煩躁不安，食欲不振，夜間多汗，常出現枕禿、方頭等情況，囟門開大，閉合晚，肋骨的樣子像串珠一樣，出牙遲緩，病情嚴重的孩子有雞胸，腿部呈「O」型或「X」型。現代醫學認為那是缺鈣，缺維生素D，普遍的治療方法就是給孩子吃鈣片、維生素D，但收效甚微。我對此病症原因的理解是孩子的先天和後天均不足，所以我治療的思路是既補腎，又補脾胃。我用我總結出的這套推拿手法治療了很多孩子，效果很好，證明我的思路是對的。

治療佝僂病的基本手法：補脾經三百次。

補腎經三百次。

掐揉推四橫紋四分鐘。

揉板門五十次。

摩中脘穴五分鐘。

按揉氣海、足三里、三陰交穴各一分鐘。

孩子俯臥，按揉脾俞、胃俞、腎俞、命門穴各一分鐘。

捏脊五遍。

伴有**自汗、盜汗重**的孩子：加補肺經二百次。

伴有**煩躁不安，睡眠不寧**的孩子：加清心經一百次。

清肝經二百次。

揉神門穴一分鐘。

便溏或腹瀉的孩子：加補大腸一百次。

推上七節骨二百次。

揉龜尾五分鐘。

家長在給小兒推拿的同時，還應讓孩子多曬曬太陽。這道理幾乎人人都懂，曬太陽有利於骨骼的生長，但應在**早上十點以前或晚上四點以後**，以防紫外線過強對孩子的皮膚造成傷害。

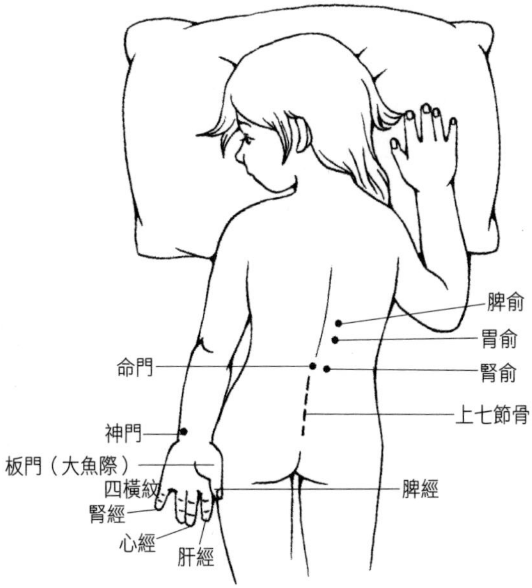

脾俞
胃俞
命門
腎俞
上七節骨
神門
板門（大魚際）
四橫紋
腎經
心經
肝經
脾經

中脘
氣海
足三里
三陰交

經
絡

治療佝僂病的推拿手法以補為主

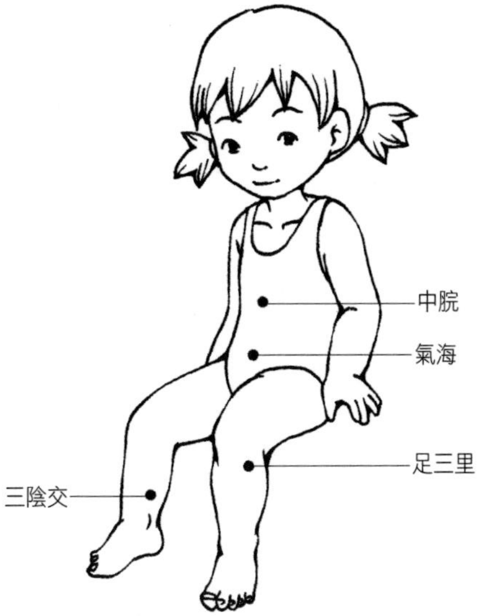

讓孩子的嘴裡清清香香——**小兒鵝口瘡**的經絡療法

有一對父母抱著他們剛二個月大的小嬰兒來找我，這母親跟我講她孩子老哭鬧，拒絕吃奶。孩子拒絕吃奶的原因有很多，中耳炎、厭食、口瘡等等，總之很可能是孩子吃奶的時候感覺難受才拒絕吃奶的。我先檢查了小嬰兒的口腔，結果發現**小嬰兒口腔、舌上滿布白屑，狀如鵝口，這就是鵝口瘡的典型特徵**。一般來說長期使用抗生素的孩子會長鵝口瘡，我就問孩子的家長，有沒有給孩子用抗生素？果然家長說小嬰兒前段時間感冒發燒，用了快一個月的抗生素。我當時並沒說什麼，只是提醒家長少用為好，心裡卻感慨萬分，這西藥的副作用真的不可忽視。

還有一種情況也容易產生鵝口瘡，就是孩子心脾鬱熱，脾虛濕盛。

以下這套治療手法，治癒了無數鵝口瘡的孩子，是鵝口瘡孩子的救星。

治療鵝口瘡的基本手法：清天河水三百次。

推六腑三百次。

清肝經三百次。

清心經三百次。

清胃經一百次。

揉板門一百次。

孩子俯臥，家長以手掌蘸少許麻油，沿脊柱兩側上下推擦背、腰部，以熱為度。

按揉大椎穴一分鐘。

心脾鬱熱的孩子：口中的白屑周圍紅暈較甚，伴心煩口渴，面紅，口臭，大便乾，小便短黃，苔黃。相應的治療手法：加清脾經二百次。

清心經加至五百次。

推下七節骨三百次。

按揉心俞、脾俞各一分鐘。

脾虛濕盛的孩子：白屑周圍紅暈色淡，伴面

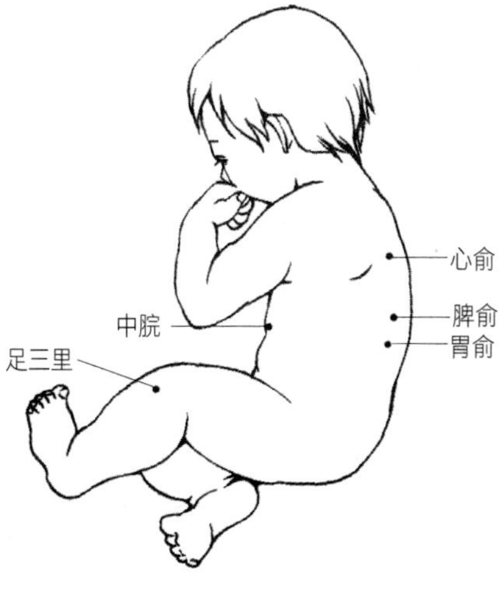

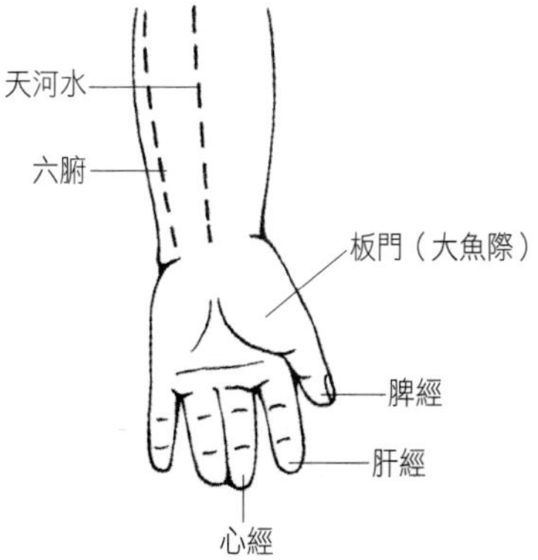

經絡

小孩有點小病就給他吃抗生素，會把熱毒全逼到體內，治標不治本。多清天河水才是清熱的正路

色白，身體瘦弱，手腳冰涼，口唇色淡，大便溏，小便色清。此治療手法：加摩中脘五分鐘。

補脾經三百次。

揉板門加至一百五十次。

按揉脾俞、胃俞穴各一分鐘。

按揉足三里穴一分鐘。

我建議，因長期使用抗生素而引起鵝口瘡的孩子，應盡快停止用藥，消炎藥實在不可長期服用。在通過小兒推拿治療鵝口瘡的同時，可配合服用清熱解毒類的中藥（如六神丸等），也可配合外用冰硼散等中成藥。

還孩子小嘴邊的清馨——**小兒舌舔皮炎**的經絡療法

有些孩子由於口唇發乾，就使勁並反覆用舌頭舔口唇周圍皮膚，結果引起唇周皮膚炎症，出現紅色小斑疹，小丘疹，皸裂，乃致皮膚的細小脫屑，最後形成黑褐色的色素沉澱。由於局部皮膚感覺不舒服，周而復始造成惡性循環，加重皮膚損害。如果舌舔偏向一側，口腔周圍的黑圈就向該側擴展。

有舌舔皮炎的兒童，幾乎個個都表現「內熱」，即有大便乾結、口咽發乾等症狀，是津液缺乏的因素引起的。

治療舌舔皮炎手法：

清天河水三百次。

推六腑三百次。

經絡

清脾經二百次。

清心經五百次。

清胃經一百次。

揉板門一百次。

孩子俯臥，家長沿脊柱兩側著力上下推擦背、腰部，以發熱為度。

按揉大椎穴一分鐘。

按揉心俞、脾俞各一分鐘。這套手法能起到清除孩子體內熱毒的作用。給小兒推拿的同時，可內服一些導滯丸。

同時，家長應該引導孩子克服舔吮口唇的動作，糾正舌舔的不良習慣。

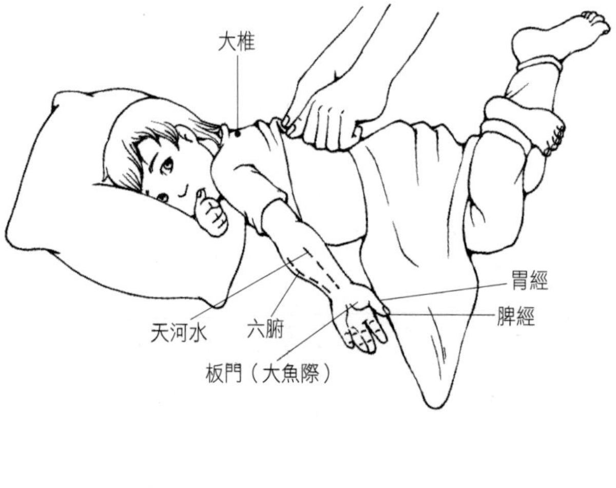

愛用舌舔嘴唇的小孩，多半都是因為有「內熱」，以天河水為主，輔以其他必要的經絡，就可以輕鬆把熱毒清除掉

激發**腎經**的自癒潛能——**小兒白血病**的經絡療法

我在這麼多年的兒科臨床工作中，深深地體會到白血病是奪取很多孩子寶貴生命的魔爪，如果能攻克這個病，將為世界兒童作出不可估量的貢獻。

我曾經治過一個白血病晚期的三歲小男孩，他當時已經被病魔折磨得快不行了，瘦得皮包骨頭，腹脹大如鼓，堅硬如石，高熱攝氏四十度，已經好幾天了。發高燒是讓人最難受的，我看在眼裡十分心痛，心裡只有一個想法，就是無論結果怎樣，先把他的燒降下來，讓他別那麼受罪，好過點。

我先給他補脾經五百次，脾經為後天之本，是緩兵之計。

補腎經三百次，腎為先天之本，是堅守陣地。

推三關穴三百次。然後就是給他清熱，相當於攻打敵人。

清肝經、心經各二百次。

補、清肺經各一百五十次，只要恢復肺的功能，熱很容易被清掉。

清天河水三百次，效果跟久旱逢甘霖一樣。

推六腑三百次。一切熱病，六腑穴都能對付，是一員猛將。

推脊三百次，從頸椎向下一直線推動到尾椎。

捏脊五遍，從尾椎骨一直捏到髮際，捏脊可以全方面調理機體。

按摩完不到一小時，孩子體溫就神奇般地降了一度。堅持推拿了一個月，體溫完全恢復正常。

我從古籍裡還發現了一條重要的記錄，那就是孕婦吃枸杞可以預防孩子得先天性血液病，比如地中海貧血、白血病等。如果你的家族裡面，有親戚想懷孩子的時候，一定勸她吃適量枸杞，吃了枸杞子後的孕婦，不但自己身體好了，孩子也可保健康。

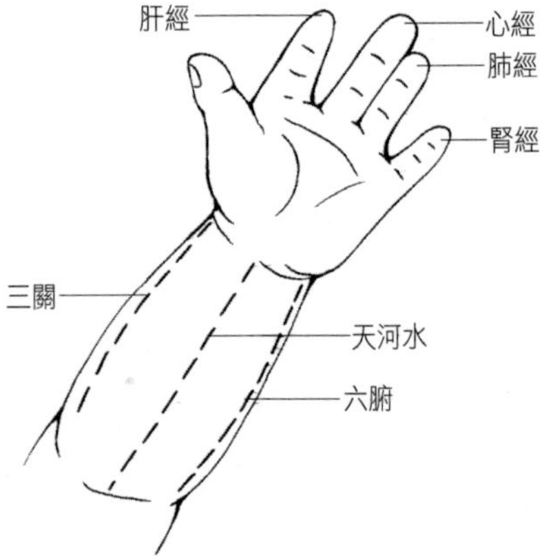

兒童白血病多數是因有先天性骨質增生而壓迫了三陰（肝、肺、腎）經，依圖進行推拿，就可以重新打通經絡，恢復孩子的造血機能

把更多的氣血貢獻給**心經**——**小兒病毒性心肌炎**的經絡療法

孩子得了感冒一定要休息，不能再做劇烈的運動。因為這時候病毒很容易侵犯心臟，導致心肌炎。一旦得了病毒性心肌炎，孩子一開始會發熱，全身不適，咽部疼痛，腹瀉等。當病情比較嚴重時，孩子常常告訴父母心臟的地方不舒服，胸痛，心慌，氣短，乏力。但如果孩子真的不小心得了心肌炎，家長倒也不用過於擔心，注意調養孩子的身體，一般半年至一年可恢復健康，天天為他按摩調理，孩子恢復得更快。

治療心肌炎的基本手法：以大拇指按揉心俞穴並直線推動至膈俞穴，反覆操作二分鐘。

揉太陽穴一分鐘。

直擦脊柱及脊柱兩側的肌肉組織，以透熱為度。

以虛掌拍打孩子肩背部一分鐘，手法要輕柔適當。

以膻中穴為中心向兩側分推三十次。

拿揉孩子上肢內側肌肉十五次，並點按極泉穴（腋窩中間）一分鐘。

以單掌輕輕拍打心前區三十次，然後點按內關穴二分鐘。

心氣不足的孩子：面色白，活動就出汗，甚則大汗淋漓，四肢發冷。相應的治療手法需：加摩腹三分鐘。補脾經三百次。補心經一百次。按揉足三里一分鐘。

心血不足的孩子：面色蒼白，身體瘦弱，睡眠不安。此類心肌炎的治療手法需：加補脾經一百次。

補腎經一百次。

清天河水一百次。

推湧泉一分鐘。

按揉厥陰俞一分鐘。

體內有痰濕的孩子：**體胖乏力，多夢，睡中易驚。**此類心肌炎的治療手法需：加清肺經一百次。

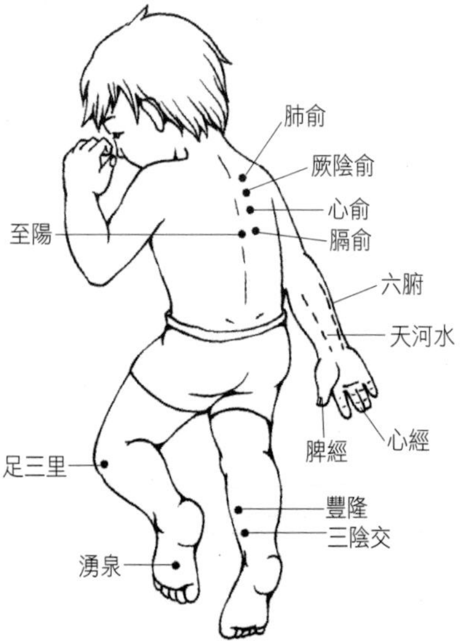

病毒性心肌炎的治療中，涉及到的穴位和經絡很多，操作時要注意先後次序和手法輕重

推六腑一百次。

按揉肺。

按揉豐隆穴各一分鐘。

體內有瘀血的孩子：**口唇青紫，皮膚粗燥，舌紫暗或有瘀點**。相應的治療手法需：加按揉膻中穴二分鐘。

按揉兩側中府各二分鐘。

孩子俯臥，以掌分推肩胛骨內側二十次。

按揉三陰交穴一分鐘。

孩子應適當鍛鍊身體，增強抵抗力。防止暴飲暴食，以免增加心臟負擔。適當增加室外活動，保證足夠的睡眠時間。

家長要注意孩子的面色、呼吸、脈搏，如果出現煩躁不安、出汗、面色蒼白、氣促、脈搏增快，很可能是發生了心力衰竭，要及時送往醫院。

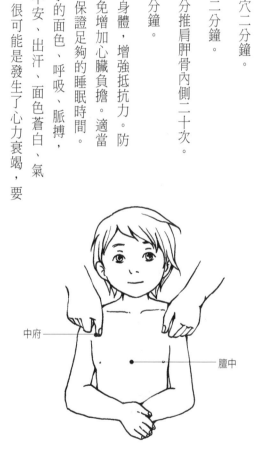

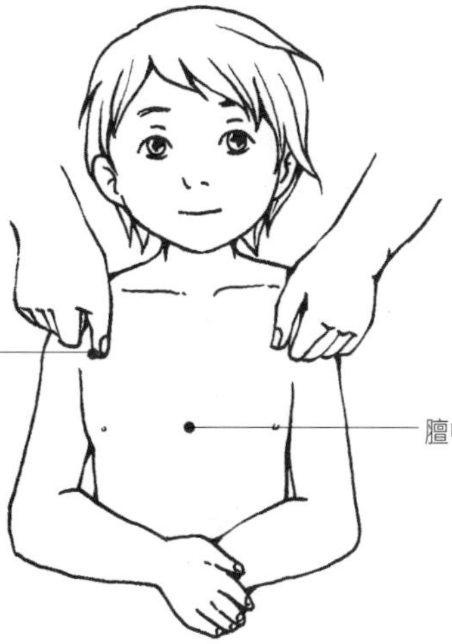

膻中、中府是活血、清心的法寶

捏脊法立大功——**小兒先天性心肌炎**的經絡療法

父母們一發現自己的孩子有慢性病，就應該用小兒推拿給他調理身體，不要覺得不要緊就一直拖下去，孩子越長大，身上的慢性病越難治好。**如果不會小兒推拿也沒關係，最簡單、效果最好的推拿就是捏脊，什麼體質的孩子都適合捏脊。**

我曾經治療一個二歲的小女孩，因為得了先天性心肌炎，一副病快快的容貌，臉色蒼白，兩眼無神。心肌炎一發作就送往醫院打點滴、吃藥，不發作的時候就在家待著，身體一直沒有明顯好轉。我給她：

清心經二百次。

清肝經二百次。

補脾經三百次。

補肺經三百次。

補腎經三百次。

揉內關與三陰交各二分鐘。

捏脊五遍。

第一次按摩後，孩子臉上馬上就有了血色。

我吩咐這孩子的父母每天堅持為她捏脊，堅持了一年，孩子身體現在變得很棒，從我給她治療的那天起到現在，心肌炎再沒有發作過。

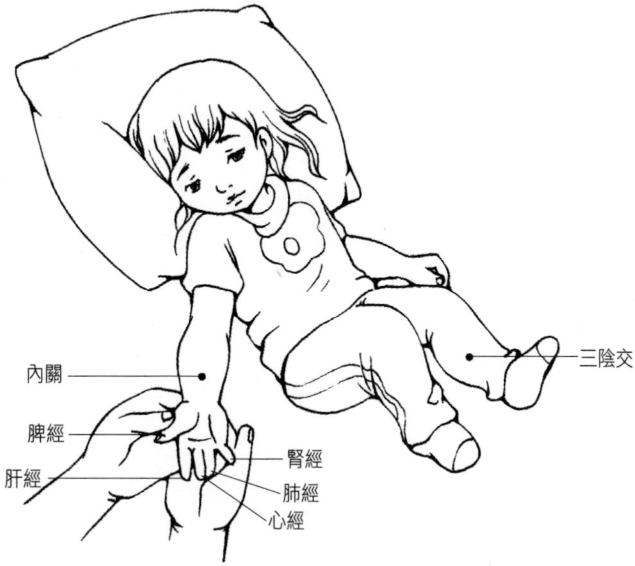

先天性心肌炎這種不足之症，用小兒推拿來治療再合適不過

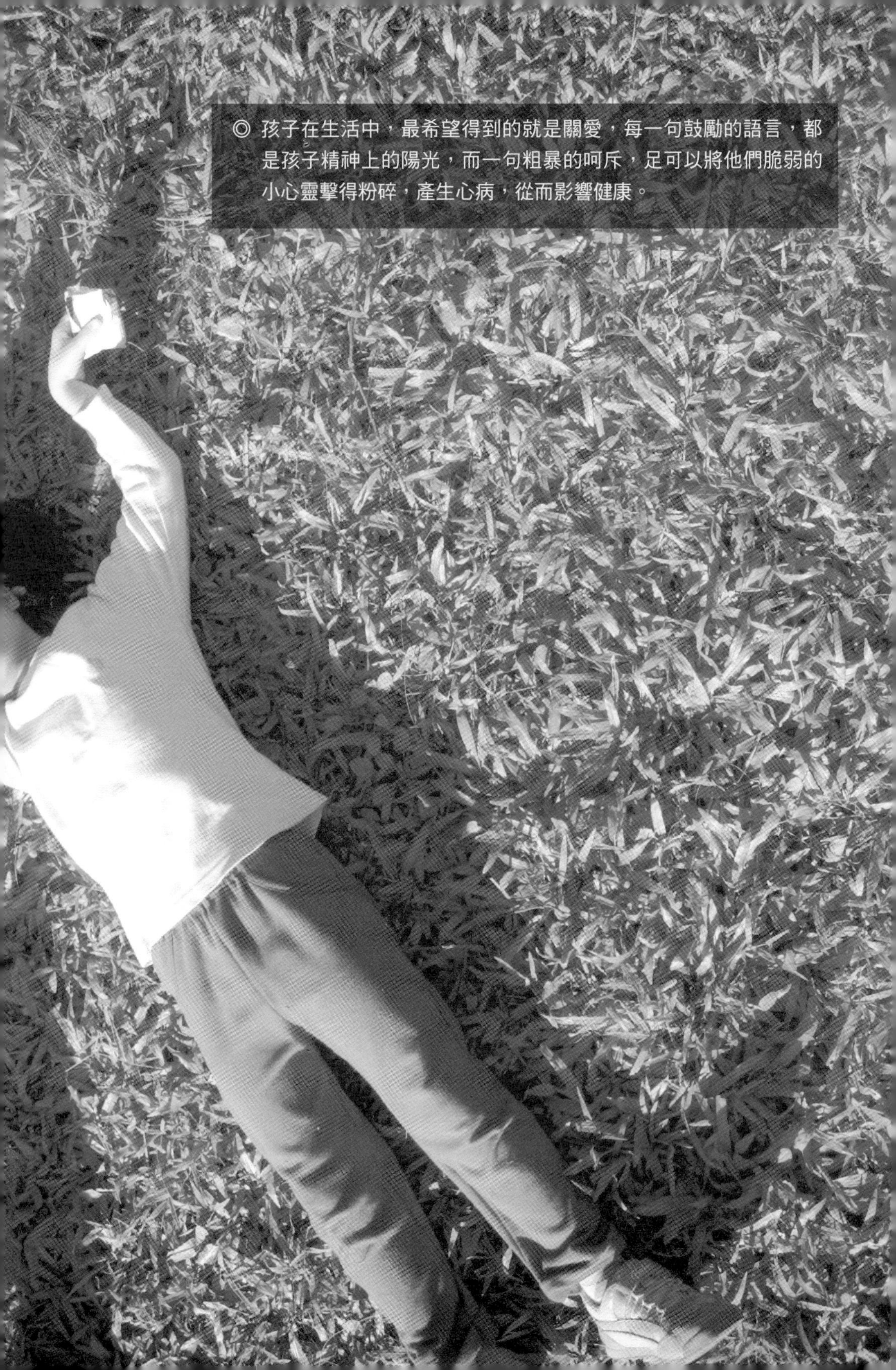
◎ 孩子在生活中，最希望得到的就是關愛，每一句鼓勵的語言，都是孩子精神上的陽光，而一句粗暴的呵斥，足可以將他們脆弱的小心靈擊得粉碎，產生心病，從而影響健康。

第七章

父母不和，相當於給孩子的成長「投毒」

很多家庭裡都充滿了夫妻之間互相指責的聲音。還有的家庭不是直接吵起來，但總是籠罩著冷空氣，夫妻倆整天把臉拉得比驢都長，孩子在這陰陽不調的氣氛中長大，身體怎麼可能不埋下心理隱患，甚至生病呢？

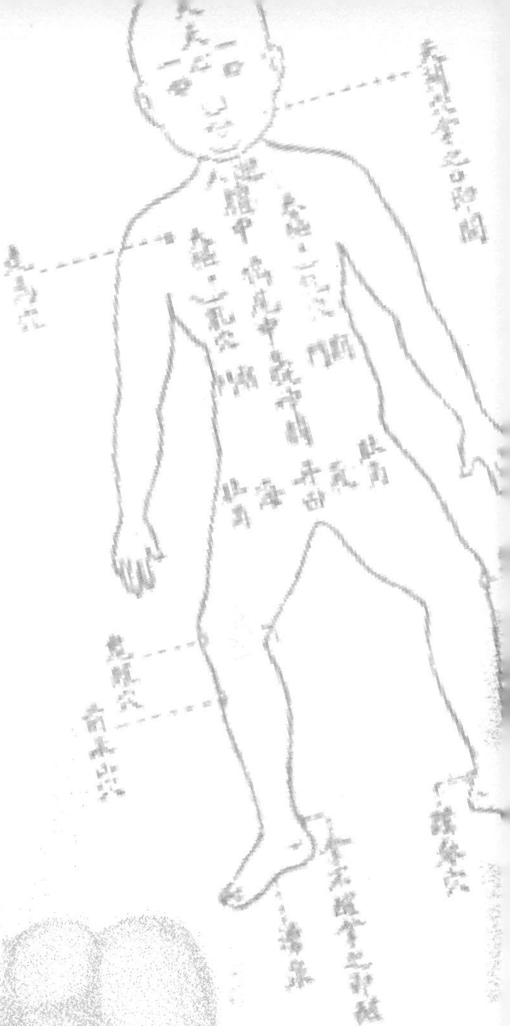

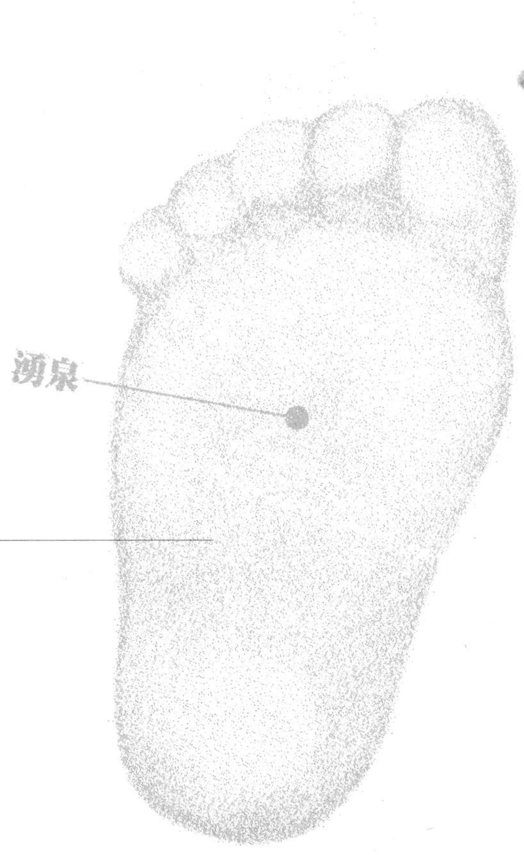

孩子也和大人一樣會得心病

孩子心，海底針

有孩子的父母們學會小兒推拿是很有必要的，但同時還有一個同樣重要的問題，就是要重視孩子的心理健康。孩子的心靈是脆弱的，父母是孩子的生命重心，父母的一言一行都對孩子的心理和精神產生重大影響。孩子在生活中，最希望得到的就是關愛，每一句鼓勵的語言，都是孩子精神上的陽光；而一句粗暴的呵斥，足可以將他們脆弱的小心靈擊得粉碎，產生心病，從而影響健康。

我曾為一個三歲的孩子看病。他的父母平常很注意孩子的飲食，營養搭配得很均衡，孩子的脾胃從來不傷。但不知道為什麼，這孩子最近雖然沒有生病，但身體一天比一天消瘦。他的父母非常擔心。我問及家庭情況，得知一切都很好，夫妻和諧，而且母親兩個月前又生了一個孩子。

我觀察這個「患病」的孩子，身體乾瘦，但沒有其他症狀。正當我思考這孩子的病因時，聽見了嬰兒哭聲，是母親正從臥室裡抱出嬰兒並給他餵奶。三歲的大兒子就坐在母親旁邊。當他母親把小嬰兒抱在懷中哺乳，而且不自覺地發出疼愛之聲時，我發現這孩子突然變得神不守舍。於是我就問他母親，大兒子什麼時候開始消瘦的。他母親算了一下，說大概在一個多月前，也就是在生下了小兒子後。

我由此斷定，這孩子的消瘦一定是由心病所引起的。這一個多月，他肯定經常在旁邊看母親餵奶，覺得弟弟奪走了母親的愛，而自己卻不能入懷吮乳，然後就整天朝思暮想。**五行中有憤怒傷肝、大喜傷心、憂慮傷肺、思慮傷脾、恐懼傷腎一說**，可見這孩子思慮過度後脾臟就受到了傷害。這病真不是藥物可以治療的。

心病還須心藥治。此時，我就吩咐他母親在給孩子餵奶時不要讓大兒子看見。要每天給孩子餵奶後就把大兒子抱入懷裡，用空乳餵他，並且對他說「我最疼愛你」之類的話。一月後，大兒子果然不用吃藥就胖起來了。他母親前來謝我，說這種治病的方法實在聞所未聞，太神妙了。

可見，孩子如果產生諸多思慮是很影響健康的，《黃帝內經》中

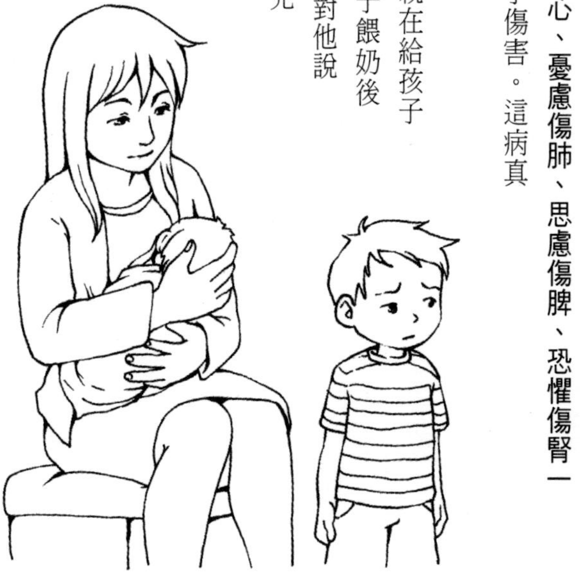

如果家長總以為孩子年齡小，就不會憂慮和嫉妒，那可就錯到家了

談到：「天有五行運五味，以生寒暑燥濕風；人有五臟化五氣，以生喜怒思憂恐。」**人跟天地是一個整體，所以人的情致就相似於天地的氣息。很關鍵的一點，它反映了中醫的基本理念：內外是合一的，是一體的，有其外必有其內。外境有風、寒、暑、濕、燥，內境一樣也有，是叫喜、怒、思、憂、恐。**

既然外面的風、寒、暑、濕、燥這種外境能夠致病，那麼喜、怒、思、憂、恐這個內境同樣也能。所以，中醫把寒、暑、燥、濕、風叫做外五行，風是木，暑是火，濕是土，燥是金，寒是水。相對而言，喜、怒、思、憂、恐就是內五行，也跟金、木、水、火、土相對應。它也一樣能讓人生病。情致太過或者不及，都會影響健康。孩子們的情致、心性跟疾病的關係是一門學問，就是說孩子內心的行為會直接影響健康。至少有百分之五十的小兒疾病是由心理行為不健康造成的。

喜歡思慮的人往往容易得消化系統疾病，就是脾胃的疾病，思慮是屬土的。我在開始運用小兒推拿治病的時候就接觸到這門學問，當時覺得非常震撼。以前只知道治形，只知道「健」而不知道「康」。脾胃是後天之本、健康之源。脾胃長期不好的人，了解了這個原因，找到根本，慢慢調整、克服，脾胃就會一天一天強健起來。

大喜就傷心，心主宰人的精神思維，精神思維的疾病跟喜有很大關係。比如孩子睡不著就起來哭鬧，家長就需要回想一下孩子白天的活動，比如白天的時候是不是玩得太瘋了等等。

憂慮也一樣會傷呼吸系統，即肺。

「怒」傷肝膽，怒包括鬱怒、悶怒、大怒。中醫裡「孩子驚風」就是屬於肝系統的病。孩子五臟功能的生理特點，還表現為「肝常有餘」及「心常有餘」。由於孩子臟腑經絡柔嫩，精氣未充，發怒後易化熱為火，引動肝風，就會容易產生抽筋等病。而「恐懼」傷腎，對孩子的危害更大。

為了孩子的經絡，懇請父母遠離自身的「五毒」

這裡的「五毒」可不是指毒藥，而是指人的「怨、恨、惱、怒、煩」這五種情緒。雖然它們不是毒藥，但對身體的危害作用卻比毒藥更大。這也能用五行的道理來概括：**怒屬肝木，恨屬心火，怨屬脾土，惱屬肺金，煩屬腎水**。這些都是不好的。

一旦人產生怨、恨、惱、怒、煩，就會傷到相對應的臟腑。容易怒、愛生氣的人易得高血壓；容易恨的人得心臟病的機率很高；總是心情懊惱、壓抑的人易得肺病，《紅樓夢》裡的林黛玉就是整天憂鬱懊惱，得肺病咳血而死；而易煩的人則易得腎病。

如果你仔細觀察就會發現，**樂觀歡笑的人，臉色總是紅潤的；容易產生五毒的人，臉色總是晦暗的**。所以，有孩子的家庭，更要注意調整自己平時的心情來面對孩子。孩子的模仿能力很強，父母用什麼樣的臉色去面對孩子，孩子就會用什

經絡

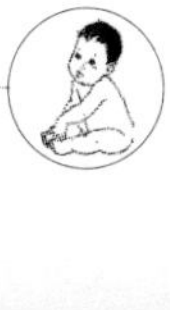

麼樣的臉色去面對世界。這樣一來，父母的壞情緒就必然會傳染給孩子。

這裡我重點說一下五毒中的怨，因為**怨是家庭生活中最常見的毒**。人通常會對最親近的人產生怨，而夫妻、兒女就是彼此最親近的人。夫妻之間埋怨對方、父母埋怨孩子不懂事等行為，看似司空見慣，但是實際上都是危害家庭的行為。怨屬土，所以脾胃的病變都是由怨而來的。

要是整個家庭成員的脾胃都不好，一定都很習慣互相埋怨。我們應該學會以感恩的心情去生活，多去發現親人的好處，如此才可以營造出和美的家庭生活氛圍，讓孩子心情愉快輕鬆，不至於在他的幼小心靈裡埋下怨根。

孩子最忌被驚嚇，一受到驚嚇就會生病。有的孩子晚上哭鬧不休，很大原因是白天受了驚嚇。有的孩子平時餵養得很好，但總是很瘦弱，一副營養不良的樣子，也就是這個原因造成的。中醫學有句老話，叫做「恐傷腎」，簡單地說，就是恐懼會導致內臟分泌失調，對人體健康特別有害，何況孩子體質稚嫩，更禁不起恐懼對身體的損害。腎是先天之本，恐懼傷了腎就會影響孩子的正常發育。

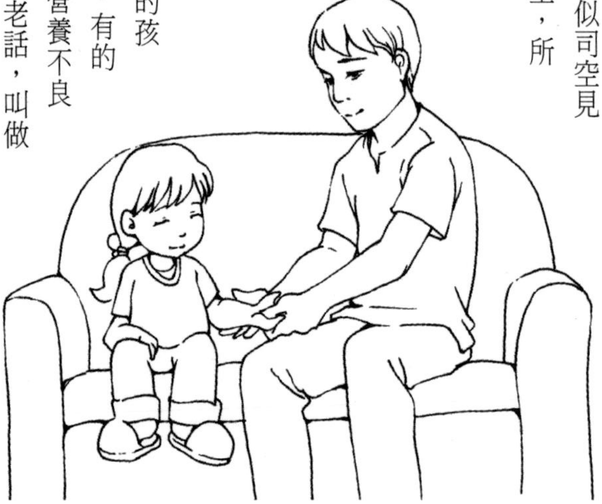

父母用什麼樣的臉色去面對孩子，孩子就會用什麼樣的臉色去面對世界

如果孩子自身不能控制自己的恐懼心理，又得不到父母的正確引導，恐懼就會深深埋在孩子心裡，我認為，作為父母，一定要了解這點，因為它可以指導父母如何正確對待孩子的恐懼，引導孩子的身心健康生長。

按摩經絡是和孩子心靈溝通的最佳渠道

為什麼說父母是孩子最好的醫生？因為父母是最能使孩子產生安全感的人。由於驚嚇或者因身體不舒服而哭鬧的嬰兒，父母一抱在懷裡哄幾下就不哭了，這就是父母所給予孩子的安全感。如果由父母給孩子做推拿，肯定能達到事半功倍的效果。雖然，父母的功力可能達不到專業推拿醫生的水平，但對自己的孩子來說，內在的情感交流所產生的自癒效果卻是世上所有醫生無法辦到的。

拿捏脊來說，肯定對強健孩子的脾胃有很大好處。但是要是由大夫來給孩子捏脊，孩子必定有一番哭鬧，**一是大夫畢竟時間有限**，又不能像父母一樣和孩子溫馨地交流，因此效果肯定不盡人意。**二是孩子害怕陌生人**，一般都配合不好。如果教給父母回家捏，一邊輕撫孩子，一邊捏摸，即使有痛感，孩子一般也不會哭鬧。

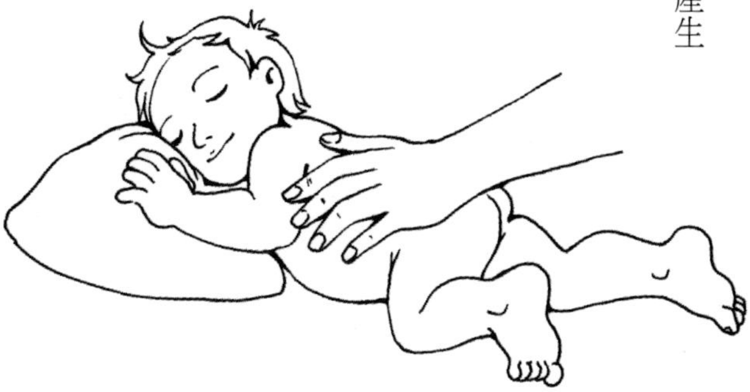

經絡

在你為孩子推拿的同時，孩子也正在感受著你心中的那溫暖與無邪的愛，這是菩薩和世上任何一位良醫都無法辦到的

在父母拿起孩子小手推拿的同時，孩子也正在用非常細膩的觸覺去探索世界，細弱的小手輕訴著歸宿感、信任及無邪的愛。父母在給孩子推拿時，嘴裡不禁要說著發自內心的疼愛之語，這都是世上任何一位醫生所辦不到的事情。所以，父母的按摩對孩子的心理和生理都有著不可估量的正面影響。

和諧的家庭氣場是**孩子經絡的營養**

良好的夫妻感情是孩子經絡茁壯成長的保障

父母都無比疼愛自己的孩子，但不懂得夫妻的相處之道也會影響孩子的健康。家庭不和，勢必令孩子的心理產生陰影，繼而導致身體的疾病。很多人不知道心病是孩子生病的一大原因，就連幾個月大的嬰兒聽到父母的吵架聲也會閉上眼睛或者大哭起來，可見緊張的家庭氣氛，肯定影響孩子的健康。所以，父母即使實在要吵架也不要當著孩子的面，當然，能夠做到真正的家庭和睦最好。家庭沒有歡樂感，孩子怎麼能展開笑臉呢？

很多夫妻之間經常有摩擦，貌合神離，但彼此都以為各自愛著孩子，像比賽一樣爭著給孩子最好的物質條件，覺得已經盡了父母之道，其實不然。

道就是陰陽，夫婦也要順應陰陽之道才能保持真正的家庭和諧。夫是陽，婦是陰，男的要有陽剛之氣，女的要有陰柔之性，家庭才能風調雨順。有的妻子可能在工作中是個很厲害的女強人，但切記，回到家裡一定要恢復女子陰柔的本性；有的男子也許工作能力比妻子低，性格也內斂，但在家裡一定要有陽剛之氣。這裡所說的陽剛之氣並不是大男子主義，而是男子固有的一種氣概與風度。夫婦各正本位，這才合乎道法。孩子生活在一個充滿快樂的家庭氛圍中，才會成材。

可事實上，很多家庭裡都充滿了夫妻互相指責的噪音。還有的家庭不是直接吵起來，但總是籠罩著冷空氣，夫妻倆整天把臉拉得比驢都長，孩子在這陰陽不調的氣氛中長大，身體肯定好不到哪兒去。

還有更糟糕的。剛結婚不久的夫妻就開始吵架嘔氣，女人內向，把惱氣、恨氣都存在心裡了，如果發洩不出去，將來必遺傳給子女。這樣的話，孩子可太慘了，胎毒太大，注定了一生逃不過災難，不是壽命不長，就是長大後性格不良。

有一種父母更過分，常常埋怨兒女不好，不知道自己稟性不化，氣血帶著毒性，早就遺傳到了兒女身上。俗話說：「家和萬事興，家衰口不停」。如果夫婦明白陰陽的道理，符合天

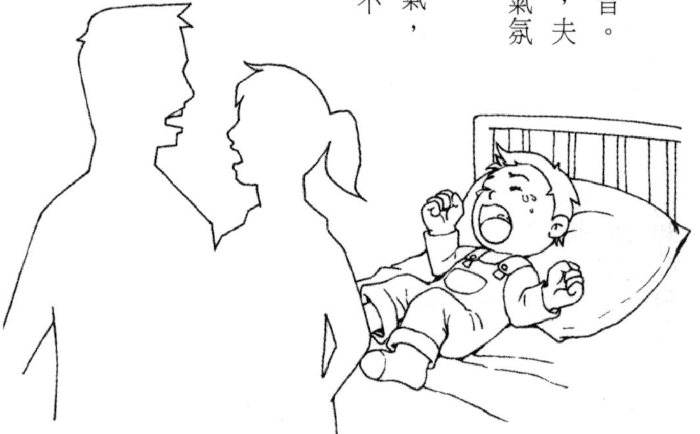

幾個月大的嬰兒聽到互相責罵的吵架聲也會大哭起來

與地的定位，陰陽氣順，這樣的夫婦所生的孩子必然聰明和健康過人。

現在，很多夫婦不是互相理解和互相愛護，而是互相埋怨、互相猜忌，甚至互相怨恨，這樣陰陽哪能協調？而陰陽不協調就是疾病產生的重要因素。孩子很多疾病實際上就是這樣來的。《內經》的「生於陰陽」就是指這個意思。

現在的父母帶孩子來看病，多半都是反覆發作的病症，比如肺系的疾病、呼吸系統的疾病等。很多孩子都免疫力低下，經常感冒，無論經西醫治療還是中醫治療，痊癒了以後又會再犯。原因是什麼呢？一問情況，十有八九都是家庭經常有吵鬧之聲。實際上，孩子生病的根本就在其父母身上。父母的感情問題解決不了，給孩子吃再多的藥都是徒勞。

記得二〇〇五年春天，有一對夫婦帶著他們女兒來我這裡看咳嗽。那小女孩當時四歲了，長得可愛極了，誰見了都有憐愛之心，但就是臉上有幾分憂鬱之氣。孩子的父母說，她從出生那天起就小病不斷，因此家裡在各方面都對她疼愛有加，可孩子體質總也沒什麼改善，三天兩頭就患病跑醫院，看了很多大夫，卻一直都找

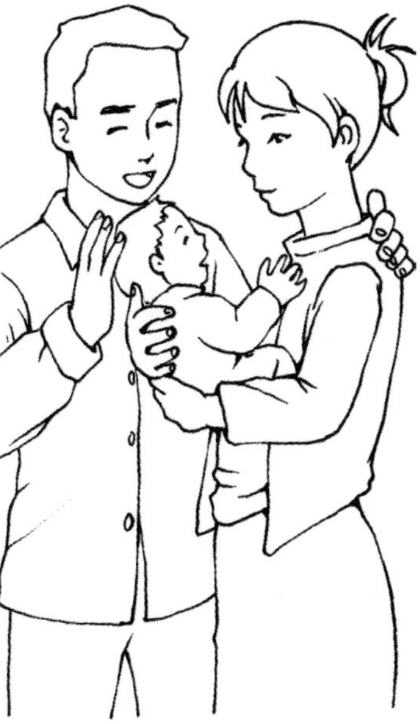

夫妻雙方感情好，氣場也就和諧了，一家三口其樂融融，這才是天倫之樂

不出病源是什麼。

我聽了後，馬上就想到了家庭氛圍的因素，於是在交談的過程中就留意觀察夫妻倆的面相和舉止。可以看出，母親說話很硬，缺少女子的陰柔；父親話多語雜，缺少男子應有的氣度，二人性格想必有些不合，家裡可能經常會有吵鬧。

看到這裡，我胸有成竹了，就對他們說：「你們希望你們女兒的病從此斷根，不再咳嗽嗎？」他們同時點頭。我說：「其實你們女兒的病，你們夫妻回家就可以親手給她治。」我叫他們一起給孩子補肺經，在小女孩的無名指面順時針旋轉推動，父親推孩子的左手，母親推孩子的右手。在治療時要當著孩子的面，母親說父親的好話，父親說母親的好話，每天最好抽出十分鐘來做。過了三天，這小倆口就帶孩子來感激我了，三個人臉上都有喜悅的氣色，孩子不咳嗽了，夫妻感情也比以前和諧多了，這真是一舉兩得。

給孩子按摩，單親孩子也一樣能健康成長

現代社會離婚率真是太高了，有的離異的家長就問我了，那單親家庭的孩子就肯定得不到良好的成長氛圍了吧，這樣的話孩子不是肯定要毀了嗎？

其實沒那麼嚴重。前面我提到，父母之道是一個陰陽的問題，也是一個氣場的問題，所以影響孩子健康成長的決定因素不是家庭成員的改變，而是家庭氛圍。單

親家庭裡帶孩子的那一方，如果處理得當，也能夠同時起到陰和陽的作用，所以單親家庭的孩子也能健康成長，關鍵在於孩子的家長能不能製造出陰陽協調的溫馨氛圍。

我周圍的朋友中就有不少離異的。有時候造成這種局面，夫妻雙方都無能為力，感情走到盡頭，不是說好就能好起來的。但當看到身邊單親家庭的孩子那可憐、無助的小模樣時，心裡一股說不出的滋味。每當單親家庭的孩子病了，由家長帶著來求助於我的時候，我除了用小兒按摩治療外，我都會不厭其煩地給單親家長講到家庭氣氛這個問題。

在我的提醒下，許多單親家長都注意到了這個問題。他們很認真地接受了我的勸告，從此無論多忙，都會抽出時間陪孩子，還不時請自己的朋友或者孩子的朋友來家中做客，**盡力用自己的樂觀去感染孩子，把陰陽協調的家庭氣氛製造出來。尊重孩子，凡事與孩子商量，凡事身體力行，讓孩子體會到自己是在與家長一同來撐起這個家的，一塊學習、一起進步。**這樣就能讓單親家庭的孩子成長得健

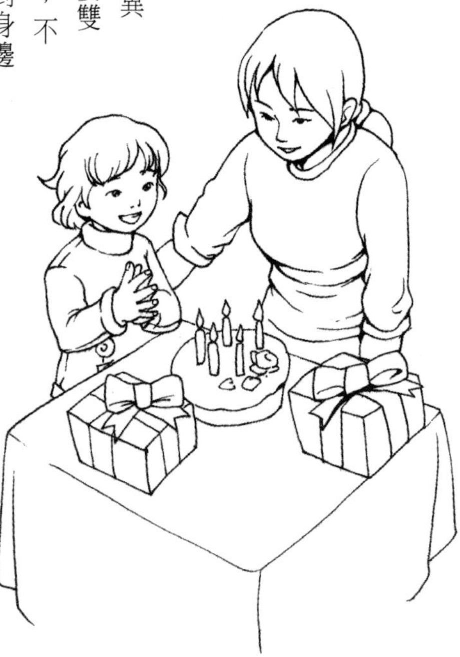

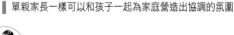

單親家長一樣可以和孩子一起為家庭營造出協調的氛圍

康、快樂，同時也獲得了更多鍛鍊的機會。

用經絡給孩子減壓

有很多家長不知道，在日常生活中，孩子與家長相處時常常會因莫名的壓力而產生「五毒」情緒。有的孩子經常害怕自己犯錯誤，性格變得懦弱怕事，而有的孩子則會對家長的過度管教產生叛逆心理，故意做錯事來與家長作對。在這種情況下，家長要多給孩子按摩心經和肝經，使之體內氣血通暢後，這樣孩子就可恢復到正常的情況。

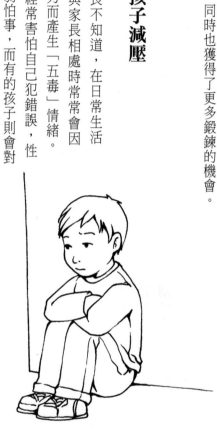

古人有言：「道法自然」。「道」是自然形成的，不能強求。這也是父母與孩子相處中最難悟到的問題，其實最有用就是——減壓！而減壓的最好辦法非經絡莫屬。

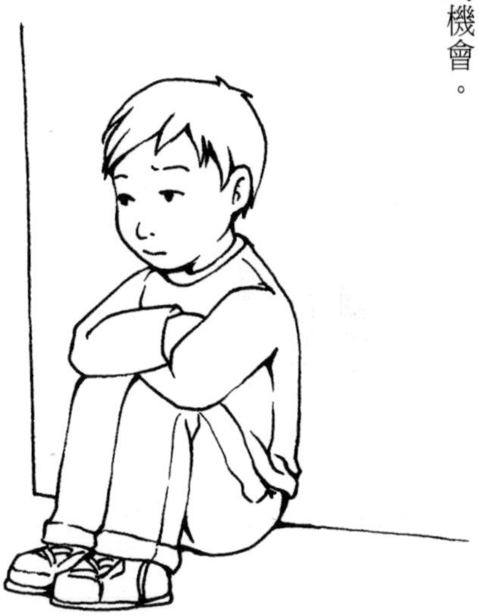

孩子的情緒如果處理不當，往往會變得離群索居，孤僻多慮

第八章

兒童的四季飲食調養

氣候有春暖、夏熱、長夏濕熱、秋燥、冬寒之特點，孩子的飲食在不同季節也應有所不同。應遵循「春養肝，夏養心，長夏養脾，秋養肺，冬養腎」的原則。對於身體健康的孩子，食補是滿足他們生長發育最安全、最有效的對策；對於體弱多病的孩子，應進行合理的藥補。

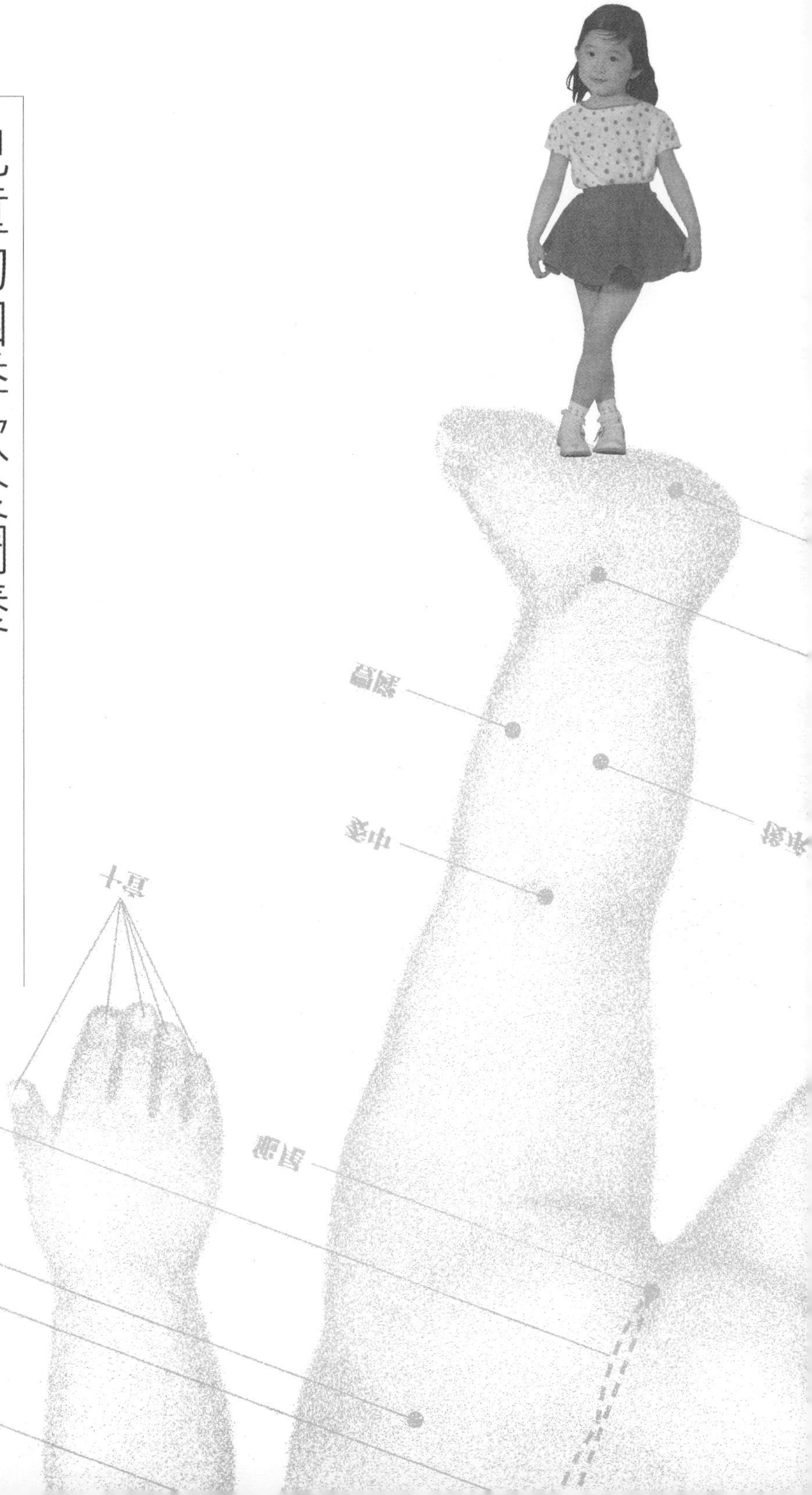

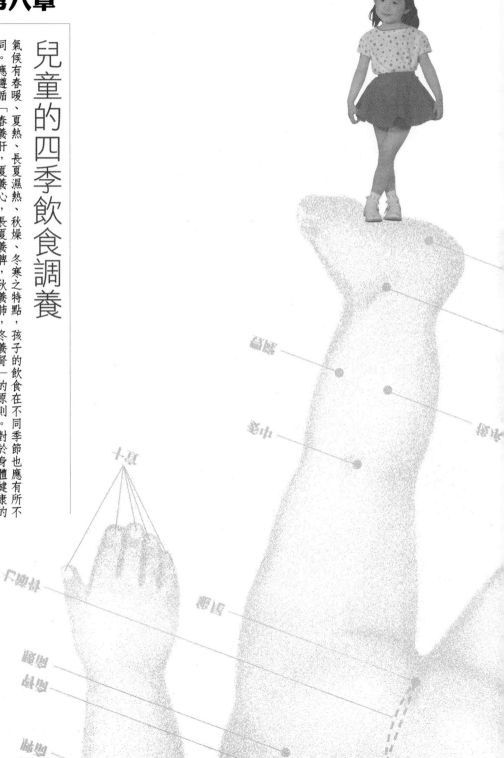

孩子**春天**的飲食調養以**養肝**（生）為主

春天是萬物生發的季節，利於人體化生氣血津液，促進人體新陳代謝，是孩子生長發育的黃金季節。在這美妙的季節裡，他們的消化吸收能力將會增強，進食量隨之增加，身體迅速生長發育。營養是孩子生長發育的基礎，父母要抓住這一關鍵時機，合理給他們增加營養。

五行中，春是木，肝也是木，所以春養肝，可以為孩子選用一些「藥食同源」的養肝食物。

養肝血：食用大棗、桂圓肉、蘑菇、香菇、木耳、雞蛋、魚蝦、雞肉、牛肉、奶製品及豆製品等，主食上多選用大米、小米、小紅豆等。這些食物味甘性平，只要適量進食，不失為孩子強身壯體的天然食物滋補佳品，可提高身體的免疫力。蛋、肉、魚盡量不要用油炸，米不要淘洗得時間過長，也不宜放在熱水中浸泡。

養肝筋：食用豆製品、骨頭湯、魚蝦、芝麻和海產品等食物。現代營養學認為這些食物含豐富的鈣，注意要限制孩子過多地吃甜食，否則易使孩子體內的鈣和維生素D被消耗掉，導致身體缺鈣。

養肝陰：食用芹菜、菠菜、番茄、青椒、捲心菜、花菜等蔬菜外，還應多吃胡蘿蔔、山芋、馬鈴薯、薺菜、香椿、莧菜等；主食上適當搭配粗糧和雜糧，如玉米、麥片和豌豆等。如果肝陰不足，孩子易患口角發炎、牙齦出血、皮膚粗糙等症狀。為了引起孩子的食欲，春令蔬菜可炒、可燉，還可以包成餛飩、餃子和春捲等；烹調蔬菜時要用猛火，時間不宜長，減少水溶性維生素的損失；蔬菜一次不要煮得太多，以免回鍋使水溶性維生素喪失殆盡。

五行中，**水生木，腎是水，春天以養肝為主，輔以養腎**。補腎宜食用核桃粥、黑芝麻粥、花生粥、魚頭湯、鮮貝湯、燒鵪鶉或野兔肉等。

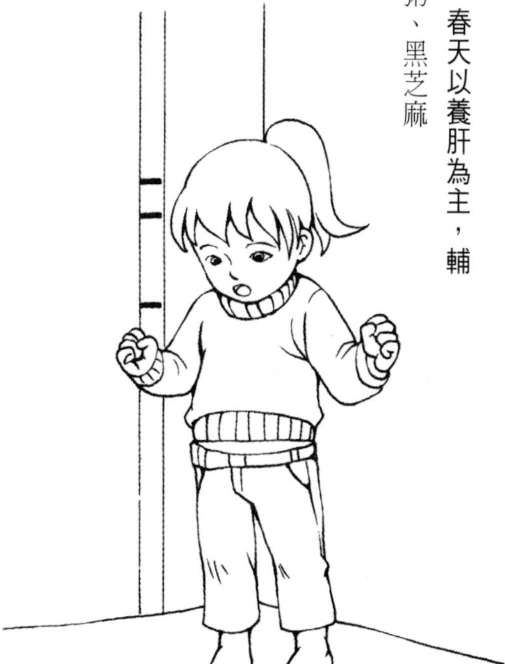

經絡

孩子**夏天**的飲食調養以**養心**（長）為主

夏天是萬物繁茂的季節，陽旺之時，人體的陽氣最易發洩，所以父母一定要注意保護孩子的陽氣。夏季最突出的一點就是熱，在北方是乾熱，在南方是濕熱。**長夏屬土，陰雨潮濕，暑邪會影響脾胃功能，長夏易傷脾臟。**

炎夏季節，孩子皮膚毛孔開洩，易於出汗，容易傷暑。防護辦法除了減少戶外活動外，最好在飲食上要多注意防暑降溫。

飲食上少給他吃燒烤油炸類的食物，多飲水果汁、西瓜汁、綠豆汁，以滋養心陰。

冰鎮的飲料，不要讓孩子大口嚥下，可能造成胃腸不適，甚至腹痛。對於厭食的孩子，可用山藥、粳米熬

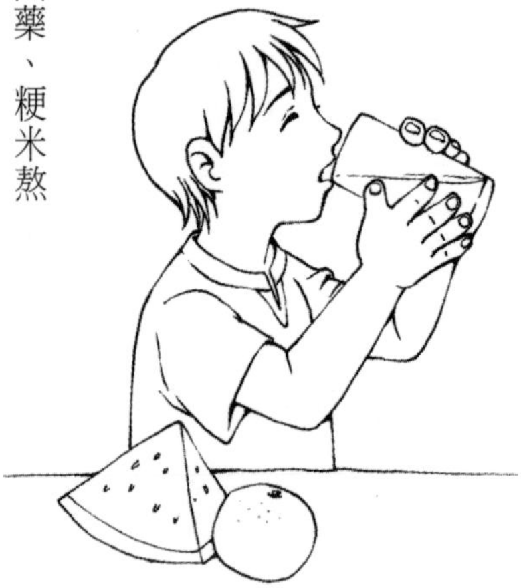

在夏天，家長要多給孩子吃水果，
其中富含的微量元素對孩子的健康很有好處

粥，有健脾開胃作用。在飲食上，孩子要多吃粥、麵條，加上蔬菜，還有酸奶和豆製品，以達到養脾胃的作用，少吃發泡的油炸零食。少吃動物食品——因為在夏季被汙染的可能性較大，稍有不慎就會造成消化道感染。

孩子**秋天**的飲食調養以**養肺**（收）為主

秋天是萬物成熟的季節，陽氣始斂，陰氣漸長。**秋冬時節，最易傷肺陰，所以人體有乾燥的表現**；孩子這時經常會感到全身燥熱，口唇、皮膚乾裂，口苦咽乾，易出鼻血、感冒。在這樣乾燥的季節，父母要為孩子多準備一些湯湯水水的食物，可以潤肺生津、清熱解毒，可以選用一些水果為孩子製作果汁飲料，或用蔬菜、肉類熬煮湯或粥給他們喝。

柑橘、柿子這些秋季特有的水果，味道可口，有潤肺、健脾的作用。注意不要讓孩子空腹食用，並且控制在每天一百～一百五十克的用量，如果孩子出現皮膚發黃等現象時，最好停用二～三天。

孩子秋天要多補充水分，湯湯水水可防「肺燥」，梨、白菊、芝麻、木耳、胡蘿蔔等都是孩子秋季很好的輔助食物。以下介紹幾種最適合秋天喝的湯。

秋梨湯：把新鮮大鴨梨帶皮洗淨後，切成小碎塊，然後再用水煎煮成梨湯，有潤肺生津、止咳化痰作用。

芝麻木耳湯：把十克左右的黑芝麻炒熟，與用溫水泡好的木耳一起放在鍋裡，加水煎煮，煎煮好可加一點白糖，分幾次食用，有良好的潤肺燥作用。

胡蘿蔔粥：把胡蘿蔔洗淨後切成小碎塊放入鍋裡，加上粳米和水，慢火熬煮。常吃可防止皮膚黏膜、眼睛乾燥。

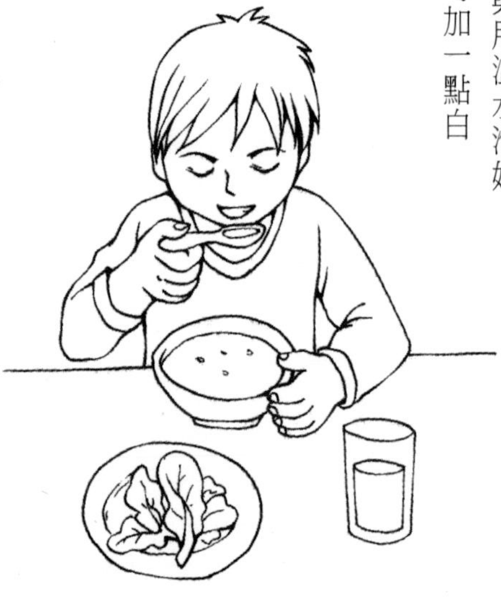

為了防「秋燥」，家長要多給孩子吃蔬菜，多補充水分

孩子**冬天**的飲食調養以**養腎**（藏）為主

冬季是萬物收藏的季節，陰寒盛極，陽氣閉藏，人體陽氣內斂，皮膚毛孔緻密，邪入體內，就不容易出去，**飲食宜選用辛甘微溫的食品**。

兒童在冬季應適量吃些硬殼類食品，如：胡桃、小核桃、栗子和松子仁，有益智補腎的作用。對容易感冒、咳嗽的兒童，可以用黃耆、百合、胡桃仁和甜杏仁熬粥，有補氣益肺的作用。

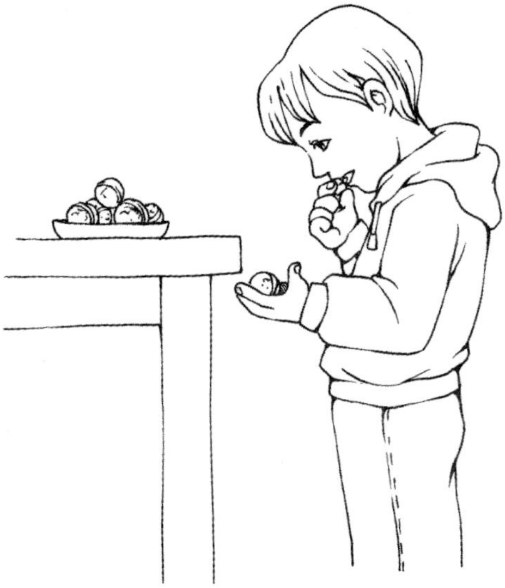

冬天多吃乾果是補氣之道

經絡

後記

小兒推拿興起於明代後期，主要在中國的南方地區流行，可見其歷史悠久，療效已經經過無數的考驗。清代醫家夏禹鑄《幼科鐵鏡》一書中所錄的小兒推拿法，均是家傳或臨床親驗，圖穴亦經數代考索，《兒童經絡實用手冊》充分體現了其中的精華，而且還融合了我多年的治療經驗。

夏禹鑄認為，推拿就是用藥，比如推三關就等於吃溫熱藥，退六腑就等於吃瀉火藥。我在臨床應用中深深地體會到這一點，有時候甚至感覺小兒推拿比吃藥還靈。我有一小侄子剛滿兩個月，經常流眼淚，而且眼睛周圍有很多黃色的眼屎，西醫診斷為淚管堵塞，很多新生兒都會得，西醫的方法就是通淚管和抹消炎藥，在西醫那裡治了兩週還沒好。我就用小兒推拿幫小侄子治：推坎宮三百次，運太陽三百次，清肝經三百次，推下七節骨二百次，清天河水二百次，推拿三次之後就好了。

才智過人的古人發現了小兒推拿，如果被我們這一代人埋沒了，實在是非常遺憾，所以完成這本書是我一直以來最大的心願，希望所有孩子在小兒推拿術的保護下健康成長。父母只要根據本書所介紹的方法來堅持做，就能讓孩子擁有健康。孩子是父母的希望，他們的身體底子好了，我們的民族才能更加強盛。

小兒推拿的妙處在於沒有任何的副作用，安全，有效，有了這本書，你就會漸漸發現，不用再煩惱要給孩子吃什麼保健品了；得了病時，輔以適當的小兒推拿，甚至可以發揮吃藥的功效。

五行相生相剋，一直是中醫理論的精髓，如果父母們對小兒推拿非常感興趣，又想深入研究的話，我建議多看**第三章**，持續體會裡面的內容，重複看，一定會慢慢地體會到一些深層次的東西。

也許有人會對小兒推拿有這樣的看法：摸摸手指頭、摸摸胳膊就能治病，是不可思議的事情。但**只要走進小兒推拿的世界，人們就會發現這裡面的無窮神奇**。

父母們除了關心孩子的健康，還要注意孩子的心情，我不是說要專門哄孩子高興，只要營造出快樂的家庭氣氛，孩子自然會跟著這氣氛成長。為什麼說心情很重要？中醫認為五臟病了會產生不好的情緒，同樣，不好的情緒會造成五臟的疾病，這是互相影響的。

小兒推拿用於保健和治病是源遠流長的，但傳統古籍中的文字艱澀難懂，本書用通俗易懂的語言把小兒推拿的精髓系統地總結起來，列舉的狀況都是父母們經常遇到的頭痛問題。希望這本書能得到天下父母們的珍惜，給自己的孩子帶來快樂和健康。

附錄
兒童經絡傳世古籍精要

推拿代藥賦

前人忽略推拿，卓溪今來一賦。寒熱溫平，藥之四性；推拿揉掐，性與藥同。用推即是用藥，不明何可亂推。推上三關，代卻麻黃肉桂；退下六腑，替來滑石羚羊。水底撈月，便是黃連犀角；天河引水，還同芩柏連翹。大指脾面旋推，味同人參白朮，瀉之則為灶土石膏；大腸側推虎口，何殊訶子炮薑，反之則為大黃枳實。湧泉右轉不揉，朴硝何異；一推一揉右轉，參朮無差。食指瀉肺，功並桑皮桔梗；旋推止嗽，效爭五味冬花。精威拿緊，豈羨牛黃貝母；肺俞重揉，漫誇半夏南星。黃蜂入洞，超出防風羌活；捧耳搖頭，遠過生地木香。五指節上輪揉，乃祛風之蒼朮；足拿大敦鞋帶，實定掣之鉤藤。後溪推上，不減豬苓澤瀉；小指補腎，焉差杜仲地黃。湧泉左揉，類夫砂仁藿葉；重揉手背，同乎白芍川芎。臍風燈火十三，恩符再造；定驚元宵十五，不啻仙丹。病知表裡虛實，推合重症能生；不諳推拿揉掐，亂用便添一死。代藥五十八言，自古無人道及，雖無格致之功，卻亦透宗之賦。

選自清·夏禹鑄《幼科鐵鏡》

卓溪家傳秘訣

嬰兒十指冷如冰，便是驚風體不安，
十指梢頭熱似火，定是夾食又傷寒。
以吾三指按兒額，感受風邪三指熱，
三指按兮三指冷，內傷飲食風邪入。
一年之氣二十四，開額天門亦此義。
自古陰陽數有九，額上分推義無異。
天庭逐掐至承漿，以掐代針行血氣。
傷寒推法上三關，臟熱專推六腑間，
六腑推三關應一，三關推十腑應三。
推多應少為調燮，血氣之中始不偏。
啼哭聲從肺裡來，無聲肺絕實哀哉，
若因痰蔽聲難出，此在醫家用妙裁。
病在膏肓不可攻，我知肺俞穴能通，
不愁痰築無聲息，艾灸也能勝上工。
百會由來在頂心，此中一穴管通身，
撲前仰後歪斜癇，艾灸三丸抵萬金，
腹痛難禁還瀉血，亦將灸法此中尋。
張口搖頭並反折，速將艾灸鬼眼穴，
更把臍中壯一艾，卻是治療最妙訣。
肩井穴是大關津，掐此開通血氣行，
各處推完將此掐，不愁氣血不周身。
病在脾家食不進，重揉艮宮妙似聖，
再加大指面旋推，脾若初傷推即應。
頭疼肚痛外勞宮，揉外勞宮即見功，
疼痛醫家何處識，眉頭蹙蹙哭聲雄。
心經熱盛作癡迷，天河引水上洪池，

掌中水底撈明月，六腑生涼哪怕癡。
嬰兒臟腑有寒風，試問醫人何處攻，
揉動外勞將指屈，此曰黃蜂入洞中。
揉掐五指爪節時，有風驚嚇必須知，
若還人事難甦醒，精威二穴對拿之。
膽經有病口作苦，只將妙法推脾土，
口苦醫人何處知，合口頻頻左右扭。
大腸側推到虎口，止瀉止痢斷根源，
不從指面斜推入，任教骨碎與皮穿，
揉臍兼要揉龜尾，更用推揉到湧泉。
腎水小指與後溪，上為清之下補之，
小便閉赤清之妙，腎虛便少補為宜。
小兒初誕月中啼，氣滯盤腸不用疑，
臍輪胸口宜燈火，木香用下勿遲遲。
白睛青色有肝風，鼻破生瘡肺熱攻，
祛風卻用祛風散，指頭瀉肺效與同。
鼻準微黃紫庶幾，奇紅帶燥熱居脾，
大指面將脾土瀉，灶土煎湯卻亦宜。
太陽發汗來如雨，身弱兼揉太陰止，
太陰發汗女兒家，太陽止汗單屬女。
眼翻即掐小天心，望上須將下掐平，
若是雙眸低看地，天心上掐即回睛。
口眼相邀扯右邊，肝風動極趁風牽，
若還口眼頻牽左，定是脾家動卻痰，
腎水居唇之上下，風來焉不作波瀾，
雙眸原屬肝家木，枝動因風理必然，
右扯將兒左耳墜，左去扯回右耳邊。
三朝七日眼邊黃，便是臍風肝受傷，
急將燈火十三點，此是醫仙第一方。
效見推拿是病輕，重時莫道藥無靈，

療驚定要元宵火，非火何能定得驚。
若用推拿須下午，推拿切莫在清晨，
任君能火還能藥，燒熱常多退五更。
叮嚀寄語無他意，恐笑先生訣不真。

選自《幼科鐵鏡》

《幼科鐵鏡》 清・康熙卅四年（一六九五）刊行。

著名中醫兒科著作。清・夏鼎（一六三五～一七一五，字禹鑄，號卓溪叟，安徽貴池人）撰。共六卷（又有二卷本）：卷一主要論述小兒醫生注意事項與推拿療法應用；卷二論面部望診及初生兒疾病；卷三驚癇諸症；卷四麻疹、傷寒、瘧、痢諸病；卷五兒科其他雜症；卷六兒科藥性賦及主要藥方。本書對兒科的推拿療法頗為重視，並闡述作者本人經驗與見解；對於指紋望診和驚病的各種名目等也提出了不同的看法。現存多種清刻本和石印本。

手法治病歌

水底明月最為涼，清心止熱此為強。
飛金走氣能行氣，赤鳳搖頭助氣良。
黃蜂入洞最為熱，陰症白痢並水瀉，
發汗不出後用之，頓教孔竅皆通洩。
大腸側推到虎口，止吐止瀉斷根源，
瘧痢羸瘦並水瀉，心胸痞滿也能痊。
掐肺經絡節與離，推離往乾中要輕，
胃風咳嗽並吐逆，此筋推掐抵千金。
腎水一紋是後溪，推下為補上為清，
小便閉塞清之妙，腎經虛損補為能。
六腑專治臟腑熱，遍身潮熱大便結，
人事昏沉總可推，去火渾如湯潑雪。
總筋天水皆除熱，口中熱氣並刮舌，
心驚積熱火眼攻，推之即好真妙訣。
五經運通臟腑塞，八卦開通化痰逆，
胸膈痞滿最為先，不是知音莫與洩。
四橫紋和上下氣，吼氣肚痛掐可止。
二人上馬清補腎，小腸諸病俱能理。
陰陽能除寒與熱，二便不通並水瀉。
諸病醫家先下手，帶繞天心坎水訣。
人事昏沉痢疾攻，疾忙急救要口訣。
天門雙掐到虎口，抖肘重揉又生血。
一掐五指節與離，有風被喝要須知。
小天心能生腎水，腎水虛少推莫遲。
板門專治氣促攻，扇門發熱汗宜通。
一窩風能治肚痛，陽池穴上治頭疼。

外牢治瀉亦可用，拿此又可止頭疼。
嚮導穴能醫吼氣，威靈促死能回生。

選自清・駱如龍《幼科推拿祕書》

《幼科推拿祕書》 清・康熙三十年（一六九一）撰成。

著名中醫兒科推拿著作。清・駱如龍（字潛庵，安徽曆陽人）撰。共五卷，一九三五年商務印書館鉛印此書時刪去駱氏自序及末卷，成四卷本，改名《幼科推拿全書》。卷一列〈保嬰賦〉等歌賦，雜論兒科病診法；卷二述推拿穴位；卷三論各推拿手法；卷四為各種病症的推拿治法。

經

絡

手法歌

心經有熱作痰迷，天河水過作洪池。
肝經有病兒多悶，惟動脾土病即除。
脾經有病食不進，推動脾土效必應。
肺經受風咳嗽多，即在肺經久按摩。
腎經有病小便澀，推動腎水即救得。
小腸有病氣來攻，板門橫門推可通。
用心記此精寧穴，看來危症快如風。
膽經有病口作苦，好將妙法推脾土。
大腸有病洩瀉多，脾土大腸久搓摩。
膀胱有病作淋疴，腎水八封運天河。
胃經有病嘔逆多，脾土肺經推即和。
三焦有病寒熱魔，天河過水莫蹉跎。
命門有病元氣虧，脾上大腸八卦推。

仙師授我真口訣，願把嬰兒壽命培。
五臟六腑受病源，須憑手法推即痊。
俱有下數不可敵，肺經病掐肺經邊。
心經病掐天河水，瀉掐大腸脾土全。
嘔掐肺經推三關，目昏須掐腎水添。
再有橫紋數十次，天河兼之功必完。
頭痛推取三關穴，再掐橫紋天河連。
又將天心揉數次，其功效在片時間。
齒痛須揉腎水穴，頰車推之自然安。
鼻塞傷風天心穴，總筋脾土堆七百。
耳聾多因腎水虧，掐取腎水天河穴。
陽池兼行九百功，後掐耳珠旁下側。
咳嗽頻頻受風寒，先要汗出沾手邊。

次掐肺經橫紋內，乾位須要運周環。
心經有熱運天河，六腑有熱推本科。
飲食不進推脾土，小水短少掐腎多。
大腸作瀉運多移，大腸脾土病即除。
次取天門入虎口，揉臍龜尾七百奇。
肚痛多因寒氣攻，多推三關運橫紋。
臍中可揉數十下，天門虎口法皆同。

一去火眼推三關，一百二十數相連。
六腑退之四百下，再推腎水四百完。
兼取天河五百遍，終補脾土一日全。
口傳筆記推摩訣，付與人間用意參。

選自明·楊繼洲輯，四明陳氏《保嬰神術》

《保嬰神術》 明·萬曆廿九年（一六〇一）成書。

著名中醫兒科推拿著作。明·楊繼洲（一五五二～一六二〇，名濟時，字以行，浙江三衢人）輯。作者為四明陳氏（生卒出身皆無從查考），因著名針灸學家楊繼洲將其收錄於《針灸大成》第十卷而得以保存，是現存最早推拿專著，也是最早的小兒推拿專著，又被稱之為《小兒按摩經》。其所倡導不同於成人的特定穴位系統、治療方法等為後世推崇並應用至今，書中歌訣更常為各類小兒推拿專著所轉錄。

INK PUBLISHING PLUS 4

兒童經絡實用手冊
父母就是孩子最好的家庭醫生

作　　者	蕭言生
總 編 輯	初安民
責任編輯	丁名慶
美術編輯	黃昶憲
內頁照片攝影	黃昶憲
校　　對	吳美滿　丁名慶

發 行 人	張書銘
出　　版	INK印刻文學生活雜誌出版有限公司 台北縣中和市中正路800號13樓之3 電話：02-22281626 傳真：02-22281598 e-mail：ink.book@msa.hinet.net
網　　址	舒讀網 http://www.sudu.cc

法律顧問	漢廷法律事務所 劉大正律師
總 代 理	成陽出版股份有限公司 電話：03-2717085（代表號） 傳真：03-3556521
郵政劃撥	19000691 成陽出版股份有限公司
印　　刷	海王印刷事業股份有限公司

出版日期	2010年 7 月　初版 2010年 8 月 10 日　初版二刷
ISBN	978-986-6377-70-9

定價　320元

Copyright © 2010 by Hsiao Yan-Sheng
Published by INK Literary Monthly Publishing Co., Ltd.
All Rights Reserved
Printed in Taiwan

國家圖書館出版品預行編目資料

兒童經絡實用手冊
父母就是孩子最好的家庭醫生／蕭言生著.--
初版，-－台北縣中和市：INK印刻文學，
2010.07　面；　公分.--（Plus：4）
ISBN 978-986-6377-70-9（平裝）
1. 經絡　2. 兒童發育生理　3.經絡療法　4.食療
413.165　　99004982

版權所有・翻印必究
本書如有破損、頁或裝訂錯誤，請寄回本社更換